W0062533

Marianne Springer-Kremser
Marianne Ringler
Anselm Eder (Hrsg.)

Patient Frau

Psychosomatik im weiblichen
Lebenszyklus

Zweite,
neu bearbeitete Auflage

SpringerWienNewYork

Univ.-Prof. Dr. Marianne Springer-Kremser
ao. Univ.-Prof. Dr. Marianne Ringler
Universitätsklinik für Tiefenpsychologie und Psychotherapie der Universität Wien,
Österreich

ao. Univ.-Prof. Dr. Anselm Eder
Institut für Soziologie, Universität Wien, Österreich

Das Werk ist urheberrechtlich geschützt.
Die dadurch begründeten Rechte, insbesondere die der Übersetzung, des Nachdruckes,
der Entnahme von Abbildungen, der Funksendung, der Wiedergabe auf photo-
mechanischem oder ähnlichem Wege und der Speicherung in Datenverarbeitungsanlagen,
bleiben, auch bei nur auszugsweiser Verwertung, vorbehalten.

Produkthaftung: Sämtliche Angaben in diesem Fachbuch/wissenschaftlichen Werk
erfolgen trotz sorgfältiger Bearbeitung und Kontrolle ohne Gewähr. Insbesondere
Angaben über Dosierungsanweisungen und Applikationsformen müssen vom
jeweiligen Anwender im Einzelfall anhand anderer Literaturstellen auf ihre Richtigkeit
überprüft werden. Eine Haftung des Autors oder des Verlages aus dem Inhalt dieses
Werkes ist ausgeschlossen.

© 2001 Springer-Verlag/Wien
Printed in Austria

Satz: H. Meszarics • Satz & Layout • A-1200 Wien
Druck: MANZ CROSSMEDIA, A-1050 Wien
Umschlagbild: Mauritius/Superstock

Gedruckt auf säurefreiem, chlorfrei gebleichtem Papier – TCF
SPIN: 10832815

Mit 21 Abbildungen

Die Deutsche Bibliothek – CIP-Einheitsaufnahme
Ein Titeldatensatz für diese Publikation ist bei
Der Deutschen Bibliothek erhältlich

ISBN 3-211-83638-1 Springer-Verlag Wien New York
ISBN 3-211-82305-0 1. Aufl. Springer-Verlag Wien New York

Vorwort

Die Themen, die in dem vorliegenden Buch angeschnitten werden, betreffen in unterschiedlichem Ausmaß fast jede Frau. Es sind Themen des weiblichen Lebenszyklus, die in Vorstellung und Denken jeder Frau präsent sind, auch wenn sie nicht unmittelbar betroffen ist, und ihr Fühlen und Handeln prägen. Sie alle können, müssen aber nicht zwingend Krankheitswert erlangen. Unser Anliegen ist: Grenzen zu ziehen, zwischen psychischen Phänomenen, die leidvoll erfahren werden und pathologischen Zuständen. Helfende und therapeutische Zugänge werden skizziert. Nicht jeder unerfüllte Wunsch oder jede Abweichung von der „Norm" bedeutet aus psychosomatischer Sichtweise Pathologie („Krankheit"). Verständnisvoller Umgang und unterstützende Maßnahmen für die normativen Krisen der weiblichen Reproduktion dürfen nicht „pathologischen Fällen" vorbehalten sein.

Unser Ziel ist es, bei unseren Lesern den Blick für derartige Etikettierungen von Frauen als „krank" oder „gestört" – die leider allzu oft eine adäquate Diagnostik blockieren – zu schärfen. Dies kann nur gelingen, wenn über die Bandbreite normaler Reaktionen, selbst da, wo sie sichtlich auffällig sind, Bescheid gewusst wird und jene möglichen Auslöser gekannt werden, die den Zusammenbruch der Bewältigungsstrategien signalisieren, die den Betroffenen üblicherweise zur Verfügung stehen.

Aus diesem Grund haben wir die Themen des weiblichen Lebenszyklus in ihrer besonderen Vernetztheit mit psychischen Entwicklungslinien, gesellschaftlichen Normen, institutionellen Gegebenheiten (insbesondere jenen des medizinischen Systems) sowie partnerschaftlichen und familiären Beziehungsformen dargestellt.

Der Titel „Patient Frau" ist bewusst provokant gewählt: viele Themen des weiblichen Lebenszyklus werden, wenn sie nicht Idealanforderungen entsprechen, pathologisiert – auf der psychologischen und medizinisch/somatischen Ebene. In diesem Prozess werden Frauen in ein Rollenbild „Patient" hineingedrängt, zu Patientinnen (z. B. die „Kinderwunschpatientin") und so in der Folge entmündigt. Aber nicht nur die Medikalisierung, auch die Kommerzialisierung, d. h. die ökonomische Ausbeutung z. B. der weiblichen Sexualität, wie wir sie am Beispiel „Viagra für Frauen" erleben, zielt auf Abhängigmachen von Frauen.

In diesem Buch befassen wir uns mit der besonderen Betroffenheit von

Frauen. Das bedeutet nicht, dass wir meinten, Männer wären nicht betroffen. Die Fallbeispiele sollen Lebenserfahrungen von Frauen vermitteln. Die Verschränkung der individuellen Lebenslerngeschichten mit sozialen und somatischen Faktoren lässt mittels der persönlichen Verarbeitungsmuster ein „Leiden" dann entstehen, wenn klagloses Funktionieren als Normalität begriffen wird. Die AutorInnen haben verschiedene Quellenberufe: Frauenheilkunde, Psychologie, Kinderheilkunde, Psychiatrie und Soziologie. Viele sind psychotherapeutisch geschult und üben diese Kompetenz auch aus. Bei aller Verschiedenheit verbindet uns ein gemeinsames Anliegen. Die neuesten Forschungsergebnisse und ihre praktische Umsetzung, die in die 2. Auflage eingearbeitet wurden, mögen Studierende, ÄrztInnen, PsychologInnen, PsychotherapeutInnen, SozialarbeiterInnen, ErzieherInnen und interessierte Laien zu einer kritischen Reflexion anzuregen.

Sigmund Freud verlieh als Erster in seinen Krankengeschichten Frauen eine Stimme. Er hat ihnen ermöglicht, ihre psychische Not darzulegen und ihnen zugehört. Dieser reformatorische und präventive Ansatz, welcher der Psychoanalyse inhärent ist und welchen sie dementsprechend auch in die psychosomatische Arbeit eingebracht hat, hilft die Anatomie der Frau (auch als „Patientin") so weit als möglich zu wahren – zu ihrem individuellen Wohl und zum Wohl ihrer Umgebung.

Wir danken dem Verlag für die Möglichkeit einer zweiten erweiterten und auf dem letzten wissenschaftlichen Stand gebrachten Auflage. Vor allem aber wollen wir uns bei unseren Patientinnen, Kolleginnen und Kollegen sowie dem Sekretariat der Klinik für Tiefenpsychologie und Psychotherapie bedanken, ohne deren Vertrauen in unsere Arbeit und tatkräftige Hilfe dieses Buch nicht zu Stande gekommen wäre.

Marianne Springer-Kremser   *Marianne Ringler*   *Anselm Eder*

Inhaltsverzeichnis

Autor/innen

EDER, Anselm, Mag. Dr. rer. soc. oec., ao. Univ.-Prof. am Institut für Soziologie der Human- und Sozialwissenschaftlichen Fakultät der Universität Wien; Forschungsschwerpunkte Medizin- und Gesundheitssoziologie, Methoden der empirischen Sozialforschung

JANDL-JAGER, Elisabeth, ao. Univ.-Prof. an der Universitätsklinik für Tiefenpsychologie und Psychotherapie der Universität Wien. Studium der Soziologie an der sozial- und wissenschaftlichen Fakultät und an der philosophischen Fakultät der Universität Wien. Ausgebildet als klientenzentrierte Psychotherapeutin und Psychoanalytikerin. Präsidentin der europäischen Familienplanungsgesellschaften von 1986–1992

KATSCHNIG, Hildegard, Dr. med., Fachärztin für Kinder- und Jugendheilkunde, systemische Familientherapeutin, Oberärztin an der Univ.-Klinik für Tiefenpsychologie und Psychotherapie der Universität Wien, Lehrtherapeutin für systemische Familientherapie

KEMETER, Peter, Dr. med., Universitätsdozent für gynäkologische Endokrinologie und Reproduktionsmedizin, Mitarbeiter am Curriculum „Psychosomatik" für Ärzte, niedergelassener Gynäkologe

LEITHNER, Katharina, Dr. med., Fachärztin für Psychiatrie und Neurologie, Psychoanalytikerin i.A., Ass.-Ärztin der Univ.-Klinik für Tiefenpsychologie und Psychotherapie, Psychosomatische Frauenambulanz der Universitätsfrauenklinik, Wien. Forschungsschwerpunkt: Psychosexualität der Frau, psychoanalytische Psychotherapie

RINGLER, Marianne, Univ.-Prof., Dr. phil., ao. Univ.-Prof. an der Universitätsklinik für Tiefenpsychologie und Psychotherapie der Universität Wien, klinische und Gesundheitspsychologin, Psychoanalytikerin und Verhaltenstherapeutin. Forschungsschwerpunkte: Psychosomatische Gynäkologie und Geburtshilfe, Frauen und Psychotherapie, Konsiliar- und Liaisonpsychotherapie

SPRINGER-KREMSER, Marianne, Dr. med., Fachärztin für Psychiatrie und Neurologie, Psychoanalytikerin, Vorstand der Univ.-Klinik für Tiefenpsychologie und Psychotherapie der Universität Wien und Leiterin der Psychosomatischen Frauenambulanz der Universitätsfrauenklinik, Wien. Forschungsschwerpunkt: Psychosexualität der Frau; psychoanalytische Kurzpsychotherapie

WANSCHURA, Esther, Dr. phil., Klinische Psychologin, Gesundheitspsychologin, Systemische Familientherapeutin, Lehrtherapeutin für Familientherapie im ÖAGG

WISLEITNER-FENNESZ, Ulrike, Dr. med., Fachärztin für Frauenheilkunde und Geburtshilfe. Diplom der Österreichischen Ärztekammer für psychosomatische Medizin; Lektorin an der Hebammenakademie sowie an der Sozialakademie der Stadt Wien im Bereich Sexologie, Psychosomatik, Familienplanung; niedergelassen in freier Praxis

ZINTL-WIEGAND, Almut, Dr. med., Fachärztin für Nervenheilkunde, wissenschaftliche Mitarbeiterin am Zentralinstitut für seelische Gesundheit Mannheim in der Abteilung psychiatrische Epidemiologie, Studien über psychische Störungen in Allgemeinpraxen, Langzeitergebnisse nach Hysterektomie, pflegebedürftige Alte in der Gemeinde lebende Menschen. Psychoanalytikerin – DGPT, halbtags in freier Praxis tätig

Allgemeine Bausteine zu einer Psychosomatik der Frau

Psycho- und soziosomatische Konzepte

A. Eder

1. Was heißt „Psychosomatik"?

Unter dem Begriff „Psychosomatik" wird zumeist der Sachverhalt verstanden, dass psychische Prozesse körperlich manifeste Störungen auslösen, die in weiterer Folge zu körperlichen Erkrankungen führen können. Auch wenn diese körperlichen Erkrankungen dann aufgrund einer Verselbständigung der zunächst psychisch ausgelösten Störungen entstanden sind und nunmehr keinen unmittelbaren Zusammenhang mit diesen auslösenden psychischen Prozessen erkennen lassen, spricht man von psychosomatischen Erkrankungen im klassischen Sinne dann, wenn am Ursprung der Erkrankung eine psychische Störung oder Belastung gelegen ist. Dieses klassische psychosomatische Modell stellt insoferne eine sehr starke Vereinfachung und sogar Verfälschung der Wirklichkeit dar, als es die Idee nahelegt, dass die psychosomatische Störung und/oder Erkrankung immer ein Geschehen ist, bei dem zuerst die psychische Störung aufgetreten ist, und in weiterer Folge, verursacht durch diese psychische Störung, dann eine organische Störung oder Erkrankung. Durch diese Vorstellung des zeitlichen Hintereinander von psychischer und organischer Störung entsteht auch die Vorstellung einer einbahnigen Verursachungsrichtung. Im klassischen psychosomatischen Denkansatz ist die psychische Störung für die organische Störung in ähnlicher Weise kausal verantwortlich wie ein Virus für eine Infektion oder ein Unfall für einen Beinbruch. Dieser monokausale und unidirektionale Erklärungsanspruch, wie er sich aus klassischen psychosomatischen Konzepten herauslesen lässt, gibt das komplexe Wirkungsgeschehen, das zu psychosomatischen Erkrankungen führt, nur sehr unvollständig wieder und ist heute eher von wissenschaftshistorischer Bedeutung, als dass es die wirklichen Zusammenhänge, die zur psychosomatischen Erkrankung führen, adäquat erklären könnte.

Der heutige Wissensstand über psychosomatische Störungen und Erkrankungen macht es notwendig, von einem feedback loop, also einem Rückkoppelungskreislauf zu sprechen. Jede psychische Belastung wirkt sich körperlich aus – zunächst durchaus im Normalbereich, mit Veränderungen von Blutdruck, Pulsfrequenz und anderen organisch erkennbaren

Parametern, im weiteren Verlauf manchmal auch durch Grenzwertüberschreitungen, die in den pathologischen Bereich hineinreichen. Jede organische Veränderung wird ihrerseits wahrgenommen und führt im Verlaufe ihrer psychischen Be- oder Verarbeitung zum Erlebnis von Belastung. Belastungen, die zunächst von außen kommen, können also im Verlauf ihrer psychisch/somatisch, somatisch/psychischen Verarbeitung potenziert werden. Das Wechselspiel zwischen körperlichen Ereignissen und ihrer psychischen Bearbeitung bzw. psychischen Ereignissen und ihrer körperlichen Bearbeitung ist es also, in dessen Verlauf Fehlsteuerungen entstehen können, die psychosomatische Störungen und Erkrankungen zur Folge haben können.

Psychosomatik beschreibt also in neuerer Sichtweise weniger den Sachverhalt, dass die Psyche für organische Störungen verantwortlich ist, vergleichbar einem anderen Krankheitserreger. Psychosomatik beschreibt vielmehr eine Betrachtungsweise, in der leidende Individuen als Ganzheit gesehen werden. Eine psychosomatische Sichtweise bedeutet somit, dass das gesamte soziale Umfeld einer Person, aus dem Störungen und Belastungen kommen können, in die Planung des therapeutischen Prozesses und auch in die Planung des Selbsthilfeprozesses mit einbezogen werden muss, da eine bloße Behebung organischer Störungen zwar jenen Aspekt der psychischen Belastung, der aus der organischen Störung resultiert, bessern kann, nicht aber die vielen anderen Aspekte, die in weiterer Folge wieder zu organischen Störungen führen können.

Ein ganzheitliches Denken dieser Art ist im Verlauf der neueren Medizingeschichte durch Technisierung und Spezialisierung weitgehend verdrängt worden und verlorengegangen und muss in vielen Bereichen erst wieder gefunden werden. Dabei ist ja die Idee des Zusammenhanges zwischen der psychosozialen Situation und dem Krankheitsausbruch uralt. Die Geschichte der Medizin kennt den Versuch von Naturvölkern, im Verlauf des Heilungsprozesses eine gestörte soziale Ordnung dadurch wiederherzustellen, dass sich die Angehörigen mit dem Medizinmann rund um das Bett des Erkrankten versammeln und durch gezielte Befragung versuchen herauszufinden, welche Störungen des sozialen Zusammenhalts, symbolisiert durch Verhexung, in der Vergangenheit stattgefunden haben. Auch Beispiele aus der Medizin der alten Griechen zeigen die große Aufmerksamkeit, die zum Beispiel dem Zusammenhang zwischen Melancholie und Brustkrebs bei Frauen gewidmet worden ist (vgl. die Darstellung bei Springer-Kremser 1983).

Auch dem modernen Alltagsverständnis entspricht die Vorstellung durchaus, dass sich psychische Belastungen natürlich auf den ganzen Menschen, somit auch auf seinen Körper, auswirken. Dies entspricht allgemeinen Erfahrungstatsachen und wird weithin als selbstverständlich betrachtet. Es stellt sich also die Frage, warum über Psychosomatik überhaupt gesprochen zu werden braucht.

Nach modernem Wissenschaftsverständnis, wie es auch für die Medizin prägend ist, bedarf aber auch das, was der unmittelbaren Alltagsintuition entspricht, des wissenschaftlichen Beweises, um als gültig betrachtet zu werden. Und die wissenschaftliche Beweisführung für die Tatsache, dass psychische

Belastungen über die unmittelbar auftretende körperlich manifeste Angst-
reaktion hinaus auch weiterreichende Folgen in schwereren Erkrankungen
haben können, ist in der Tat nicht älter als 50 bis 100 Jahre. Diese Beweisführung kann hier nicht im Einzelnen nachgezeichnet werden. Dazu sei auf
die diesbezügliche Literatur (z. B. Uexküll 1979) verwiesen. Es sollen im
Folgenden nur jene Verursachungsmechanismen psychosomatischen Gesche-
hens skizzenhaft dargestellt werden, von denen argumentiert werden kann,
dass sie für die Fragestellung einer spezifisch weiblichen Psychosomatik von
besonderer Bedeutung sind.

2. Ausgewählte Paradigmata psychosomatischer Krankheitsentstehung

2.1 Die klassische Stressforschung

Eine wichtige Wurzel psychosomatischen Denkens entstammt der rund 80
Jahre alten Tradition der Stressforschung. Sie geht ursprünglich auf Cannon
zurück, der schon 1911 die Beeinflussbarkeit des Sympathikus-Nebennieren-
mark-Systems durch emotionelle Faktoren zeigte.

Als eigentlicher Vater des modernen Stressbegriffes gilt allerdings Hans
Selye, auf den im Wesentlichen die Idee zurückgeht, dass Belastungen aus
der Umwelt zunächst zu einer physiologisch sinnvollen, organisch manifesten, aber noch nicht pathologischen Reaktion des Organismus führen.
Erst längerdauerndes Anhalten der Belastung bei gleichzeitiger Unfähigkeit,
auf sie adäquat zu reagieren, also mit ihr fertig zu werden, führt zu
organischen Störungen, die über das gesunde Ausmaß hinausgehen.
Mit „gesundem Ausmaß" ist dabei jenes Ausmaß gemeint, bei dem der
Körper aus eigener Kraft imstande ist, die spontanen Reaktionen auf die
Belastung nach Abklingen der Belastung wieder in den Normalbereich
zurückzuführen.

Eine Vermutung eines spezifischen Zusammenhanges zwischen einer
bestimmten Art von Konflikten oder Belastungen und einer bestimmten Art
von Störungen oder Erkrankungen lässt sich aufgrund des Stresskonzeptes im
Sinne von Selye nicht stützen. Die Reaktion des Körpers auf Belastungen ist
unspezifisch. Die Art und Weise, wie der Körper auf Belastungen reagiert,
hängt nicht von der Art der Belastung ab, sondern nur davon, ob ein Organ
bereits vorgeschädigt ist.

In neueren Untersuchungen im Rahmen der Stressforschung wird vor
allem versucht, die Qualität individueller Möglichkeiten, mit Belastungen
umzugehen, herauszustreichen. Dabei zeigt sich unter anderem, dass Individuen, die im Verlauf ihrer Lebensgeschichte besonders häufig Erfahrungen
mit Hilflosigkeit gemacht haben, auch besonders schlechte Voraussetzungen
haben, mit Belastungen so umgehen zu können, dass sie sich nicht auf den
Körper schädigend auswirken. Die Erfahrung der Ausweglosigkeit hat also
einen gewissen fatalen Lerneffekt, der dazu führt, dass Personen, die häufig

in ausweglosen Situationen gesteckt sind, diese Perspektive der Ausweglosigkeit später selbst dann nach außen projizieren, wenn sie objektiv gar nicht gegeben ist. Dieses Phänomen ist sozialpsychologisch relativ genau untersucht worden und unter dem Begriff der „erlernten Hilflosigkeit" in die Literatur eingegangen.

Die Verflechtung des Stresskonzeptes mit anderen, zum Teil tiefenpsychologisch orientierten Vorstellungen, hat zu einer Fülle von Ausformungen und Differenzierungen des Stressbegriffes geführt. Ziegler (1982, S. 49) fasst diese Entwicklung in der Formulierung eines Trends „weg vom Stresskonzept und hin zum Stressverarbeitungskonzept" zusammen.

Eine der wichtigsten Ausformungen des Stressbegriffes durch Selye selbst (1974) ist die Unterscheidung zwischen „Eustress" und „Distress", also „gutem" und „bösem" Stress, nämlich solchem, der gesund erhalte, und solchem, der krank mache.

Im Sinne der Untersuchung der Frage, welcher Stress nun tatsächlich zur oben genannten Trias von organischen Reaktionen führt und welcher nicht, ist es notwendig geworden, eine Vielfalt von subjektiven Bedingungen des Stresserlebens zu berücksichtigen. Bei Selye selbst ist die Unterscheidung zwischen den beiden Begriffen noch einigermaßen verwaschen.

Eine große Anzahl neuerer Forschungen kann vereinfachend in der Feststellung zusammengefasst werden, dass modifizierende Faktoren der Stressverarbeitung in drei Bereichen untersucht werden:

- in der individuellen Biographie („Life-event-Forschung"),
- in der Art und Weise der sozialen Unterstützung,
- in der Art und Weise, wie belastende Ereignisse und Situationen individuell verarbeitet werden („coping").

2.2 Die Life-event-Forschung

Nach der Darstellung von Dohrenwend und Dohrenwend (1974) hat als erster A. Meyer in den dreißiger Jahren eine systematische Erfassung von Lebensereignissen versucht. In seinem „life-chart" hat er später (1951) eine Erfassung von Lebensereignissen und Störungen im Sinne einer systematisierten Anamneseerhebung vorgeschlagen.

Im Zusammenhang mit der Frage, ob und unter welchen Umständen biographische Ereignisse pathogenen Stress bedingen, weist Hinkle in seinem Überblicksartikel (1974) auf die auch im gegenwärtigen Zusammenhang wichtige Konsistenz von Systemzusammenhängen sozialer und kultureller Art hin, auf die auch weiter unten noch näher eingegangen werden soll:

„We found the healthy subjects generally were people whose social backgrounds, personal aspirations, and interests coincided with the circumstances in which they found themselves, whereas this often was not the case among those who were frequently ill."

(„Wir haben gefunden, dass die gesunden Personen im Allgemeinen solche waren, deren sozialer Hintergrund, persönliche Ansprüche und Interessen mit den Umständen übereinstimmten, in denen sie sich befanden, wogegen dies bei denen, die häufig krank waren, sehr oft nicht der Fall war." Übers. d. Aut.; Hinkle 1974, S. 20.)

Trotz der offensichtlichen Notwendigkeit, die subjektive Bedeutung lebensverändernder Ereignisse im Zusammenhang mit der Frage zu berücksichtigen, wieviel Anpassungsstress aus einem lebensverändernden Ereignis resultiert, haben Holmes und Rahe (1967) versucht, einen standardisierbaren Test zu entwickeln, der das Auftreten lebensverändernder Ereignisse quantifizieren soll. Sie verwenden eine Liste von Ereignissen, die individuelle Anpassungsleistungen erfordern. Das Ausmaß der Anpassungsleistung, das für die in der Liste genannten Ereignisse notwendig ist, wird von den Autoren aufgrund der Angaben ihrer Befragten zu quantifizieren versucht, und zwar aufgrund mehrerer voneinander unabhängiger Stichprobenerhebungen, in denen gesunde Kontrollpersonen aus verschiedenen soziodemographischen Situationen weitgehend übereinstimmende Punktwerte hinsichtlich des je Ereignis notwendigen Ausmaßes an subjektiver Anpassungsleistungen angaben.

Diese im Sinne des allgemeinen Stresskonzeptes zunächst unspezifischen Ansätze von Holmes und Rahe werden bei Theorell (1974) für das Herzinfarktrisiko spezifiziert. Auch er findet sowohl in einem retrospektiven als auch in einem prospektiven Ansatz einen Zusammenhang zwischen der Häufigkeit von Herzinfarkten und kumulierten Punktwerten auf der SRRS-Skala.

Hudgens sowie Paykel (beide 1974) finden in ähnlicher Weise spezifische Zusammenhänge bei Depressivität und psychiatrischen Störungen. In einem unpublizierten prospektiven Ansatz von Rahe und Holmes wird über erhöhtes Krankheitsrisiko bei hohem Punktwert auf der SRRS-Skala berichtet. Die Zahlen zeigen zwar einen deutlichen Zusammenhang zwischen der Schwere des Ereignisses und Erkrankungshäufigkeit, die Kategorisierungsmethoden dieser unpublizierten Arbeit sind allerdings der zusammenfassenden Darstellung von Holmes und Masuda (1974) nicht zu entnehmen.

Die von Springer-Kremser referierte zentrale Kritik der Life-event-Forschung, dass der Stellenwert des Life-events innerhalb der pathogenetischen Kette umstritten sei (1983, S. 12), ist vor allem aufgrund der Tatsache, dass die Mehrzahl der Untersuchungen auf retrospektiven Ansätzen beruht, dahingehend zu spezifizieren, dass aufgrund der derzeit vorliegenden Arbeiten vermutlich nicht wirklich entscheidbar ist, ob es sich bei Life-event-Studien in der Mehrzahl um rückblickende Interpretationen bzw. Uminterpretationen des bisherigen Lebens, in Extremfällen vielleicht sogar um ein Entgegenkommen des Patienten gegenüber dem untersuchenden Arzt oder Psychologen handelt.

Auf das theoretische Manko der Life-event-Forschung, die nicht die Zusammenhänge zwischen Lebensveränderungen, deren individueller Interpretation und sozialem Rückhalt in ihrer wechselseitigen Verflochtenheit untersucht, sondern nur univariat einzelne Zusammenhänge untersucht, weist unter anderem auch Mechanic (1974) hin.

Erweitert man die klassischen Ansätze der Life-event-Forschung um die soeben referierten Modifikationen, die darin bestehen, dass

- die Wünschbarkeit von Ereignissen,
- deren subjektiver Schweregrad und
- die individuell unterschiedlichen Fähigkeiten, auf solche Ereignisse zu reagieren,

in die Analyse mit einbezogen werden müssen, dann lassen sich die daraus resultierenden Forschungshypothesen vermutlich am besten in der Formulierung von Siegrist (1980) zusammenfassen:

- Ereignisse, welche die normale Lebensroutine unterbrechen, erfordern eine erhöhte Anpassungsleistung des dadurch betroffenen Menschen.
- Dies gilt nicht für alle Ereignisse gleichermaßen, sondern in erster Linie für solche, die als unerwünscht, unerwartet, unbeeinflussbar und/oder mit negativen Folgen behaftet erfahren werden.
- Der Eintritt bestimmter Arten von Lebensereignissen – etwa Trennungserfahrungen, Statusbedrohungen – kann ebenso wie die Anhäufung verschiedener Ereignisse in einer kurzen Zeitspanne für das Individuum so belastend werden, dass die normalen Bewältigungsmöglichkeiten nicht mehr ausreichen.
- Emotionale Spannungszustände, exzessive neurohormonelle und pathophysiologische Reaktionen treten daher als Folgezustände gehäuft auf. Sie führen dann, wenn bereits disponierende Risikofaktoren für die Entwicklung organischer oder psychischer Erkrankungen gegeben sind, mit einer erhöhten Wahrscheinlichkeit zum nachfolgenden Ausbruch der Krankheit.

(Nach Siegrist 1980, S. 313)

2.3 Kollektive Stressverarbeitung: Soziale Unterstützung

Gerade die neuesten Forschungen zur Psychoimmunologie weisen besonders deutlich auf die Wichtigkeit des sozialen Kontaktverhaltens für die Stressbewältigung hin (Schwab 1986).

Soziale Unterstützung kann als explizite Aktion von Einzelpersonen oder Institutionen stattfinden; in therapeutischen Situationen, in „verschworenen Gemeinschaften" kleiner Gruppen oder als Hilfestellung durch Institutionen, wie z. B. bei sozialarbeiterischen Einsätzen. Sie kann aber auch aus der schlichten Tatsache resultieren, dass die Organisationsform von Gesellschaften oder Gemeinschaften den Bedürfnissen und Möglichkeiten jener entspricht, die in diesen Gesellschaften oder Gemeinschaften leben und arbeiten (müssen): Diese Tatsache könnten wir als „soziale Kongruität" bezeichnen. Soziales Kontaktverhalten ist somit nicht nur eine Frage der vielbeschworenen Menschlichkeit, sondern auch eine Frage der gesellschaftlichen Organisationsform.

Der Stellenwert der sozialen Unterstützung im Zusammenhang mit Stressverarbeitung wird von Cobb (1976) nach drei Wirkungsbereichen gegliedert:

2.3.1 Die Vertrauensbildung in der dyadischen Situation

Auf die Notwendigkeit einer engen und in einem bestimmten Stadium auch symbiotischen Mutter-Kind-Beziehung haben mehrere Autoren hingewiesen. Brown et al. (1975) und Weiss (1969) kommen zu dem Schluss, dass eine enge Zweierbeziehung das Risiko der Depressivität vermindere.

Hiebei besteht die Vorstellung, dass sich die Art und Weise der frühkindlichen Mutter-Kind-Beziehung auch auf Daseinsbewältigungsfähigkeiten im späteren Alter auswirken. Die ersten Hinweise auf die Bedeutung frühkindlicher Trennungs- und Individuationsvorgänge gehen schon auf Freud (1931) zurück. Autoren wie Bergmann (1981), Mahler (1966) und Lichtenstein (1961) betrachten die Phase der ersten und engsten Beziehung des Kleinkindes zur Mutter als entscheidend für die Entwicklung von Identität und Selbstkonzept.

Die Frage der Bedeutung symbiotischer Beziehungen und der Art und Weise ihrer Lösung spielt auch im Zusammenhang mit verschiedenen – allerdings weitgehend spekulativen – Hypothesen zur Psychogenese der Krebserkrankung eine Rolle: LeShan (1967) hat auf die Wichtigkeit einer engen Mutterbeziehung im Zusammenhang mit der Krebserkrankung hingewiesen. Bleibt eine enge und die Sicherheit des Akzeptiertseins vermittelnde Mutter-Kind-Beziehung in der frühkindlichen Phase aus, so führt der Versuch, eine solche Bindung im späteren Alter nachzuholen, häufig zu einer Überforderung von Partnerbeziehungssituationen, was diese Beziehungen sehr belasten kann und häufig deren Verlust zur Folge hat, und, wie LeShan (1976), aber auch andere (Ammon und Balint 1973) zeigen, zu existentiellen Krisen führen kann, von denen von den Autoren behauptet wird, dass sie unter anderem das Krebsrisiko beeinflussen.

2.3.2 Soziale Unterstützung aufgrund hierarchischer Positionen

Cobb (1976) interpretiert das Innehaben gehobener hierarchischer Positionen analog zur Kontrolle von Territorium bei Tieren und kann damit auf eine Reihe von Analogien zu Tierversuchen hinweisen. Im Zusammenhang mit dem Verlust hierarchischer Positionen können aufgrund dieser Analogien erhöhte Kortikosteroide und depressive Reaktionen samt den damit verbundenen erhöhten Erkrankungsrisiken nachgewiesen werden (Sachar 1976, Carroll 1976, Weiss et al. 1976 sowie Seligman 1983 u. a.).

2.3.3 Soziale Kongruität

Dieses Konzept ist sehr ähnlich dem von Henry und Stephens (1977) immer wieder als Erklärungskonzept angeführten Anomiebegriff und meint die gemeinsame Akzeptanz des Netzwerkes wechselseitiger Verpflichtungen, das einerseits historisch gewachsen ist, andererseits in Interaktionsprozessen ausgehandelt wird. Im Zusammenhang mit Kündigungen zeigt Cobb (1976), dass das Erkrankungsrisiko an Arthritis bei Männern ohne soziale Unterstützung ein Vielfaches dessen von Männern mit sozialer Unterstützung ist.

Henry und Stephens (1977) referieren im Zusammenhang mit der sozialen Unterstützung Bournes (1970), der aufgrund seiner Untersuchungen, die in der amerikanischen Armee durchgeführt wurden, zeigt, dass die endokrinologische Reaktion auf Stress bei Soldaten niedriger war, wenn sie in einer sich wechselseitig unterstützenden Kampfgruppe agiert haben.

Kasl, Gore und Cobb (1975) haben in einer mehrjährigen Verlaufsstudie an Arbeitern, denen eine Kündigung bevorstand, gezeigt, dass im Verlauf der Bewältigung dieser Krise in Stadien der antizipierten Unsicherheit verschiedene Stressparameter, insbesondere Harnsäurewerte, signifikant anstiegen. Dieser Anstieg war jedoch geringer bei jenen, die eine gute soziale Unterstützung durch die Familie und Freunde hatten.

Die Rolle der sozialen Unterstützung im Zusammenhang mit der Verwundbarkeit durch Stress und lebensverändernde Ereignisse ist bei praktisch allen Autoren, die sich mit dem Thema beschäftigen, unangefochten. Dennoch ist sehr wenig über die physiologischen Mechanismen bekannt, aufgrund derer der Zusammenhang zustande kommt. Auf dieses theoretische Manko verweisen u. a. Kaplan et al. (1977). Sie untersuchen die Zusammenhänge zwischen Konflikt, Ambiguität, blockierten Aspirationen, kulturellen Diskontinuitäten und Erkrankung. Das Gegenbild zu der zeitgenössischen Kultur sehen sie in den besonders stimmigen Sozialsystemen von Trappistenmönchen des 18. Jahrhunderts oder auch den Sammlern und Jägern der Steinzeit, deren kulturell festgelegte Verhaltensmuster diese Menschen weitgehend vor exzessiver Stimulation schützen sollen.

2.4 Individuelle Verarbeitung, die subjektive Kompetenz der Stressbewältigung: „coping"

Eine individuelle Biographie ist nicht nur eine potentielle Quelle von „lifeevents" im Sinne krankmachender Belastungen, es werden in ihr auch Strategien zum Umgang mit Belastungen gelernt, deren Erfolg in einer aktuellen Stresssituation unter anderem von der sozialen Unterstützung und der Kongruität des sozialen Bezugssystems abhängt.

Lazarus (1966) beschreibt vier große Klassen von Persönlichkeitsattributen, die den Prozess des Umganges mit Bedrohung und Belastung beeinflussen:

a) Motivationsstrukturen, die aufgrund von kognitiven Bewertungen dafür bestimmend sind, welche Stimuli als Bedrohung erlebt werden und welche nicht;

b) Ressourcen von Ich-Stärke, die die Verletzbarkeit durch Belastungen reduzieren und somit adaptive Formen des „coping" erleichtern können;

c) die Art und Qualität der Abwehrmechanismen: Das Fehlen ausreichender Mittel zur Bewältigung einer kritischen Konfliktsituation kann zu ungerichteter Aktivität des Organismus führen, die zunächst noch keine nachhaltigen Folgen für das betroffene Subjekt zu haben brauchen. Erst bei Missglücken des Abwehrvorganges kommt es zu ständigen Reaktivierungen, die schließlich in Wiederholungstendenzen münden. Die im ursprünglichen Konflikt verwickelten antagonistischen Tendenzen blockieren einander bei Versagen der Abwehrmechanismen und sind im dynamischen Gleichgewicht kräftebindend, bleiben aber im ungünstigen Falle trotzdem aktivierbar, wodurch sich ein prinzipiell instabiler Zustand ergibt (nach Strotzka 1975, S. 152 f.).

d) Generalisierte Vorstellungen über die sich selbst zugeschriebenen Fähigkeiten der Bewältigung einer Gefahrenquelle, im Vergleich mit der subjektiven Einschätzung des Gefahrenausmaßes.

Das Wechselverhältnis dieser Faktoren untereinander ist nach Lazarus für die enormen individuellen Unterschiede hinsichtlich des Ausmaßes an Angst verantwortlich, die zwischen Individuen bei „objektiv" gleichen Belastungen bestehen.

Im Zusammenhang mit der Adaptation durch „coping" sprechen Meninger (1954) und Meninger et al. (1963) von mehreren Stufen der Adaptation; er sieht allerdings auch somatische Reaktionen und Verdrängungsmechanismen als Techniken des „coping" an.

Die erste Stufe sei durch vorwiegend somatische Reaktionen wie Hypertonie, erhöhte Motilität und leichtere funktionelle Störungen im somatischen Bereich gekennzeichnet.

Die zweite Stufe schließe komplexere psychologische Verdrängungsmechanismen mit ein, aber auch Störungen bis hin zu psychotischen Reaktionen und Depersonalisierung.

Wenn auch diese Mechanismen nicht zur Adaptation führen, kommt es schließlich zur „Anpassung" auf der dritten Stufe, die in ernsten Persönlichkeitsveränderungen resultieren kann, wie schizoiden Schüben oder gewalthaftem Verhalten.

Ein sehr wesentliches und in den verschiedensten Ansätzen immer wiederkehrendes Element der individuellen Fähigkeit des „coping" ist das der subjektiven Kompetenz, deren biographischer Entstehungsprozess aus der andauernden Interaktion mit dem sozialen Umfeld – zumindest retrospektiv – nachgezeichnet werden kann. Hiebei hat die Rückkoppelung des Individuums mit einem – potenziell unterstützenden – sozialen Umfeld einerseits einen Verstärkereffekt, andererseits führt sie zur „self fulfilling prophecy": Wer von dem Vorverständnis hoher subjektiver Kompetenz zur Stressbewältigung ausgeht, kann mit größerer Wahrscheinlichkeit mit Erfolg seiner Strategien rechnen, als wer von dem Vorverständnis von Hilflosigkeit ausgeht. Diese bei Rotter (1971 u. a. zusammenfassend dargestellt in Lefcourt und Seligman (1975, deutsche Übersetzung 1983) empirisch weitgehend untersuchten Konzepte sind forschungspraktisch für alle Fragen der Selbsthilfe von entscheidender Bedeutung.

Die Arbeiten von Seligman (1983) zeigen sehr deutlich, dass physiologische Stressparameter bei belasteten Versuchspersonen weniger starke Belastungen anzeigen, wenn diese Versuchspersonen subjektiv in die Meinung versetzt werden, sie könnten die Belastung abstellen; dies auch dann, wenn diese Meinung nicht den Tatsachen entspricht.

Unter anderem ist Seligmans Konzept der gelernten Hilflosigkeit deshalb

wichtig, weil es als Stressverarbeitungskonzept – bzw. als Erklärungskonzept
für das Nichtzustandekommen von Stressverarbeitung – auch im Zusammenhang mit der Krebserkrankung gesehen werden kann. Bammer et al. (1981)
verweisen auf eine Reihe von Forschungen, die die wahrscheinliche Stress-
abhängigkeit auch dieser Erkrankung nahelegen. Im Zusammenhang mit
der oben referierten Bedeutung der sich selbst zugeschriebenen Fähigkeit
bzw. Unfähigkeit, mit Belastungen fertig zu werden, gewinnen Überlegungen
zur Erklärung der Krebserkrankung auch im Zusammenhang mit Stressver-
arbeitungskonzepten an Plausibilität: Belastungen, die vor dem psychischen Hintergrund von selbst zugeschriebener Inkompetenz erlebt werden,
führen mit großer Wahrscheinlichkeit zur Reaktion von Depression, Verzweiflung, Hilf- und Hoffnungslosigkeit. Von längerdauernder Depression,
Hilf- und Hoffnungslosigkeit wird aber von mehreren Autoren in weitge-
hender Übereinstimmung angenommen, dass sie die Wahrscheinlichkeit der
Krebserkrankung entscheidend beeinflussen (u. a. Bahnson 1979 und LeShan
1976).

An diesem Punkt eines psychologisch so ausgefalteten Stressbegriffes
sehen wir aber auch ziemlich klar, wo die sozial vermittelten bzw. vermittel-
baren Verursachungsmechanismen von Krankheit liegen: Sie liegen offensichtlich da, wo die subjektive Kompetenz für Lebensbewältigung erweitert
oder eingeschränkt wird.

So zeigen z. B. die Arbeiten von Pelzmann und Stückler (u. a. 1982), dass
Personen, deren Arbeitsplatz bedroht war und die ihn später verloren haben,
bei der Suche nach einem neuen Arbeitsplatz erfolgreicher waren, wenn sie
von dem subjektiven Selbstverständnis höherer Kompetenz ausgingen.
Diejenigen, die die Chancen für das Wiedererlangen eines Arbeitsplatzes gut
einschätzten, hatten auch, im Sinne einer self fulfilling prophecy, eine höhere
Wahrscheinlichkeit, tatsächlich einen Arbeitsplatz zu finden; dies in einem
Untersuchungsansatz, der es weitgehend erlaubte, den Umkehrschluss aus-
zuschließen; sämtliche Personen kamen aus dem gleichen Betrieb und hatten
objektiv durchaus vergleichbare Chancen, neue Arbeit zu finden.

Die subjektive Vorstellung, Belastung sei selbst gewählt bzw. durch einen
selbst beeinflussbar, kann als ein wesentlicher Parameter nicht nur dafür
gesehen werden, ob Belastung zu organischer Störung führt oder nicht, sondern auch dafür, ob es vor, im Verlauf oder nach dem Eintreten der organischen Störung zur Selbsthilfe bzw. zum Aufsuchen von Hilfe durch andere
kommt. Der Aspekt der Einschätzung der eigenen Kompetenz zur
Modifikation von Belastungen ist aber auch aus theoretischen Gründen
wichtig. Er kann als die Schaltstelle zwischen dem subjektiven Empfinden
von Individuen und der objektiven Welt betrachtet werden, weil die subjektive Kompetenz zu einem großen Ausmaß die Widerspiegelung objek-
tiver Bedingungen ist, wie Arbeitssituation, Sozialisationsbedingungen,
Familiensituation u. a.

Eine neue und sehr vielversprechende Forschungsrichtung nennt sich
„Psycho-neuro-Immunologie". Sie hat gezeigt, dass Belastungen durch Stress
nicht nur auf dem Wege der bei Selye beschriebenen Stressreaktionen wirken,

die dazu führt, dass organphysiologisch schwächere und/oder vorbelastete Organe als Folge einer Dauerbelastung erkranken. Es kann auch das gesamte Immunsystem als Folge von Dauerbelastung, aber auch in der Folge von sozialer Isolation und Einsamkeit geschwächt werden, so dass es leichter zu Infektionserkrankungen kommen kann, die der Körper sonst aus eigener Kraft abwehren könnte.

Neueste Ergebnisse geben zu der Vermutung – allerdings auch nicht mehr – Anlass, dass psycho-neuro-immunologische Faktoren möglicherweise auch bei der Krebserkrankung beteiligt sein könnten (u. a. Bammer und Newberry 1981).

3. Gibt es eine weibliche Psychosomatik? – Der Stellenwert eines soziosomatischen Ansatzes

Alles, was bisher referiert worden ist, lässt sich in dem vereinfachenden Satz zusammenfassen: Konflikte und die aus ihnen resultierenden Belastungen, die nicht ausreichend verarbeitet werden können, führen mit großer Wahrscheinlichkeit zunächst zu psychischen Beeinträchtigungen. Unüberwindbare Belastungen führen ebenso wie nicht bewältigbare Arbeitsüberforderungen früher oder später zu körperlichen Manifestationen dieser Belastungen oder Überforderungen und schließlich zu körperlichen Erkrankungen.

Die Konflikte können dabei vorwiegend aus der Innenwelt kommen, also z. B. aus nicht gelösten Beziehungsproblemen, die auch aus einer früheren Phase der Entwicklung stammen können, gleichsam „übriggeblieben", sie können aber auch aus der aktuellen Lebenssituation kommen, und sie können schließlich auch in einer schlichten Überlastung mit Arbeitsaufwand bestehen, bzw. in der Furcht davor, mit einer solchen Belastung nicht fertig werden zu können. Gerade die Hilflosigkeitsforschung zeigt ja, dass die Angst davor, Konflikte nicht lösen bzw. Belastungen nicht bewältigen zu können, mehr Einfluss auf die Erkrankungswahrscheinlichkeit hat als das objektive Ausmaß des Konfliktes oder der Belastung.

Alle diese Überlegungen gelten natürlich für Männer und Frauen in ganz vergleichbarer Weise. Das bisher Gesagte kann als eine Kurzdarstellung psychosomatischer Konzepte gelten, zunächst aber noch nicht als ein Beitrag zu einer spezifisch weiblichen Psychosomatik. Kann es eine solche „weibliche Psychosomatik" überhaupt geben?

In der sozialwissenschaftlichen Literatur gibt es den Versuch, einen Zusammenhang zwischen individuellen konflikthaften Situationen einerseits und bestimmten Eigenschaften sozialer Systeme andererseits herzustellen, die die Wahrscheinlichkeit des Auftretens von solchen individuellen konflikthaften Situationen erhöhen oder kleiner machen. Man könnte solche sozialen Situationen, in denen es wahrscheinlicher ist, dass individuelle Konflikte, Ambivalenzen und/oder Überforderungen auftreten, die ihrerseits zur Erkrankung führen können, „pathogene soziale Situationen" nennen, und man könnte für die individuellen Reaktionen auf solche pathogenen sozialen

Situationen den Begriff der „soziosomatischen Reaktion" bzw. der „soziosomatischen Erkrankung" verwenden.

Soziale Situationen, die in diesem Sinne als pathogen gelten können, sind
- solche, in denen bestimmten Personen in typischer Weise ein großes Ausmaß an Belastungen auferlegt wird: Man könnte diesen Sachverhalt die
  „systemisch bedingte Überlastung Benachteiligter"
  nennen.
- solche, in denen es mit größerer Wahrscheinlichkeit zu konflikthaften und ambivalenten Verhaltensaufforderungen kommt: Man könnte sie
  „Fallen-Situationen",
  „Zwickmühlen", oder auch Situationen des „Double-Bind" nennen.
- solche, die zu ihrer Bewältigung eines Verhaltens bedürfen, das sozial nicht akzeptiert ist. In diesem Fall erneuert sich der Konflikt nämlich ständig selbst, weil seine Lösung ständig einen neuen Konflikt heraufbeschwört. Man könnte solche Situationen
  „sich selbst reproduzierende Konflikte"
  nennen.
- **„Situationen systematischer Ausgrenzung:"**
  Unkenntnis über die „Spielregeln" sozialen Verhaltens schränkt die Fähigkeiten, mit Belastungen umzugehen, ein, weil jedes Umgehen mit Belastungen irgendeine Form sozialer Kontaktnahme erfordert.
- Situationen, in denen entweder Hilflosigkeit oder sogar Krankheit oder krankheitsähnliche Zustände als Strategie des Umgehens mit Belastungen suggeriert werden; in denen es also Erwartungshaltungen gibt, die nahelegen, dass Träger bestimmter Rollen (etwa der Frauenrolle) in bestimmten Situationen sich entweder als hilflos darstellen werden oder sogar so reagieren werden, wie es einem bestimmten Krankheitsbild entspricht. Man könnte solche Situationen die
- **„Suggestion von Schwäche und Kranksein"**
nennen.

Die Frage nach einer spezifisch weiblichen Psychosomatik kann also auch daraufhin untersucht werden, ob und inwieweit Gesellschaften des Typs, in dem wir leben, Belastungen, Ambivalenzen, Entmündigungen oder Suggestionen von Kranksein bereithalten, die in besonderer und typischer Weise für Frauen von Bedeutung sind.

3.1 Systemisch bedingte Überlastung Benachteiligter

Das Faktum der Mehrfachbelastung insbesondere von berufstätigen Frauen ist hinlänglich bekannt und wurde in der Literatur vielfach untersucht und beschrieben (vgl. u. a. Haller 1981 sowie Eder et al. 1985).

Der Mehraufwand an Arbeit, den Frauen erbringen müssen, die berufstätig sind und gleichzeitig mit Haushalt und Kindererziehung belastet sind, lässt sich natürlich quantitativ sehr schwer fassen, weil Hausarbeit und Beschäftigung mit Kindern ihrer Intensität nach mit Berufsarbeit kaum vergleichbar sind. Versuche einer quantitativen Abschätzung der Mehrbelastung von berufstätigen Frauen sind deshalb sehr problematisch. In einer Untersuchung zum Zeitbudget wurde ein solcher Versuch einer groben Abschätzung dieses Mehraufwandes unternommen. Der Aufwand für Haushalt und Kinder-erziehung wurde dabei mit dem Arbeitsaufwand eines durchschnittlichen 8-Stunden-Tages gleichgesetzt – eine vermutlich vorsichtige Schätzung, die den Arbeitsaufwand für Haushalt und Kindererziehung wahrscheinlich unter-, höchstwahrscheinlich aber nicht überschätzt.

R. Vitek (in Eder et al. 1985) hat den gesamten Zeitaufwand aller öster-reichischen Frauen aufgrund einer Mikrozensus-Stichprobe aus dem Jahr 1981 errechnet und dabei den Mehraufwand jener Frauen, die mit Berufsarbeit und Haushalt/Kindererziehung beschäftigt sind, rechnerisch auf alle österreichi-schen Frauen umgelegt. Im Vergleich mit Männern, die ausschließlich mit Berufsarbeit beschäftigt sind, ergibt sich dabei ein rechnerischer Gesamt-Mehraufwand von Frauen in der Größenordnung von vier Arbeitsjahren. Eigenartigerweise entspricht dies ziemlich genau dem Zeitausmaß, um das die durchschnittliche Lebenserwartung von Frauen die von Männern in Öster-reich übersteigt. Diese Übereinstimmung ist aber wahrscheinlich zufällig. Dieser Versuch einer Quantifizierung enthält natürlich sehr viele spekulative Elemente. Immerhin zeigt er, dass die Diskussion der Mehrbelastung von Frauen keine Erfindung von Frauenbewegungen ist, sondern tatsächlich reale Wurzeln hat. Wenn auch das Ausmaß der Mehrbelastung sehr schwer in Zahlen auszudrücken ist; dass es eine solche Mehrbelastung gibt, dürfte außer Zweifel stehen.

3.2 Fallen-Situationen

Sachverhalte, die Konflikte und Ambivalenzen fördern, sind kulturell veran-kerte widersprüchliche Handlungsaufforderungen.

Ambivalenzen und Doppeldeutigkeiten in der Selbstwahrnehmung wir-ken sich auf die Fähigkeit aus, mit Belastungen umzugehen. Je eindeutiger kulturell verankerte Verhaltensaufforderungen sind, desto eher kann ein Individuum damit rechnen, dass es, wenn es dieses Verhalten setzt, damit in seinem sozialen System auf Zustimmung stößt. Wenn Verhaltensaufforde-rungen aber sowohl positiv als auch negativ besetzt sind, wenn also ein Teil der relevanten Bezugspersonen sagt „Tu dies", und ein anderer Teil sagt „Tu es nicht", dann wird dieses Verhalten immer mit einem gewissen Ausmaß an Ängstigung verbunden sein, da es eine soziale Abwertung durch zumindest einen Teil des sozialen Systems erwarten lässt. Irgendwer ist immer böse. Klassische Belastungen, wie sie aus den Erfolgs- und Karrieresystem westli-cher Industriegesellschaften resultieren, erfordern vor allem eine spezifische Fähigkeit des Kämpfens und der Selbstdurchsetzungsfähigkeit. Fähigkeiten, die in der Vergangenheit sehr oft klassischerweise mit dem Image der Männlichkeit verknüpft waren. Das Umgehen mit beruflichen Belastungen ist deshalb mit struktureller Ambivalenz verknüpft: Die kulturell festgelegte Frauenrolle gerät in Gefahr, wenn die Umgangsmethode mit Belastungen gewählt wird, die sich deshalb als erstes anbietet, weil sie die bekannteste und am öftesten gesehene ist: Frauen in der Berufswelt sehen sich einem klassischen Entscheidungsproblem gegenüber, das darin besteht, dass beruflicher Erfolg mit dem Selbstbild einer „richtigen" Frau im Alltagsverständnis noch immer nicht besonders gut vereinbar ist.

3.3 Sich selbst reproduzierende Konflikte

Belenki und andere sprechen von einem „anderen Denken", das die weibliche Art und Weise, an Probleme heranzugehen, kennzeichne. Greenglass zeigt in ihrem Buch die weitgehende Ausweglosigkeit, mit der noch immer für eine große Anzahl von Frauen im Verlauf des Erziehungsprozesses die weibliche Geschlechterrolle als verbindlich dargestellt wird. Jede Festlegung von Rollenklischees bedeutet eine Einschränkung der Verhaltensweisen, die von vornherein als wählbar betrachtet werden, und damit auch eine Einschränkung des Repertoires an möglichen Bewältigungsmethoden.

3.4 Situationen systematischer Ausgrenzung

Brown und Harris (1978) haben schon darauf hingewiesen, dass Lebensereignisse, die als „exits from the social field" beschrieben werden können, bei Depressiven häufiger auftreten, als solche, die sie „entrances to the social field" nennen. Auch Springer et al. (1989) stellen Zusammenhänge zwischen Konflikten im sozialen Feld und psychosomatischen Störungen fest. Verluste sozialer Kontakte wirken offensichtlich stärker pathogen als andere Veränderungen, bei denen soziale Kontakte neu geknüpft werden. Auf deutliche statistische Zusammenhänge zwischen sozialer Desintegration und körperlich manifesten Befindlichkeitsstörungen wurde auch in Eder (1990) hingewiesen.

Das reproduktive Geschehen macht ein zeitweiliges Verlassen des sozialen Feldes – zumindest dessen der beruflichen Arbeit – weitgehend notwendig.

3.5 Suggestion von Schwäche und Kranksein

Andere Sachverhalte, die die Selbsthilfe bzw. den Umgang mit Belastungen erschweren, sind die Schwächung sozialer Netze, die Schwächung von Selbstwert und die Schwächung der Überzeugung, mit Belastungen umgehen zu können.

Kommt dazu noch eine Erwartungshaltung der Umwelt hinzu, derzufolge Krankheit, Schwäche, körperliche Manifestation von Belastungen für Frauen „normaler" seien als für Männer, dann kann dies dazu führen, dass in einer gewissen Paradoxie Schwäche, Rückzug, Regressivität und Krankheit in das Repertoire der Coping-Strategien aufgenommen werden: Wo der Rückzug in die Krankheit die einzige verbleibende Möglichkeit ist, mit Belastungen umzugehen, weil die Vorstellung besteht, dass Kämpfen grundsätzlich den Männern überlassen werden sollte, werden Möglichkeiten der Selbsthilfe von vornherein eingeschränkt. Die Wahl eines Krankheitssymptoms als Ausweg aus einer belastenden Situation wird so noch wahrscheinlicher.

Die Tatsache, dass bestimmte Symptome Frauen vermutlich häufiger nahegelegt werden als Männern, ist auch der Übersicht von Regina Schaps zu entnehmen. Sie zeigt, dass auch in der Geschichte der Wissenschaft Hysterie in ihren verschiedenen Bedeutungsgehalten klassischerweise mit Weiblichkeit in Verbindung gebracht worden ist (1982).

Literatur

Ammon G (1973) Dynamische Psychiatrie. Grundlagen und Probleme einer Reform der Psychiatrie. Luchterhand: Darmstadt, Neuwied

Bahnson CB (1979) Das Krebsproblem in psychosomatischer Dimension. In: Uexküll Th. v. (Hrsg) Lehrbuch der psychosomatischen Medizin. Urban & Schwarzenberg: Wien, München, Baltimore

Balint M (1973) Therapeutische Aspekte der Regression – die Theorie der Grundstörung. Rowohlt, Reinbek

Bammer K, Newberry BH (1981) Stress and cancer. Hogrefe: Toronto

Belinki MF, Clinchy B McV, Goldberger NR, Tarule JM (1989) Das andere Denken. Persönlichkeit, Moral und Intellekt der Frau. Campus: Frankfurt, New York

Bergman A (1981) Überlegungen zur Entwicklung des Kindes in der Separations- und Individuationsphase. In: Naske R (Hrsg) Aufbau und Störungen frühkindlicher Beziehungen zu Mutter und Vater (2. Arbeitstagung der Wiener Child Guidance Clinic), Brüder Hollinek: Wien

Bourne RG (1970) Men, stress, and vietnam. Little, Brown: Boston, Mass

Brown GW, Harris I (eds) (1978) Social origins of depression. Tavistock: London

Cannon WB, De la Paz D (1911) Emotional stimulation of adrenal secretion. Am J Physiol 27: 64.

Carrol BJ (1976) Limbic system-adrenal cortex regulation in depression and schizophrenia. Psychosom Med 38: 106–121

Cobb S (1976) Social support as a moderator of life stress. Psychosom Med 38: 300–314

Dohrenwend BS, Dohrenwend BP (1974) A brief historical introduction to research on stressful life events. In: Dohrenwend BS, Dohrenwend BP (eds) Stressful life events. Wiley: New York

Eder A (1990) Risikofaktor Einsamkeit. Theorien und Materialien zu einem systemischen Gesundheitsbegriff. Springer: Wien, New York, 224 S

Eder A, Hohensinn G, Urbas E (1985) Arbeit und Freizeit. Zeitverwendung unter dem Gesichtspunkt geschlechtsrollenspezifischer Distribution von Arbeit, mit besonderer Berücksichtigung der Auswirkungen von Arbeitslosigkeit. Forschungsbericht an das Bundesministerium für soziale Verwaltung, Wien

Freud S (1972) Über die weibliche Sexualität (1931) Ges. Werke, Bd. 14, Fischer: Frankfurt

Greenglass ER (1986) Geschlechterrolle als Schicksal. Soziale und psychologische Aspekte weiblichen und männlichen Rollenverhaltens. Klett Cotta: Stuttgart

Haller M (1981) Gesundheitsstörung als persönliche und soziale Erfahrung. Oldenbourg: Wien, München

Henry JRP, Stephens PM (1977) Stress, health, and the social environment. Springer: Berlin, Heidelberg, New York, Tokyo

Hinkle LE (1974) The effect of exposure to culture change, social change, and changes in interpersonal relationships on health. In: Dohrenwend BS, Dohrenwend BP (eds) Stressful life events. Wiley: New York

Holmes TH (1970) Psychological screening. In: Football injuries. Papers presented at a Workshop. National Academy of Sciences, Washington D.C.

Holmes Th H, Masuda M (1974) Life change and illness susceptibility. In: Dohrenwend BS, Dohrenwend BP (eds) Stressful life events. Wiley: New York

Holmes TH, Rahe RH (1967) The social readjustment rating scale. J Psychosom Res 11: 213–218

Hudgens RW (1974) Personal catastrophe and depression: a consideration of the subject with re-spect to medically ill adolescents, and a requiem for retrospective life-event studies. In: Dohrenwend BS, Dohrenwend BP (eds) Stressful life events. Wiley: New York

Kaplan BH, Cassel JC, Gore S (1977) Social support and health. Med Care 15 [Suppl 5]: 47–58

Kasl SV, Gore S, Cobb S (1975) The experience of losing a job: Reported changes in health, symp-toms and illness behavior. Psychosom Med 37: 106–122

Lazarus RS (1966)Psychological stress and the coping process. Mc Graw-Hill: New York

Lazarus RS (1974) Psychological stress and coping in adaptation and illness. Int J Psychiatry Med 5: 321–333

Lazarus RS (1975) The self-regulation of emotions. In: Levi L (ed) Emotions – Their parameters and measurement. Raven Press: New York, pp 47–67

Lazarus RS, Averill JR, Opton jr EM (1974) The psychology of coping: Issues of research and assessment. In: Coelho GV, et al (eds) Coping and adaptation. Basic Books: New York

Lefcourt HH (1976) Locus of control. Wiley: New York

Le Shan L (1976) Psychotherapie gegen den Krebs. Klett Cotta: Stuttgart

Lichtenstein H (1961) Identity and sexuality. J Am Psychol Assoc 9

Mahler MS (1966) Notes on the developments of basic moods: The depressive affect. In: Loewenstein, et al (eds) Psychoanalysis – a general psychology. Int Univ Press: New York

Mahler MS, Pine F, Bergman (1975) The psychological birth of the human infant. Symbiosis and individuation. Basic Books: New York

Mechanic D (1974) Discussion of researchprograms on relations between stressful life events and episodes of physical illness. In: Dohrenwend BS, Dohrenwend BP (eds) Stressful life events. Wiley: New York

Menninger K (1954) Regulatory devicees of the Ego under major stress. Int J Psychoanal, pp 412–420

Menninger K , Maymann M, Pryser R (1963) The vital balance. Viking Press: New York

Paykel ES (1974) Life stress and psychiatric disorder: Applications of the clinical approach. In: Dohrenwend BS, Dohrenwend BP (eds) Stressful life events. Wiley: New York

Pelzmann L, Stückler H (1982) Learned helplessness: An attribution-model for unemployed wor-kers? In: Trappl R (ed) Cybernetics and systems research. North Holland Company: Amsterdam

Rahe RH, Holmes TH (1974) Life crisis and diesease onset: qualitative and quantitative definition of the life crisis and its association with health change. (Unpublished). Zit. nach: Homes Th H, Masuda M: Life change and illness suspectibility. In: Dohrenwend BS, Dohrenwend BP (eds) Stressful life events. Wiley: New York

Rotter J (1971) External control and internal control. Psychology Today 5: 37–59

Sachar EJ (1976) Neuroendocrine abnormalities in depressive illness. In: Sachar EJ (ed) Topics in psychoendocrinology. Greene and Stratton: New York

Shaps R (1982) Hysterie und Weiblichkeit. Wissenschaftsmythen über die Frau. Campus: Frank-furt, New York

Schwab R (1985) Zur Messung und klinisch-psychologischen Bedeutung von Einsamkeit: Eine deutschsprachige Version der „Rev. UCLA Loneliness-Scale" von Russel, Peplau und Cutrona (1980) In: Schorr A (Hrsg) Bericht über den 13. Kongress für Angewandte Psychologie, Bd. 2, Bonn

Seligman M (1975) Helplessness. On depression, development and death. Freeman: San Francisco

Seligman M (1983) Erlernte Hilflosigkeit. Urban & Schwarzenberg: München, Wien, Baltimore

Selye H (1936) Thymus and adrenals in the response of the organism to injuries and intoxications. Br J Exp Pathol 17: 234

Selye H (1946) The general adaptation syndrome and the diseases of adaptation. J Clin Endocrinol 6: 117–230

Selye H (1969) Die Entwicklung des Stresskonzeptes: Stress und Herzkrankheiten. Med Welt 20

Selye H (1974) Stress without distress. Lippincott: Philadelphia, New York

Siegrist J (1980) Die Bedeutung von Lebensereignissen für die Entstehung körperlicher und psy-chosomatischer Erkrankungen. Der Nervenarzt 51: 313–320

Springer-Kremser M (1983) Psychosexualität und Gynäkologie. Deuticke: Wien

Springer-Kremser M, Haberl R, Brunner K, Urbas E (1989) „Life events" und Psychosomatik der Frau. In: Söllner W, Wesiack W, Wurm B (Hrsg) Soziopsychosomatik. Gesellschaftliche Entwicklungen und psychosomatische Medizin. Springer: Berlin, Heidelberg, New York, Tokio, 357 S

Strotzka H (Hrsg) (1975) Psychotherapie: Grundlagen, Verfahren, Indikationen. Urban & Schwarzenberg: München, Berlin, Wien

Theorell T (1974) Life events before and after the onset of a premature myocardial infarction. In: Dohrenwend BS, Dohrenwend BP (eds) Stressful life events. Wiley: New York

Uexküll Th v (1979) Lehrbuch der psychosomatischen Medizin. Urban & Schwarzenberg: Wien, München, Baltimore

Weiss RS (1969) The fund of sociability. Relationships with other people are essential and their loss can be traumatic. Transaction 6: 36–43

Weiss JM, Pohrecky LA, Salman S, Gruenthal M (1976) Attenuation of gastric lesions by psychological aspects of aggression in rats. J Comp Physiol Psychol 90: 252–259

Ziegler G (1982) Psychosomatische Aspekte der Onkologie. Enke: Stuttgart

Die Endokrinologie der geschlechtsreifen Frau

P. Kemeter

In diesem Kapitel wird die geschlechtsspezifische Endokrinologie der Frau behandelt, also die Endokrinologie der weiblichen Fruchtbarkeit. Es wurde bewusst Wert auf eine möglichst allgemein verständliche Darstellungsweise gelegt, damit sich nicht nur Mediziner, sondern auch interessierte Laien und Patienten leichter mit dieser Materie auseinander setzen können.

1. Eisprung, Befruchtung und Einnistung

Einmal im Monat reift bei der geschlechtsreifen Frau in einem ihrer beiden Ovarien (Eierstöcke) ein Follikel (Eibläschen) heran, welcher eine befruchtungsfähige Eizelle enthält (Abb. 1). Etwa in der Mitte des Zyklus „springt", also platzt dieses Bläschen (Ovulation) und die Eizelle wird vom Follikel in den Eileiter (Tube) gespült. Die Innenauskleidung des Eileiters (Tuben-Endometrium) trägt feine Flimmerhärchen, welche mit ihrer Bewegung die Eizelle in Richtung Gebärmutterhöhle (Cavum uteri) transportieren (Pfeilrichtung in Abb. 1). Wenn die Frau in einem Zeitraum von sechs Tagen vor bis etwa einen Tag nach der Ovulation Geschlechtsverkehr hatte, können die im Genitaltrakt der Frau etwa sechs Tage beweglichen Spermien die Eizelle befruchten. Dies geschieht meist so wie in Abb. 1 gezeigt, also gleich am Beginn der Wanderung durch die Tube. Das erste eingedrungene Spermium (Samenzelle) löst eine Sperre an der Eikapsel für weitere Spermien aus, so dass kein weiteres Spermium mehr eindringen kann. Aus dem Kopf der Samenzelle entwickelt sich ein Kern, während die Eizelle ihrerseits einen Kern bildet, so dass im Mikroskop (z. B. bei einer In-vitro-Fertilisation = Befruchtung im Glase) zwei Kerne nebeneinander innerhalb der Eizelle zu sehen sind (Vorkernstadium). Im Weiteren wandern die beiden Kerne zueinander, verschmelzen miteinander und verteilen das gemischte Erbmaterial auf die gesamte Zelle. Somit ist die Erbinformation neu verteilt und der Entwicklungsplan für ein neues Individuum festgelegt worden.

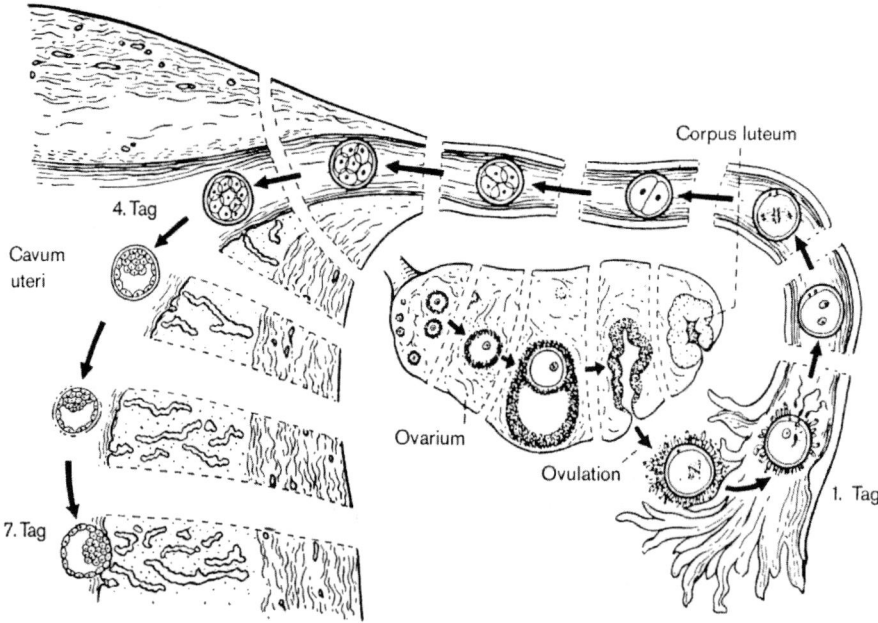

Abb. 1. Schematische Darstellung der Eibläschenreifung im Eierstock (Ovarium), des Eisprungs (Ovulation), der Befruchtung im Eileiter sowie der Wanderung der sich teilenden Eizelle bis in die Gebärmutterhöhle (Cavum uteri). (Aus Ufer J 1972)

Als nächstes schnürt sich die Zelle in der Mitte ab, so dass ein Zwei-zellenstadium entsteht. In dieser Weise teilt sich die befruchtete Eizelle welche jetzt Zygote genannt wird, immer weiter, und erreicht über das 2-, 4-, 8-, 16-Zellen-Stadium usw. das Stadium der Blastozyste. Diese enthält einen Hohlraum, und die ihn umgebenden Zellen haben als Vorläufer der späteren Plazenta (Nachgeburt) die Fähigkeit, sich an die Gebärmutterschleimhaut (Uterus-Endometrium) zu heften und die Ernährung der Blastozyste bzw. des späteren Embryos durch Stoffaustausch zu übernehmen.

Schon vor dieser Einnistung (Implantation) ist das Endometrium durch die Hormone des Ovars darauf vorbereitet worden. Der Follikel hat nämlich wäh-rend seiner Reifung zunehmend Östrogene produziert und an die Blutbahn abgegeben. Über den Blutweg sind die Östrogene u.a. auch zum Endo-metrium gelangt und haben dieses zur Proliferation (Zellenvermehrung) angeregt. In Abb. 2 ist die Zunahme der Schichtdicke des Endometriums in der Proliferationsphase zu erkennen. Nach der Ovulation wird aus dem geplatz-ten Bläschen der Gelbkörper (Corpus luteum). Dieser produziert nun zusätz-lich das Gelbkörperhormon (Progesteron), welches am Endometrium die Sekretionsphase auslöst. Die in der Proliferationsphase entwickelten Drüsen werden nun zur Sekretion eines Schleims angeregt, welcher für die Ernährung der Blastozyste gebraucht wird. Kommt es nicht zur Befruchtung, so „verblüht" der Gelbkörper nach zwei Wochen, das Progesteron fällt ab und das Endometrium verliert seine hormonelle Unterstützung; es stirbt ab, löst sich von der Gebärmutter und wird zusammen mit Blut ausgeschieden (Menstruation).

Hat sich aber eine Blastozyste ins Endometrium eingenistet, so wird die Rückbildung des Gelbkörpers dadurch verhindert, dass die Blastozyste ein

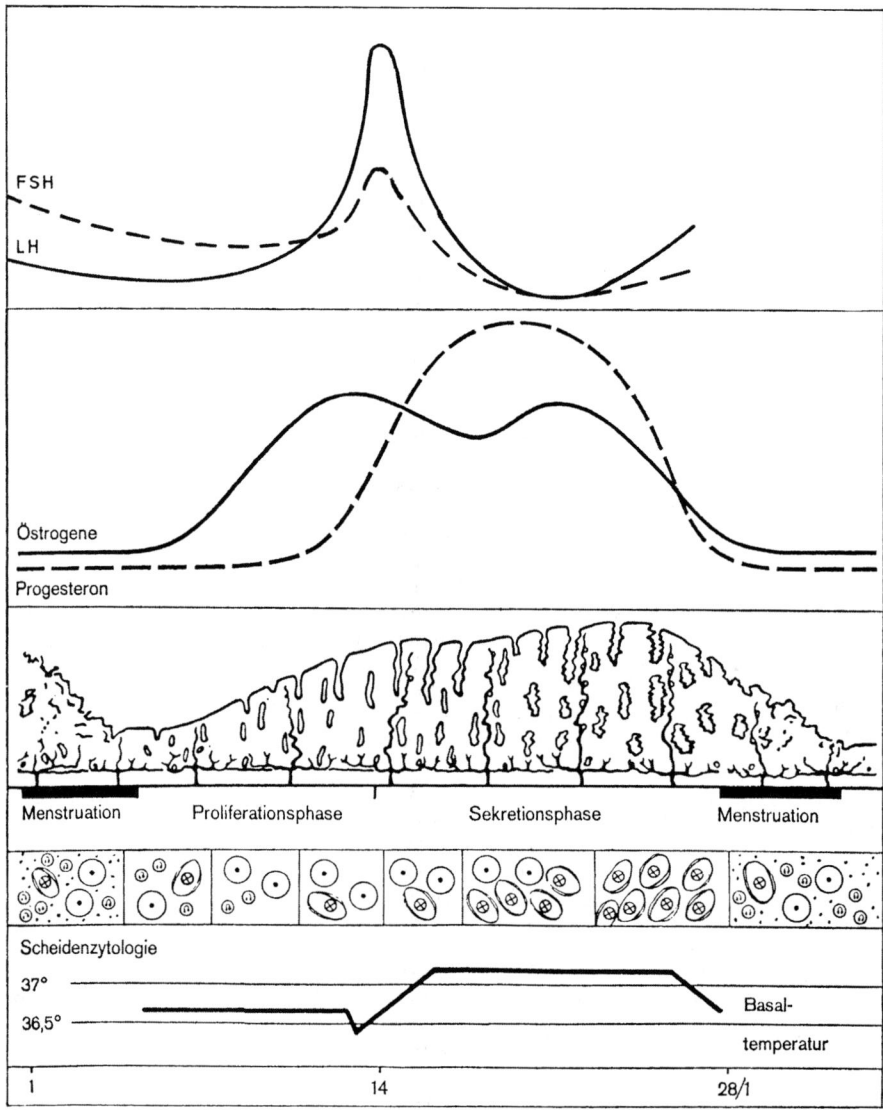

Abb. 2. Hormonprofil im Zyklus (FSH und LH aus der Hypophyse, Östrogene und Progesteron aus dem Eierstock) und Auswirkungen auf Gebärmutterschleimhaut, Scheidenzytologie (Zellen der Scheide) und Basaltemperatur. (Modifiziert nach Ufer J 1972)

LH-ähnliches Hormon bildet, welches das Corpus luteum weiter stimuliert. Es handelt sich um das humane Choriongonadotropin (HCG), welches beim Schwangerschaftstest nachgewiesen werden kann.

2. Die zentralnervöse Steuerung der weiblichen Fruchtbarkeit

Die Ovarien funktionieren nicht autonom, sondern werden von den Hormonen der Hirnanhangsdrüse (Hypophyse) gesteuert. Diese Drüse ist quasi eine Ausstülpung des Zwischenhirns im Bereich der Schädelbasis und steht mit dem Hypophysenstiel in Verbindung zum Hypothalamus, dem Zentrum der autonomen Regulation der meisten Körperfunktionen. Der Hypophysenvorderlappen produziert sechs verschiedene Hormone, von welchen zwei direkt für die Follikelreifung und Ovulation zuständig sind, nämlich die beiden Gonadotropine FSH (follikelstimulierendes Hormon) und LH (luteinisierendes Hormon). Das Prolaktin (PRL, Milchhormon) hat entscheidende Bedeutung bei der Brustentwicklung und Milchbildung, das TSH (thyreoideastimulierende Hormon, Thyreoidea = Schilddrüse) steuert die Schilddrüsenfunktion, und das ACTH (adrenocorticotrope Hormon) steuert die Nebennierenrinde. Eine Störung der PRL-, TSH- und ACTH-Ausschüttung kann indirekt die Follikelreifung und Ovulation stören, wie später noch gezeigt werden wird.

Schließlich ist noch das Wachstumshormon zu erwähnen, welches hier aber nicht weiter abgehandelt wird, da seine Störung sehr selten vorkommt.

Die Bildung und Ausschüttung der Hypophysenvorderlappenhormone wird vom Hypothalamus aus gesteuert. Dort entstehen in den entsprechenden Zentren Releasing-(Freisetzungs-) und Inhibiting-(Hemm-)Faktoren, das sind kurzkettige Peptide, die über feine Kapillaren des Hypophysenstiels zu den Zentren des Hypophysenvorderlappens gelangen. Dort steuern sie die Ausschüttung der Hormone durch Stimulation und Hemmung, und zwar nur an denjenigen Zellen, welche spezifische Rezeptoren für diese Peptide an der Zelloberfläche besitzen. Dadurch ist eine selektive Steuerung möglich (siehe schematische Darstellung der Rezeptorwirkung an einer Prolaktinzelle in Abb. 5).

2.1 Die biochemischen Systeme des Hypothalamus

Der im Zwischenhirn gelegene Hypothalamus kontrolliert den Hypophysenvorderlappen durch stimulierende und hemmende Substanzen, welche über das portale Gefäßsystem zur Hypophyse gelangen. Diese Substanzen kann man grob in drei Gruppen einteilen:

1. Die peptiderge Gruppe
    Sie besteht aus kurzkettigen Peptiden. Die Struktur von drei dieser Peptide ist bisher aufgeklärt worden, nämlich von TRH (thyreoideastimulierendes Releasinghormon), GnRH (Gonadotropin Releasinghormon) und

GH-IH (Growth Hormone Inhibiting Hormone), auch Somatostatin genannt.

Zu dieser Gruppe gehören auch GH-RH (Growth Hormone Releasing Hormone), PIF (Prolactin Inhibiting Factor), PRF (Prolactin Releasing Factor) und CRF (Corticotropine Releasing Factor).

2. Die Neurotransmitter
Dazu gehören die Monoamine: Epinephrin (Adrenalin), Norepinephrin (Noradrenalin) und Dopamin; weiters das Serotonin, die Prostaglandine und Histamine sowie die Gammaaminobuttersäure (GABA).

3. Die endogenen Opiate
Diese bestehen hauptsächlich aus den Endorphinen.
Das die Gonadotropine steuernde GnRH wird in mehreren Kernen des Hypothalamus gebildet, aber auch in anderen Gehirnregionen. Seine Sekretion wird von Neurotransmittern in mehrfacher Weise modifiziert, so bewirken z. B. Acetylcholin und die Prostaglandine einen Anstieg des GnRH im Tierversuch (Übersicht bei Martini et al.).

Dopamin hat eine ausgeprägte Hemmwirkung auf Prolaktin, und viele Autoren nehmen deshalb an, dass Dopamin der eigentliche prolaktinhemmende Faktor (PIF) ist. Es wurden bisher einige Dopaminagonisten entwickelt, welche, wie z. B. das Bromocriptin, ein erhöhtes Prolaktin senken, aber auch das Wachstumshormon bremsen, so dass sie sehr erfolgreich bei der Hyperprolaktinämie und der Akromegalie eingesetzt werden können. Da bei einer ausgeprägten Prolaktinerhöhung immer auch die Gonadotropine unterdrückt sind, bewirkt die Prolaktinsenkung fast immer auch indirekt eine Gonadotropinerhöhung bzw. -normalisierung. Somit wird auch eine gonadotropinstimulierende Wirkung des Dopamin und seiner Agonisten angenommen.

Nach Faerin et al. wirken auch die endogenen Opiate modulierend auf die GnRH-Sekretion ein, da eine umgekehrte Proportionalität zwischen dem β-Endorphin und dem GnRH in der Zyklik gefunden worden war.

Nach Martini et al. steht der Hypothalamus vor allem mit den Nuclei amygdalae (Mandelkern) und dem Hirnstamm in Verbindung. Die Tatsache, dass hier auf sehr engem Raum ein dichtes Netzwerk von Nervenfortsätzen besteht, wobei die Informationsübertragung nicht nur auf neuronalem Wege, sondern auch über endokrine und parakrine Wege erfolgt, macht eine eindeutige Zuordnung von Funktionen zu einzelnen Gehirnkernen sehr schwierig. Daher bleiben vorläufig die meisten der genauen Mechanismen der hypothalamischen Funktionen noch hypothetisch.

Immerhin sind aber die psychosomatischen Endokrinopathien gerade durch die engen Verbindungen des Hypothalamus mit dem übrigen ZNS und der Hypophyse prinzipiell erklärbar.

2.2 Die Gonatropine

Die für die Gonaden (Geschlechtsdrüsen) zuständigen Steuerungshormone
FSH und LH haben ein gemeinsames Releasinghormon, nämlich das GnRH
(Gonadotropin Releasinghormon). Trotzdem werden FSH und LH während
des Zyklus in unterschiedlicher Weise von der Hypophyse ausgeschüttet, und
zwar deshalb, weil sie unterschiedlich auf die zusätzlichen Steuerungs-
mechanismen wie Feedbacks (Rückkopplungen) und das Inhibin ansprechen
(Abb. 3).

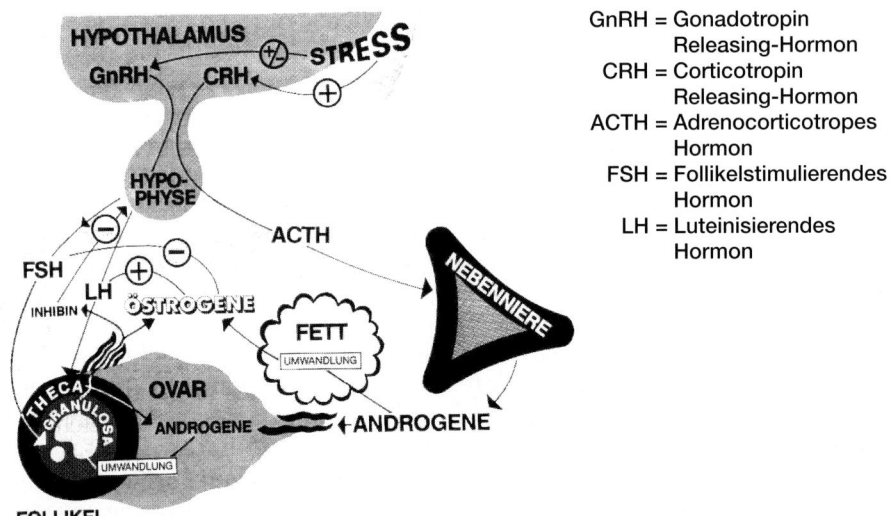

GnRH = Gonadotropin
            Releasing-Hormon
CRH = Corticotropin
            Releasing-Hormon
ACTH = Adrenocorticotropes
            Hormon
FSH = Follikelstimulierendes
            Hormon
LH = Luteinisierendes
            Hormon

Abb. 3. Die zentralnervöse Steuerung der Hypophysenvorderlappenhormone durch die Re-
leasing-Faktoren des Hypothalamus, Wechselwirkungen zwischen Ovarium und Nebennierenrinde beim Steroidmetabolismus. Feedback-Wirkungen der Ovarial- und Nebennierenrinden-
hormone auf die Hypophysenvorderlappenhormone

Die ovariellen Östrogene haben eine positive Feedback-Wirkung auf LH
und eine negative auf FSH, während Progesteron eine negative Feedback-
Wirkung sowohl auf FSH als auch auf LH ausübt. Ein von der Granulosaschicht des Follikels kommendes nichtsteroidales Inhibin wirkt zusätzlich
bremsend auf die Gonadotropine, vorwiegend auf FSH.

Das Profil der ovariellen Hormone im normalen Zyklus ist aus der Abb. 2
ersichtlich:

FSH ist am Beginn des Zyklus höher als LH, während sich dieses Verhältnis in der Mitte des Zyklus, beim sogenannten LH-peak, umkehrt; anfangs
wird für die Follikelreifung mehr FSH gebraucht, bei Erreichung der vollen
Follikelreife in Zyklusmitte wird nun viel mehr LH für die Ovulationsaus-
lösung benötigt, daher steigt LH stark an.

Wenn man die Blutabnahmen für die Hormonbestimmungen in kurzen
Intervallen, etwa alle 15 Minuten, durchführt, so erkennt man, dass die Go-

nadotropine nicht stetig, sondern pulsförmig ausgeschüttet werden. LH zeigt, viel deutlicher als FSH, alle $1^1/_2$ Stunden eine Pulswelle, deren Ausschlaghöhe (Amplitude) nicht immer gleich hoch ist. Boyar und Mitarbeiter konnten zeigen (Abb. 4, Übersicht bei Katz et al. 1976), dass die Pulsationen des EH in der Pubertät zunehmen und auch einem Schlaf-Wach-Rhythmus unterliegen.

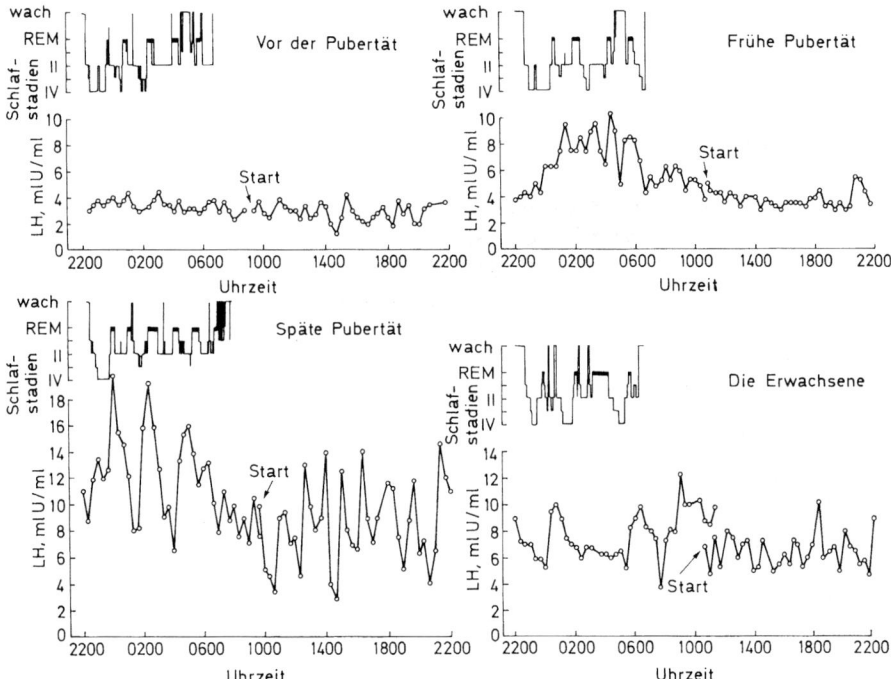

Abb. 4. Der 24-Stunden-Schlaf-Wach-Rhythmus der LH-Sekretion in verschiedenen Stadien der Pubertät.
Li. oben: vor der Pubertät. – Re. oben: frühe Pubertät. – Li. unten: späte Pubertät. – Re. unten: die Erwachsene. (Aus Katz et al. 1976)

Vor der Pubertät sind die Pulsschwankungen gering und während des Schlafes gleich wie im Wachzustand.

In der frühen Pubertät werden die Schwankungen in der Nacht während des Schlafes höher und in der Spätpubertät sogar sehr hoch, wobei noch immer ein Unterschied zwischen dem Schlaf- und dem Wachzustand besteht.

Bei der geschlechtsreifen Frau hat sich die LH-Ausschüttung auf einem höheren Niveau eingestellt, wobei die Pulsationen im Schlaf- und Wachzustand etwa gleich hoch sind. Diese Beobachtungen stehen im Einklang mit der Tatsache, dass die ersten Zyklen in der Pubertät meist noch auf einer unvollständigen Follikelreifung und Corpus-luteum-Bildung basieren und deshalb oft noch unregelmäßig sind.

Am Ende der geschlechtsreifen Periode, also um das 50. Lebensjahr, nimmt besonders die hypophysäre Ausschüttung von FSH und weniger die von LH zu, da der negative Feedback der Östrogene und des Inhibins nachlässt bzw. ganz aufhört (Abb. 3). Letzteres ist die Folge der zu Ende gehenden Follikelreifung bzw. des endgültigen Verbrauchs an Follikeln in den Ovarien.

Somit dient die FSH-Bestimmung auch zum Nachweis, ob (noch) Follikel in den Ovarien vorhanden sind, also zum Nachweis des Wechsels.

3. Andere, den Zyklus beeinflussende Hormonsysteme

3.1 Prolaktin

Die zentralnervöse Steuerung des Prolaktins unterscheidet sich prinzipiell von den anderen Hypophysenvorderlappenhormonen dadurch, dass die Hemmung dominiert (Abb. 5, Übersicht bei Kemeter et al. 1978). Es gibt zwar auch ein Releasinghormon, nämlich das TRH (Thyreoidea-Releasinghormon), welches auch gleichzeitig das Releasinghormon für die Schilddrüse ist, aber wesentlicher ist der Prolaktin-Inhibiting-Factor (PIF), der wahrscheinlich mit Dopamin identisch ist. Er sorgt dafür, dass das Prolaktin in physiologischen Mengen und nicht zu viel ausgeschüttet wird.

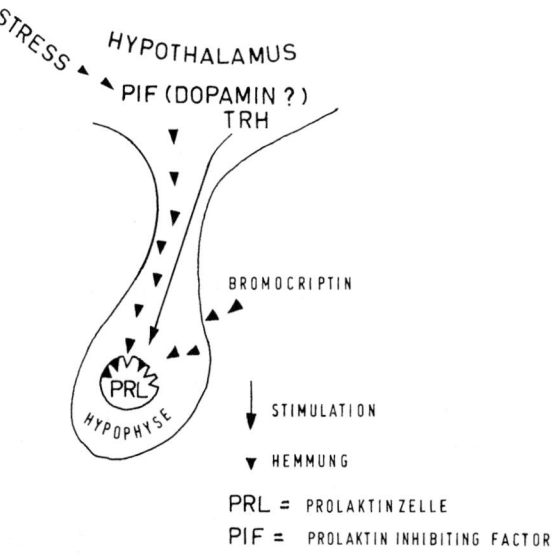

Abb. 5. Die Regulation der Prolaktinproduktion

Kommt es zu einer Hypophysenstieldurchtrennung oder anderen PIF-hemmenden Einflüssen, so steigt das Prolaktin an. Daraus ist zu ersehen, dass der Steuerungseffekt des PIF größer ist als der des TRH. Die häufigste Ursache einer Prolaktinerhöhung ist aber nicht das Hirntrauma, sondern der emotionale Stress, der weiter unten bei den Zyklusstörungen noch näher besprochen wird.

3.2 ACTH

Seine Bedeutung liegt in der Stimulation der Nebennierenrinde, welche Steroidhormone für die Regulation des Wasser- und Mineralhaushalts, des Zuckerstoffwechsels und der Immunabwehr bildet. Generell kann man sagen, dass die Nebennieren sog. Stressdrüsen sind, die dem Organismus mit ihren Hormonen helfen, sich an erhöhte Belastungen anzupassen. Hier sollen die Nebennieren aber nur in ihrer Bedeutung als Beeinflusser des Zyklus besprochen werden (Übersicht bei Kemeter et al. 1983).

Unter den Nebennierenrindenhormonen sind auch Androgene (männliche Hormone), vor allem das DHEA-S (Dehydroepiandrosteron-Sulfat), welche u. a. durch Förderung der Muskelkraft und Festigung des Bindegewebes zur Stärkung der Widerstandskraft beitragen. Wenn die Ausschüttung allerdings ein gewisses Maß übersteigt, so wirkt sich dies hemmend auf die Follikelreifung und damit auf die Fruchtbarkeit der Frau aus. Die bisher bekannten Mechanismen dabei sind folgende (Abb. 3):

Auch im Ovar werden Androgene produziert, und zwar hauptsächlich in der äußeren Zellschicht des Follikels, der Theca-Schicht, wo LH die Zellen zur Androgenproduktion anregt. Diese Androgene werden von der inneren Granulosazellschichte in Östrogene umgewandelt und als solche über die Ovarialvene in den Blutkreislauf abgegeben. Ein Zuviel an Nebennierenandrogenen kann nun auf zweifache Weise den Zyklus stören:

1. Gelangen diese Androgene über die Ovarialarterie in das Ovar und erhöhen dadurch den Androgenpool, der von der Granulosazellschichte zu Östrogenen verarbeitet werden soll. Wenn diese Androgenmenge aber zu groß ist, kann die Granulosa diese Stoffwechselvorgänge nicht mehr verkraften und degeneriert.

Es entstehen dann leere Eibläschen ohne eine vitale Granulosaschicht und ohne Eizelle, sogenannte Follikelzysten. In ausgeprägter Form spricht man dann vom Syndrom der polyzystischen Ovarien (PCO-Syndrom), wenn in jedem Ovar mehrere solcher Follikelzysten zu finden sind.

Der 2. störende Wirkungsmechanismus entsteht durch Umwandlung der Androgene zu Östrogenen im Fettgewebe. Diese Östrogene beteiligen sich an dem positiven und negativen Feedback auf LH und FSH, verschieben also das Verhältnis von LH zu FSH zugunsten von LH, wodurch wiederum die Produktion der Androgene in der Theca erhöht wird. Denn LH stimuliert ja, wie weiter oben bereits erwähnt, die Theca zur Androgenproduktion, während FSH in der Granulose die Östrogenproduktion durch Umwandlung von aus der Theca stammenden Androgenen bewirkt. So entsteht ein Circulus vitiosus, der letztlich wieder zum Syndrom der polyzystischen Ovarien führt, wenn die LH-Erhöhung längere Zeit anhält.

Auch hier findet man häufig in der Anamnese einen Stresszustand als Auslöser dieses Circulus vitiosus.

4. Zyklus- und Fruchtbarkeitsstörungen

Um der Aufgabe dieses Buches gerecht zu werden, soll auf die seltenen genetisch bedingten Hormon- und Zyklusstörungen, die auf Genmutationen des GnRH-neuronalen Systems zurückzuführen sind (Yen 2000) sowie auf die ebenfalls seltenen tumorbedingten Störungen verzichtet werden, damit den viel häufigeren funktionellen Störungen mehr Raum gegeben werden kann.

Aus den vorangegangenen Abschnitten ist schon angeklungen, wie anpassungsfähig und flexibel die Hormonregulationen sind und wie wichtig der Hypothalamus als vegetatives Zentrum der zentralnervösen Steuerung dabei ist. Diese Anpassungsfähigkeit kann vielleicht am besten am Beispiel der Anorexia nervosa bzw. des anorektischen Syndroms demonstriert werden. Dieses, auch als nervöse Magersucht bekannte Krankheitsbild ist charakterisiert durch mehr oder minder starkes Abmagern infolge Hungerns, Ausbleiben der Regelblutung (Amenorrhöe) und andere körperliche Störungen wie Sexualstörungen, Magen-Darm-Beschwerden, Herz-Kreislaufstörungen etc. sowie im seelischen Bereich einer Ablehnung alles Weiblich-Gefühlvollen bei Betonung alles intellektuell-aktiv Männlichen. Endokrinologisch findet man bei diesen Patientinnen den gleichen Befund wie bei Mädchen vor der Pubertät, nämlich niedriges FSH und LH mit geringen Pulsationen (Abb. 4), fehlende Follikelreifung und daher auch niedrige Östrogene. Boyar et al. konnten auch zeigen, dass sich in der Remission dieser Zustand sehr rasch wieder zum Normalen hin verändern kann. Das heißt, dass die in Abb. 4 gezeigten LH-Ausscheidungsprofile der Pubertät im Falle einer Anorexia nervosa rückläufig durchlaufen werden bis zum kindlichen (vorpubertären) Zustand, bei Besserung oder Heilung der Anorexie aber wieder vorwärts bis zum Erwachsenen-Zustandsbild durchschritten werden können. Wenn der Zustand jedoch lange anhält, dann kann es zur Chronifizierung kommen, der hypogonadotrope Zustand verfestigt sich, entwickelt Eigendynamik und wird irreversibel (Jürgensen 1999). Solche schweren Störungen brauchen eine intensive multidisziplinäre, längere stationäre Behandlung. Hier wollen wir aber nur auf die leichtere Störung, die anorektische Reaktion, eingehen.

Wir konnten in einer Längsschnittuntersuchung eine Patientin mit zeitweiser anorektischer Reaktion jahrelang beobachten und den Verlauf der endokrinologischen Wandlungen verfolgen (Kemeter und Springer-Kremser 1979).

Beispiel mit erniedrigten Gonadotropinen: Bei dieser Patientin mit sekundärer Amenorrhöe (Ausbleiben der Regel, ohne schwanger zu sein) wurde in mehreren psychoanalytisch orientierten Gesprächen deutlich, wie sehr ihre Beziehung zum anderen Geschlecht durch ihre frühen Erfahrungen mit den Eltern und Geschwistern geprägt war.

Als eine von mehreren Schwestern hatte sie die Bubenrolle für den Vater übernommen, wurde dafür von ihm bevorzugt, musste aber mit ansehen, wie er des öfteren die Mutter und die Schwestern schlug. Die Mutter verachtete sie eher, da diese sich nur selbst bemitleidete, ohne etwas zu ihrer und ihrer Töchter Verteidigung zu tun.

Die Patientin hatte vom 13. bis zum 16. Lebensjahr normale monatliche Regelblutungen, verliebte sich dann unglücklich, nahm in dieser Periode 10 kg an Gewicht ab und ihre Regel blieb aus. Bis zum 19. Lebensjahr kam die Regel nur nach Hormongaben. Sie hatte in dieser Zeit einen Freund, mit dem sie eine sexuelle Beziehung unterhielt, machte aber auch Ausbruchsversuche aus der Beziehung mit ihm, wenn er sie zu sehr an ihren Vater erinnerte. Einmal hatte sie eine platonische Liebe zu einem älteren Mann, die aber endete, als dieser eine sexuelle Beziehung zu einem anderen Mädchen aufnahm. Nun kehrte sie zu ihrem ersten Freund zurück, nahm wieder an Gewicht zu, und die monatlichen Regelblutungen stellten sich wieder ein. Der GnRH-Test (Hypophysen-Belastungstest für LH) zeigte mit 17 Jahren nur einen geringen LH-Anstieg, während die Wiederholung des Tests mit 19 Jahren einen viel höheren LH-Anstieg zeigte.

Beim GnRH-Test wird der Patientin das Releasinghormon GnRH intravenös verabreicht, wobei vorher und nachher LH bestimmt wird. Aus dem Anstieg des LH nach der GnRH-Gabe kann man die hypophysäre Reserve für LH beurteilen, die wieder von der momentanen Aktivität der GnRH-produzierenden hypothalamischen Zentren abhängt. Der Anstieg korreliert sowohl mit dem LH-Basiswert als auch mit der LH-Pulsamplitude, nur macht er die momentane Hypothalamus-Hypophysenaktivität, ähnlich einem Vergrößerungsglas, viel deutlicher sichtbar (Feichtinger und Kemeter 1981).

4.1 Zusammenhang mit anderen hormonellen Störungen

Beispiel mit erhöhtem Prolaktin: Eine 20-jährige Frau bemerkt nach dem Abstillen ihres zweiten Kindes, etwa ein halbes Jahr nach der Geburt, dass weiter etwas Milch aus den Brüsten träufelt und die Regelblutung ausbleibt. An einer auswärtigen Univ.-Klinik wird ein erhöhter Prolaktinspiegel festgestellt und eine Hypophysenoperation in Aussicht gestellt. Die Patientin kommt deswegen besorgt in die Hormonambulanz mit der Frage, ob denn diese Operation wirlich unbedingt notwendig sei.

Nachdem bei zwei Prolaktin-Kontrolluntersuchungen die Werte nicht übermäßig hoch waren (68 und 84 ng/ml – Normalwert bis 15) und weder das Sella-Röntgen (Sella = Knochentasche, in der die Hypophyse liegt) noch die Gesichtsfelduntersuchung (eine vergrößerte Hypophyse drückt auf die anliegenden Sehnerven, was zu einer Einengung des Gesichtsfeldes führen kann) Hinweise auf eine Hypophysenvergrößerung gaben, also keine Zeichen eines Hypophysentumors vorlagen, fanden wir eine Hypophysenoperation für nicht gerechtfertigt und gaben der Patientin einen Prolaktinhemmer (Bromocriptin), um zu sehen, ob das Prolaktin unterdrückbar ist. Die Prolaktinwerte gingen mit den Bromocriptin-Tabletten in den Normalbereich zurück, das Milchträufeln aus der Brust hörte auf und die monatlichen Regelblutungen stellten sich wieder ein.

Nach einigen Monaten kam die Patientin mit der Frage, ob sie nicht die Tabletten lassen könne, denn das Ausbleiben der Regel mache ihr nichts aus, ganz im Gegenteil, sie empfinde diesen Zustand als „ihre Form der Kontrazeption". Wir waren mit dem Absetzen der Tabletten unter der Bedingung einverstanden, dass sie zu halbjährlichen Kontrollen kommt. Die anfangs halbjährlichen, später jährlichen Kontrollen zeigten im Wesentlichen einen unveränderten Befund mit Prolaktinwerten um die 80 ng/ml und nur ganz seltenen, spontanen Regelblutungen. Wir nahmen wohl an, dass psychische Belastungen hinter dem Amenorrhöesyndrom stehen müssten und erfuhren auch, dass die Patientin acht Wochen nach der Geburt mit ihrer Familie in ein anderes Bundesland übersiedelt war, aus beruflichen Gründen des Gatten.

Diese Übersiedlungsphase schilderte sie als sehr belastend, wir hatten aber nicht den Eindruck, dass dies als Erklärung für die noch bestehende Symptomatik ausreichte, zumal sie angab, ansonsten durchaus glücklich und zufrieden mit ihrer Familie zu leben. Wir sahen also keinen Grund, diesbezüglich weiter in die Patientin zu dringen. Der Zustand veränderte sich nicht, bis die Patientin mit 28 Jahren ohne Beschwerden außer den zu seltenen Regeln zur Kontrolluntersuchung kam; das Prolaktin war mit 60 ng/ml noch etwas erhöht. Überraschend wurde nun im Ultraschall eine Ovarialzyste von 8 cm Durchmesser gefunden. Wieder gab sie an, knapp vorher übersiedelt zu sein.

Die Zyste wurde ambulant von der Scheide aus abpunktiert, wobei 300 ml einer klaren Flüssigkeit abgesaugt werden konnten. Die zytologische Untersuchung dieser Flüssigkeit zeigte nur gutartige Zellen.

Beim Gespräch erfuhr die Patientin, dass sie sich mit ihrem Prolaktinwert nicht 100-prozentig auf „ihre Kontrazeption" verlassen könne, und sie fand es darauf sicherer, die Pille zu nehmen.

Ein halbes Jahr später klagte sie bei der Kontrolle über gelegentliches Jucken in der Scheide; wir fanden wieder eine 8 cm große Ovarialzyste, welche wieder abpunktiert wurde. Diesmal wollte die Patientin genauer wissen, ob es einen Zusammenhang zwischen erhöhtem Prolaktin und der Zystenbildung in den Ovarien geben könne. Wir informierten sie über die zentralnervöse Steuerung des Prolaktins und der Gonadotropine und die daraus ableitbare Möglichkeit der gestörten Follikelbildung und der eventuellen Zystenentstehung. Darauf fragte sie plötzlich, ob das auch etwas mit ihrer Platzangst zu tun haben könne, unter der sie seit Jahren leide. Wir bejahten dies und informierten sie auch über entsprechende Therapiemöglichkeiten. Dabei half uns das Buch „Handbuch für Psychotherapie und psychologische Beratung" (Stumm G [Hrsg] 1988), in welchem die meisten psychologischen Beratungsstellen in Österreich angeführt und, nach Bundesländern gegliedert, beschrieben sind. Wir nannten der Patientin daraus eine Psychotherapeutin in der Nähe ihrer Wohnadresse.

Ein Jahr später kam die Patientin zur Kontrolle und berichtete, dass sie nun einen regelmäßigen monatlichen Zyklus habe, und wir fanden einen normalen gynäkologischen Befund. Das Prolaktin war mit 26 ng/ml fast normal.

Sie erzählte nun, dass sie seit einem Jahr bei der von uns empfohlenen Psychotherapeutin in Behandlung sei, anfangs einmal pro Woche, später alle zwei Wochen, und dass ihr dies sehr geholfen habe. Es sei dabei herausgekommen, dass sie sich als Kind von den Eltern abgeschoben gefühlt habe.

Immer wieder habe sie versucht, deren Zuneigung zu erzwingen, indem sie sich z. B. am ganzen Körper mit Lippenstift angestrichen habe oder indem sie einen Zwirn wie ein Netz vielfach durch alle Zimmer gespannt habe. Dies habe sie früher immer verdrängen müssen, könne aber heute schon leichter darüber reden.

Beispiel mit erhöhtem LH und erhöhten Androgenen: Eine Patientin wurde in der Hormonambulanz unter der Diagnose „polycystische Ovarien" (PCO oder Stein-Leventhal-Syndrom) und primärer Sterilität behandelt. Sie hatte meist verlängerte Regelintervalle, eine etwas vermehrte Körperbehaarung vom männlichen Typus und galt als recht ehrgeizig und karrierebewusst. Der Hormonstatus zeigte erhöhte LH-Werte und erhöhte Androgene.

Da verschiedene Hormongaben nicht zu einer Schwangerschaft führten, wurde die Keilresektion der Ovarien durchgeführt. Es wird dabei die Hälfte bis zu zwei Drittel der vergrößerten Ovarien durch einen keilförmigen Schnitt entfernt, wobei es durch die Reduktion des androgenbildenden Ovarialgewebes zu einer meist vorübergehenden Normalisierung der Androgenwerte und des Zyklus kommt. Dies war auch bei der Patientin der Fall, jedoch hielt dieser Zustand nicht lange an, und die alte Symptomatik trat wieder auf.

Daher wurde nach drei Jahren neuerlich eine Keilresektion durchgeführt. Aber auch diese führte zunächst nicht zur erwünschten Schwangerschaft.

Wegen eines Naheverhältnisses zur Klinik genoss die Patientin zwar viele Privilegien, aber keiner der behandelnden Ärzte traute sich wegen des Naheverhältnisses an ihre Psyche heran. So viel war allerdings schon bekannt, dass ein Kind für sie von besonderer Wichtigkeit war, da von seiner Geburt vieles abhängig gemacht wurde.

Einige Zeit später konnte sie in ihrer Karriere aufsteigen, da sie eine bessere Stelle bekam. Zum einen hatte sie dort mehr Verantwortung und war beruflich noch mehr ausgefüllt, zum anderen hatte sie dort weniger Möglichkeiten, sich hormonell behandeln zu lassen. Doch ihr Zyklus wurde spontan regelmäßiger, und nach etwa zwei Jahren wurde sie völlig unerwartet schwanger und bekam nach einer unauffälligen Schwangerschaft ein gesundes Kind.

4.2 Der Zusammenhang mit nichthormonellen vegetativen Funktionsstörungen

Viele Frauen mit Zyklusstörungen klagen mehr oder minder auch über andere Beschwerden. Sie geben sowohl körperliche als auch seelische Beschwerden an, was sich auch in einer Studie zeigte, in der ein signifikanter Zusammenhang zwischen körperlichen Beschwerden auf der einen Seite und Minderwertigkeitsgefühl bzw. Depressivität auf der anderen Seite aufgezeigt werden konnte (Eder et al. 1982).

Diese Beobachtungen wurden mehrfach auch von anderen gemacht (Übersicht bei Richter 1982, Springer-Kremser 1983, Kemeter et al. 1985, Kemeter 1989).

Es ist somit offenbar, dass nicht nur die vegetative Steuerung des Hormonsystems bei Regelstörungen betroffen ist, sondern meist auch die Steuerung anderer Organ- bzw. Stoffwechselsysteme. Eine besondere Rolle spielt hier die glatte Muskulatur der inneren Organe. Zum Unterschied von der quergestreiften Skelettmuskulatur, die der willkürlichen Motorik gehorcht, unterliegt die glatte Muskulatur nur der autonomen Steuerung durch das vegetative Nervensystem. Manche gastro-intestinalen (Magen-Darm)-Beschwerden, Herz-Kreislauf-Beschwerden, Spasmen (Krämpfe) und – im Fach Gynäkologie besonders häufig – die Regelkrämpfe etc. können mit einer veränderten („gestörten") Motorik der entsprechenden glatten Muskulatur erklärt werden. So wurden bei Patientinnen einer Hormon- und Sterilitätsambulanz signifikant schmerzhaftere Menstruationen gefunden als bei Frauen einer Kontrollgruppe (Kemeter et al. 1985).

Aber auch organische Defekte können auf Basis einer funktionellen Störung entstehen und werden auch immer wieder beobachtet. So wird ein Zusammenhang zwischen LUF-Syndrom (Luteinisierung unrupturierter Follikel) mit der Endometriose angenommen (Koninckx und Brosens 1982).

Beim LUF-Syndrom führen die leicht erhöhten LH-Werte und das Fehlen eines echten mittzyklischen LH-Peaks zum Ausbleiben des Eisprunges und zur Umwandlung des Follikels in eine Zyste mit blutigem Inhalt. Dieses Syndrom ist häufig mit der Endiometriose vergesellschaftet, bei welcher man im Bauchfell des kleinen Beckens versprengte Gebärmutterschleimhautareale findet, ohne dass man bisher genau herausfinden konnte, wie sie dort hingekommen oder entstanden sind.

5. Die psychosomatische Behandlung von Zyklusstörungen und funktioneller Sterilität

Die Medizin soll sich hier nicht auf das Ausschließen von organischen Erkrankungen beschränken, sondern sollte den nachweisbaren Funktionsabweichungen auf den Grund gehen, zumal es viele Hinweise aus der Literatur für die Psychogenese bzw. die Stressbezogenheit dieser Störungen gibt (Benedek 1951; Frick et al. 1978; Stauber 1979; Kemeter und Springer-Kremser 1979; Eder et al. 1982; Kemeter et al. 1982; Eder und Kemeter 1982; Richter 1982; Eder et al. 1984; Kemeter et al. 1985; Sarrel und DeCherney 1985; Springer-Kremser et al. 1986; Jeker et al. 1988, 1989; Springer-Kremser 1989; Bents 1990; Genazzani et al. 1991; Greimel et al. 1992; Wasser et al. 1993; Sanciers und Bruce 1997). Auf psychosomatische Aspekte, die im Zusammenhang mit den Methoden der assistierten Reproduktion erarbeitet wurden (Kemeter et al. 1982; Kemeter 1988, 1989; Fiegl und Kemeter 1989, 1990; Kemeter 1992, 1993, 1996; Facchinetti et al. 1997; Kemeter und Fiegl 1998) wird auf die Literatur verwiesen, denn aus Platzmangel kann auf sie in diesem Kapitel nicht eingegangen werden.

In der Praxis hat es sich bewährt, **vermutete** psychosomatische Beschwerden vom Symptom her aufzurollen. Eine Beschreibung der Körpervorgänge, die zur Ovulation und Menstruation bzw. zu Schwangerschaft führen, am besten unter Zuhilfenahme von Schaubildern – beginnend bei den Geschlechtsorganen und endend bei den hypothalamischen Zentren –, eröffnen der Patientin die Möglichkeit, den Stress als verständlichen und legitimen Veränderer von Körperfunktionen im Sinne einer Adaptation, also im Sinne eines gesunden Anteiles von ihr, zu verstehen und zu akzeptieren.

Dies um so mehr, als die hinter dem weiten Begriff Stress stehenden Konflikte der Patientin meist schon ansatzweise bewusst sind und im Gespräch noch bewusster werden. Voraussetzung dafür ist, dass der Arzt oder die Ärztin (im Folgenden immer nur kurz „Arzt" genannt, obwohl immer auch die weiblichen Anteile des Menschen „Ärztin" oder „Arzt" gemeint sind) der Patientin die Möglichkeit gibt, ihre „Laienätiologie" (Beckmann 1978), also ihre eigene Vorstellung von der Symptomentstehung zu entwickeln und zu begründen. Denn meist liegt in jeder – auch wenn zunächst absurd klingenden – Erklärung der Patientin eine Wahrheit, die aber oft nur aus ihrer Sicht als solche zu erkennen ist. Hier gilt es, die verschiedenen seelischen Belastungen, die in den Erklärungen versteckt sind, herauszuklauben. Dies erfordert Geduld und viel Aufmerksamkeit auch für die nonverbale Sprache, denn so manche Abwehrmechanismen erlauben es der Patientin nicht, die belastenden Dinge direkt auszusprechen.

Oft sind es erst die vom Arzt vermuteten und angesprochenen Belastungen, die „das Eis zum Schmelzen bringen", also z. B. die Patientin zum Weinen veranlassen.

Bei funktioneller Sterilität (nicht organisch bedingter Unfruchtbarkeit) unterliegt die Patientin oft ihrer zwanghaften Persönlichkeitsstruktur (Kemeter 1989). Hier wird der Arzt sehr leicht in den Sog ihres Zwanges hineingezogen und mitgerissen, zumal es für ihn sehr schmeichelhaft ist, als „Zeuger" bewundert zu werden, der das zu schaffen vermag, was die Frau und ihr Partner alleine nicht schaffen können (Fiegl und Kemeter 1989).

Es ist für den Arzt schon schwer genug, sich diesem Zwang zu entziehen, aber noch schwieriger ist es für ihn, der Patientin zu helfen, sich von ihrem Zwang zu befreien. Oft muss er dabei erleben, wie sie sich trotzig an einen anderen „Zeugungshelfer" wendet, in der Meinung, ihr sei die gewünschte „medizinische" Hilfe vorenthalten worden. Um so größer kann aber die Genugtuung des Arztes sein, wenn er nach einer psychosomatischen Behandlung seinen „Erfolg" registriert, den die Patientin bewusst gar nicht angestrebt hatte, nämlich ihre Fähigkeit, sich vom zwanghaften („intensiven", „großen", „übermächtigen" etc.) Kinderwunsch zu distanzieren und mehr persönliche Unabhängigkeit und Reife zu erlangen.

Psychosomatische Behandlung ist nicht gleichzusetzen mit Psychotherapie. Letztere erfordert eine eigene Ausbildung, ein Arbeitsbündnis zwischen Klient und Therapeut und ein vorher definiertes Therapieziel. Eine Psychotherapie kann aus einer psychosomatischen Behandlung oder Betreuung entstehen, wie das Fallbeispiel mit erhöhtem Prolaktin gezeigt hat. Meist nehmen die Patientinnen aber die Empfehlung einer Psychotherapie zunächst nicht an. Bis es z. B. bei der Patientin mit dem erhöhten Prolaktin soweit war, wurde sie jahrelang „psychosomatisch" betreut, was auf den ersten Blick so aussah, als wäre nichts Besonderes geschehen. Bei näherem Hinsehen aber erkennt man, dass für die Patientin sehr viel geschehen ist: Zunächst wurde eine unnötige Hypophysenoperation verhindert, dann wurde der Patientin der funktionelle Charakter ihrer Störung vermittelt, was ihr viel an Angst genommen hat; in der Folge konnte sie die Funktionsstörung als „ihre" Form der Kontrazeption annehmen und für sich nützlich machen. Durch diese Erfahrung war es ihr schließlich ein Leichtes, auch die Zystenentwicklung als funktionell zu verstehen und sich zweimal einer ambulanten vaginalen Punktion zu unterziehen, ohne Krebsangst und dergleichen haben zu müssen. (Viele Gynäkologen entfernen nach wie vor jede Ovarialzyste operativ!) Schließlich war es der Patientin von sich aus möglich, die Psychogenese ihrer Störung anzusprechen, da sie aus den bisherigen Gesprächen mit dem Gynäkologen wusste, dass er sich den psychologischen Problemen nicht verschließt. Über ihn ist sie dann auch zu derjenigen Therapeutin gekommen, die ihr half, sich von ihrem Leiden größtenteils zu befreien.

Die anderen Beispiele zeigen aber, dass eine Symptombesserung oder -befreiung auch ohne Psychotherapie möglich ist, dass dann oft das Leben quasi Psychotherapie ist. Hier heißt dann die psychosomatische Behandlung des Arztes: wissend begleiten, Sicherheit geben, stützen und nicht zuletzt, bewahren vor medizinischen Maßnahmen, die unnötig sind oder sogar „verletzen" können.

Was also im Vergleich mit der „Schulmedizin" als passiv erscheint, ist in Wahrheit ein waches Beachten nicht nur der medizinischen, sondern auch der soziopsychobiologischen Aspekte des Leidens in einem größeren Zusammenhang. Viele Gynäkologen wissen zwar über die Psychogenese der meisten Zyklusstörungen Bescheid, können oder mögen aber eine psychosomatische Behandlung nicht durchführen, da sie sich dafür für nicht zuständig halten. Eine Überweisung zum Psychotherapeuten gelingt aber oft nicht oder nicht sogleich, da die Patientinnen mit ihrem „organischen" Symptom vom Gynäkologen angenommen werden wollen. In ihrer Angst vor Verlust von Geborgenheit, Sicherheit und Wärme (zit. Richter 1982) empfinden sie die Überweisung zum Psychologen oder Psychiater als kränkendes Abgeschobenwerden. Es bleibt also dem Gynäkologen eigentlich gar nichts anderes übrig, als sich auch dem seelischen Bereich des Leidens anzunehmen. Andernfalls wird die Behandlung an der Ursache vorbeigehen und für beide Teile früher oder später unbefriedigend verlaufen.

Erfreulicherweise ist in letzter Zeit ein zunehmendes Interesse der Mediziner an der psychosomatischen Medizin festzustellen, und es ist daher zu hoffen, dass immer mehr von ihnen eine zusätzliche Ausbildung (Seminare, Balint-Gruppen, Selbsterfahrungsgruppen etc.) in psychosomatischer Medizin erhalten. Das würde es den zahlreichen Patientinnen mit funktionellen Hormonstörungen ermöglichen, sich bei „ihrem" Gynäkologen sicherer aufgehoben zu fühlen und von ihm auch besser behandelt zu werden.

Literatur

Beckmann D (1978) Paardynamik und Gesundheitsverhalten. In: Richter HE, Strotzka HJ, Willi J (Hrsg) Familie und seelische Krankheit. Rowohlt: Reinbek

Benedek T (1951) Infertility as a psychosomatic defense. Fertil Steril 3: 527–541

Bents H (1990) Verhaltenstherapeutische Paartherapie bei Kinderwunschpatienten. In: Brähler E, Meyer A (eds) Jahrbuch der medizinischen Psychologie. Psychologische Probleme in der Reproduktionsmedizin. Springer: Berlin, pp 144–154

Eder A, Kemeter P, Springer-Kremser M (1984) Cyde disturbances, psychosomatic complaints, and self-image: An analysis of interdependencies between self perception and psychosomatic disturbances. J Psychosom Obstet Gynaecol I 3/4: 103–107

Eder A, Kemeter P (1982) Function and „Usefulness" of Hormone Disturbances in the Biography of Gynecological Patients. In: Prill H-J, Stauber M (eds) Advances in Psychosomatic Obstetrics and Gynecology. Springer: Berlin, pp 141

Facchinetti F, Matteo ML, Artini GP, Volpe A, Genazzani AR (1997) An increased vulnerability to stress is associated with a poor outcome of in vitro fertilization-embryo transfer treatment. Fertil Steril 67: 309–314

Faerin M, Vugt D, van Wardlaw S (1984) The hypothalamic control of the menstrual cycle and the role of endogenous opiod peptides. In: Greep RO (ed) Recent progress in hormone research, Vol. 49. Academic Press Inc: Orlando, S 441–485

Feichtinger W, Kemeter P, Salzer H, Friedrich F (1981) Funktionell-hormonelle Unterschiede zwischen den Amenorrhöegruppen I und II entsprechend der WHO-Einteilung. Wien Klin Wochenschr 93: 186

Fiegl J, Kemeter P (1989) Die In-vitro-Fertilisation aus der Sicht einer gynäkologisch-psychologischen Zusammenarbeit. Fertilität 5: 151–161

Fiegl J, Kemeter P (1990) Katamnestische Untersuchung von Paaren mit Kindern nach In-vitro-Fertilisation oder Samenspende. In: Brähler E, Meyer A (eds) Jahrbuch der medizinischen Psychologie. Psychologische Probleme in der Reproduktionsmedizin. Springer: Wien, New York, pp 111–123

Frick V, Lübke R, Sommer K, Schindler AE, Keller E, Göser R (1978) Die sekundäre Amenorroe: Psychosomatische Einführung. Therapiewoche 28: 9475–9484

Genazzani AR, Petraglia F, De Ramunao BM, Genazzani AD, Amato F, Algeri I, Galassi MC, Botticelli G, Bidzenska B (1991) Neuroendocrine Correlates of Stress-Related Amenorrhea. Annals of the New York-Academy of Science 626: 125–129

Greimel E, Freidl W, Pusch HH (1992) Auswirkungen von belastenden Lebensereignissen und Stressfaktoren auf die männliche Fertilität. Fertilität 8: 171–174

Jeker L, Micioni M, Zeeb M, Campana A (1989) Kinderwunsch bei sterilen Ehepaaren: Einige psychodynamische Hypothesen. In: Kemeter P, Lehmann F (eds) Psychosomatik der lnfertilität. Springer: Berlin, pp 25–32

Jeker L, Micioni G, Ruspa M, Zeeb M, Campana A (1988) Wish for a child and infertility: study on 116 coupIes. I. Interview and psychodynamic hypotheses. Int J Fertil 33: 411–420

Jürgensen O (1999) Zyklusstörungen – Anorexie. In: Stauber M, Kentenich H, Richter D (Hrsg) Psychosomatische Geburtshilfe und Gynäkologie. Springer: Wien, New York, pp 380–395

Katz JL, Boyar RM, Weiner H, Gorzynski G, Roffwarg H, Hellmann L (1976) Toward an elucidation of the psychoendocrinology of anorexia nervosa. In: Sachar EJ (ed) Hormones, behavior and psychopathology. Raven Press: New York, pp. 263-283

Kemeter P, Friedrich F, Fulmek R, Hermanns U, Stöger S, Polak S, Springer-Kremser M (1978) Das Prolaktin der Frau – Neue diagnostische und therapeutische Gesichtspunkte für den Gynäkologen. Wien Klin Wochenschr 90, 15: 2–15

Kemeter P, Springer-Kremser M (1979) Flucht aus einer Zwickmühle – Konfliktanalyse und gynäko-endokrinologische Untersuchung. Sexualmedizin 8: 523–531

Kemeter P, Friedrich F, Salzer H, Schindler AE (1983) The permissive role of adrenal androgens in the persistence of a high luteinizing hormone/follicle stimulating hormone ratio in hirsute women. In: Molinattt G, Martini L, James VHT (eds) Androgenization in women. Raven Press: New York, pp 127–139

Kemeter P, Eder A, Springer-Kremser M (1985) Psychosocial testing and pretreatment of women for in vitro fertilization. In: In vitro fertilization and embryo transfer, Vol. 442. Annals of the New York Academy of Sciences, pp 523–532

Kemeter P (1989) In-vitro-Fertilisation – Der Einfluss von psychischen Belastungen auf Fertilisierung und Implantation. In: Kemeter P, Lehmann F (Hrsg) Psychosomatik der Infertilität. Springer: Berlin, Heidelberg, New York, Tokyo, pp 84–105

Kemeter P, Scherer G, Feichtinger W, Szalay S (1982) Ist die idiopathische Sterilität eine Indikation für die In-vitro-Fertilisation? Gynäk Rdsch 22, Suppl 1: 127–129

Kemeter P, Eder A (1982) A diagnostic instrument to evaluate the psychosomatic background of gyneco-endocrinological disturbances and functional sterility. In: Prill H-J, Stauber M (eds) Advances in psychosomatic obstetrics and gynecology. Springer: Berlin, pp 224–226

Kemeter P (1988) Studies on psychosomatic implications of infertility – effects of emotional stress on fertilization and implantation in in-vitro fertilization. Human Reprod 3: 341–352

Kemeter P (1989) In-vitro-Fertilisation – der Einfluss von psychischen Belastungen auf Fertilisierung und Implantation. In: Kemeter P, Lehmann F (eds) Psychosomatik der Infertilität. Springer: Berlin, pp 84–105

Kemeter P (1992) Beratungsgespräch und Erwartungshaltung steriler Paare. Aus der Sicht eines psychotherapeutisch geschulten Gynäkologen. Journal für Fertilität und Reproduktion 4: 10–21

Kemeter P (1993) Die assistierte Reproduktion im Rückblick der Patientinnen – was ist ein Erfolg. Eine katamnestische Untersuchung von Frauen nach Sterilitätsbehandlung. Fertilität 9: 103–110

Kemeter P (1996) Reproduktionsmedizin aus psychosomatischer Sicht. In: Mixa E, Malleier E, Springer-Kremser M, Birkhan I (eds) Körper – Geschlecht – Geschichte: Historische uncl aktuelle Debatten in der Medizin. StudienVerlag, pp 208–226

Kemeter P, Fiegl J (1998) Adjusting to life when assisted conception fails. Human Reproduction 13: 1099–1105

Koninckx PR, Brosens IA (1982) Clinical significance of the luteinized unrupured follicle syndrome as a cause of infertility. Europ J Obstet Gynaec Reprod Biol 13: 355–368

Martini L (1979) The hypothalamic pituitary axis and the neuroendocrinology of reproduction. In: Zichella L, Pancheri P (eds) Psychoneuroendocrinology of reproduction, developments in endocrinology, Vol. 5. Elsevier: North Holland, pp 19–42

Richter D (1982) Psychosomatisch und endokrinologisch orientierte Diagnostik und Therapie des sekundären Amenorrhöe-Syndroms – Behandlungsergebnisse von 100 Amenorrhöe-Patientinnen. Gynäkologe 15: 173–189

Sanders KA, Bruce NW (1997) A prospective study of psychosocial stress and fertility in women. Human Reproduction 12: 2324–2329

Sarrel PM, DeCherney AH (1985) Psychotherapeutic interventions for treatment of couples with secondary infertility. Fertil Steril 43: 897–900

Springer-Kremser M (1983) Psychosexualität und Gynäkologie. Deuticke: Wien

Springer-Kremser M (1989) Fokussierende Beratung bei funktioneller Sterilität. In: Kemeter P, Lehmann F (eds) Psychosomatik der Infertilität. Springer: Berlin, pp 1–8

Springer-Kremser M, Eder A, Scherer G, Kemeter P (1986) Ein integriertes Behandlungskonzept bei Zyklusstörungen. Fertilität 2: 108–112

Stauber M (1979) Psychosomatik der sterilen Ehe. Grosse: Berlin

Stumm G, Wirth B, Stocker K, Gumhalter P (1988) Handbuch für Psychotherapie und psychologische Beratung. Falter: Wien

Ufer J (1972) Hormontherapie in der Frauenheilkunde – Grundlagen und Praxis. Walter de Gruyter: Berlin, New York, 21 S

Wasser SK, Sewall G, Soules MR (1993) Psychosocial stress as cause of infertility. Fertil Steril 59: 685–689

Yen SSC (2000) Gene mutations of the GnRH neuronal system. In: Filicori M (ed) Endocrine basis of reproductive function. Monduzi Editore: Bologna, Italia, pp 3–23

Psychosexuelle Entwicklung

M. Springer-Kremser

Darunter wird die Entwicklung des Trieblebens (Organisationsstufen der Libido) und der Beziehungsmodi zu wichtigen anderen (Objektbeziehungen) verstanden – wichtige Bausteine der weiblichen Identität.

Von den komplexen Vorgängen der Entwicklung der weiblichen Psychosexualität und Identität seien hier einige Akzentuierungen der Mutter/Vater – Tochter-Beziehung hervorgehoben. Eine detaillierte Darstellung der psychosexuellen Entwicklung beider Geschlechter erfolgte in: Schuster P., Springer-Kremser M. (1997) Bausteine der Psychoanalyse. Wien: WUV Verlag.

1. Zur Entwicklung des Körperschemas

Die Tatsache: „dieses Kind ist ein Mädchen" organisiert eine ganze Gruppe von Signalen, welche ein Verhalten der Umwelt in Gang setzen, das viele winzige Einflüsse auf das Kind ausübt. Diese Einflüsse sind von der Überzeugung geprägt, dass dieses Kind ein Mädchen ist und als solches, so wie es in der gegebenen Gesellschaft üblich ist, behandelt werden möge. Es besteht bei niemandem ein Zweifel an der ursprünglichen weiblichen Geschlechtlichkeit des Kindes, und das wirkt sich auf das Kind aus. Infolgedessen wird auch das Mädchen ein der jeweiligen Gesellschaft und seiner Familie entsprechendes Gefühl dafür entwickeln, dass es weiblich ist. Dieses Gefühl wird durch Empfindungen seines Körpers, z. B. aus der Scheide, wie schon Greenacre Ph. (1958) beschrieben hat, unterstützt, aber auch besonders von der Art und Weise, wie die wichtigen Bezugspersonen – in der Regel eine weibliche Person/die Mutter – mit diesem kindlichen Körper umgehen.

In den ersten Wochen nach der Geburt findet ein hochdifferenzierter averbaler und später verbaler Kommunikationsaustausch von Signalen zwischen Mutter und Kind statt. Ein Dialog, in dessen Verlauf das Kind allmählich zwischen Innen und Außen, der Mutter und sich selbst, zu unterscheiden lernt. Der Zustand der primären Identifikation mit der Mutter, wie wir aus den Untersuchungen von M. Mahler und ihren Mitarbeitern (Mahler M. et al. 1975) zur symbiotischen Phase am Beginn des Lebens wissen, ist als grundlegend anzusehen für die Entwicklung der individuellen Identität und als Voraussetzung für die Fähigkeit, sich später trennen, abgrenzen zu können, also für die Individuation. Eine – nach Winnicott (1974) – „good enough mother" hat die Fähigkeit, die Wünsche und Bedürfnisse des Kindes richtig zu erkennen und adäquat darauf zu reagieren und nicht eine andere, aus der mütterlichen Fantasie stammende Bedeutung, zu unterschieben. Es wird ihr möglich sein, zu beurteilen, ob das Kind weint, weil es Hunger hat, oder ob es Nähe und Gesellschaft möchte, oder ob es unter Blähungen leidet, etc: das heißt, die Quelle seiner Unlustgefühle herauszufinden und entsprechende Abhilfe zu schaffen. Wenn dies aber nicht der Fall ist, wenn dem Kind Bedürfnisse unterschoben werden, etwa Nähebedürfnisse von der Mutter (Mutter steht in diesem Text für die wichtigste Bezugsperson) immer nur als Hunger wahrgenommen und dementsprechend durch Füttern befriedigt werden, so entsteht nicht Vertrauen, sondern Urmisstrauen. Denn das Kind, abhängig von seiner Umwelt, verlernt die Signale, die vom eigenen Körper kommen, richtig zu lesen. Da es auf die Umwelt angewiesen ist, die Umwelt die Bedürfnisse aber falsch interpretiert, wird es grob verunsichert in der eigenen Wahrnehmung, kann schließlich sich selbst nicht mehr trauen, weiß nicht mehr, ob es ursprünglich Hunger hatte oder Nähe, Zärtlichkeit, wollte. Da Mütter beim Umgang mit kleinen Mädchen oft von der Prämisse ausgehen: „ich bin weiblich, dies Kind ist weiblich, ich weiß daher was für es gut ist", sind häufiger Mädchen als Knaben Opfer derartiger Uminterpretationen.

Ein kleines Mädchen, dessen Bedürfnisse, dessen Körper liebevoll und ohne zu häufiges Uminterpretieren behandelt wurde, wird auf diese Weise ein gutes Inneres Bild von seiner Mutter entwickeln. Es wird im späteren Leben den eigenen Körper im Wesentlichen gut und richtig behandeln und auch zu Anderen gut sein können.

2. Das Erkennen des Geschlechtsunterschiedes

Ein weiterer Meilenstein in der Entwicklung ist das Erkennen des anatomischen Geschlechtsunterschiedes zwischen dem 18. und 24. Lebensmonat. Buben und Mädchen reagieren unterschiedlich auf diese Entdeckung: Buben reagieren mit gesteigerter motorischer Aktivität, mit Besitzergreifen: ein Bub kann sein Genitale ja auch anfassen und dieses vergrößert sich unwillkürlich. Es ist somit ein interessantes, bewundernswertes und zu schützendes Objekt. Jetzt wird auch die Masturbation entdeckt: eine Möglichkeit, sich selbst Lust, ein angenehmes Gefühl („Kribbeln im Bauch") zu verschaffen. Somit hat Masturbation auch etwas mit Autonomie zu tun. Mädchen reagieren auf die Entdeckung des Geschlechtsunterschiedes mit einer Steigerung ihrer Symbolisierungsfähigkeit: sie sind kreativ, können sich z. B. besser graphisch ausdrücken.

Dieser Unterschied hängt mit den antomischen Gegebenheiten zusammen: kleine Mädchen können ihr Genitale nicht so leicht sehen, sie müssen sich hinhockerln und ihren Körper erforschen; außerdem sind sie neidig auf das „mehr" am Körper des Buben, so wie Kinder dieser Altersgruppe immer das haben möchten, was andere haben: Spielzeug, etc. Kleine Mädchen müssen ihre Fantasie zu Hilfe nehmen: so erklärt sich auch der Kreativitätsschub.

Niemand sieht aus wie ein kleines Mädchen. Kleine Buben sind kleine Männer; kleine Mädchen werden immer auf die Zukunft vertröstet: dir wird später auch ein Busen wachsen, du kannst später Babies bekommen, etc. Der Neid ist eine völlig normale Reaktion eines kleinen Mädchens auf das, was andere „mehr" haben. Wenn dieser Neid sehr intensiv ist und das Mädchen damit allein gelassen, oder männliche Geschwister deutlich bevorzugt werden, kann im späteren Leben daraus eine irrationale Überschätzung aller Attribute werden, die mit „Männlichkeit" assoziiert sind, bei gleichzeitiger Abwertung der eigenen Fähigkeiten und/oder aller allgemein als weiblich angesehener Eigenschaften.

3. Weibliche Kastrationsangst und ödipale Triangulierung

Der oben beschriebene Neid des kleinen Mädchens auf den Penis verschwindet in der normalen Entwicklung um so eher, je eindeutiger das Mädchen als solches akzeptiert und wertgeschätzt wird. Die Kastrationsangst des Mädchens ist ursprünglich auf die Phantasie bezogen, dass dem Mädchen „sein Penis" weggenommen (abgeschnitten, weggezaubert) wurde. Später ist die Kastrationsangst auch symbolisch zu verstehen. Sie bedeutet die Angst, etwas unwiederbringlich verloren zu haben, von etwas Wichtigem (Menschen, Lebensräumen, Lebenszielen) abgeschnitten zu sein. Diese Angst reicht mit ihren Wurzeln tief in die Mutter-Kind-Symbiose, nämlich zu den Ängsten der Hilflosigkeit und des Verlorenseins bei Gewahrwerden der Trennung von der Mutter. Dieses Gefühl der totalen Ohnmacht ist ein unausweichliches Grundgefühl, das aus der langen Entwicklungszeit und der daraus resultierenden Abhängigkeit des Menschen stammt.

In der individuellen Entwicklung hängt die konstruktive Verarbeitung dieser Angst zunächst von einer guten Einfühlung der Mutter in dieser Zeit ab. Eine überbeschützende Mutter droht hier insofern mit Kastration, als sie dem Kind Autonomie beschneidet. Eine durch Abwendung des Kindes gekränkte Mutter oder eine, die froh ist, dass das Kind endlich selbständig ist, erlaubt zwar Autonomie, verweigert aber unter Umständen die tröstende Rückversicherung, die „emotionale Verfügbarkeit", mit der alleine das Kind selbständig werden kann. Ein solches Kind verliert das Vertrauen, dass nach Aktivität auch die Passivität und nach dieser wieder ungeschmälerte Aktivität möglich ist. Es wird es später schwer haben, anlehnendes Verhalten in einer Beziehung angstfrei zulassen zu können. Auch dieses Kind fühlt sich von der Mutter unbewusst kastriert: es wurde um die Möglickeit gebracht „immer wieder Schutz bei der Mutter suchen dürfen, ohne sich eingeengt fühlen zu müssen".

Außerdem erlebt das Kind in dieser Trennungszeit eine starke Anfälligkeit für Demütigung und Kränkbarkeit (z. B. „Du bist zu klein"). Gegen solche Ängste der Hilflosigkeit entwickelt es Phantasien eigener Größe und Allmacht, durch die u. a. die anale Phase gekennzeichnet ist. Früher erlebte es dieses Gefühl im Ungetrenntsein von der allmächtigen Mutter. Nun, wo es die Mutter als eine andere Person wahrzunehmen beginnt, versucht es, sich ihrer sowohl in der Phantasie als auch im Handeln zu bemächtigen und rächt sich in seinen Phantasien für die Enttäuschung, die es durch die Mutter erfährt. Bei Entwicklung der Dreierbeziehung und des Gewahrwerdens der Geschlechtsunterschiede und der Geschlechtsrollen verlagert sich diese Kränkbarkeit beziehungsweise „Kastrationsgefahr" auf das Gefühl, als Angehöriger der eigenen Geschlechtsgruppe nicht für voll genommen, gedemütigt, wertlos gefunden zu werden. Hier spielen die Eltern mit ihrem eigenen geschlechtsspezifischen Wertgefühl eine entscheidende Rolle für das Kind. Gemäß den archaischen Symbolen onto- und phylogenetischen Erbes und des eigenen biologischen Geschlechtsempfindens werden die hauptsächlichen Kastrationsängste beim Buben als Angst vor Verlust des Penis, die des Mädchens als Angst vor Eindringen und Zerstören des Körperinneren erlebt. Natürlich gibt es auch Ängste vor Eindringen beim Buben und Angst davor, in irgend etwas beschnitten zu werden, beim Mädchen. Einschränkungen der Autonomie, sinnlose Verbote, können in der kindlichen Symbolsprache auch als „Beschnittenwerden" wahrgenommen werden. Werden nun die Kastrationsdrohungen in der Individuationsphase hauptsächlich von der Mutter befürchtet, so kommt mit der Erweiterung der Objektbeziehung die Angst vor Kastration durch den Vater hinzu, der genau wie die Mutter nicht immer nur gute, sondern auch böse Aspekte für das Kind haben kann. Er ist wichtig für die Ablösung von der Mutter: er fühlt sich anders an, riecht anders, etc. Das kleine Mädchen braucht ihn als Angehörigen des anderen Geschlechts, als Unterstützung, damit es selbst sich seiner Geschlechtlichkeit bewusst wird.

Mit ihm übt das kleine Mädchen auch spielerisch „verführerisches Verhalten" ein: Das Wechselspiel von Heranholen und Wegstoßen hat auch erotische Untertöne. Gleichzeitig ist die Beziehung zur Mutter von heftigem Konkurrenzstreben geprägt. Das kleine Mädchen zeigt versteckt oder offen, dass es am liebsten die Rolle der Mutter einnehmen möchte.

Als Probleme dieser Entwicklungsphase können Schuldgefühle entstehen: jenem Elternteil gegenüber, mit dem konkurriert wird und daraus resultieren Hemmungen und die Angst, zurückgewiesen zu werden. Das spätere Liebesleben kann beeinflusst sein durch die Fixierung an eine väterliche Figur, welche das Zentrum der Wünsche des kleinen Mädchens war. Wenn diese Figur immer unerreichbar war, wurden die Wünsche nach Zärtlichkeit, Ernstgenommenwerden etc., nie erfüllt. Auch das Gegenteil kann das Seelen- und Sexualleben des kleinen Mädchens stark beeinflussen: nämlich ein Vater, für den das kleine Kind auch der Mittelpunkt seiner Wünsche war. Eine solche väterliche Einstellung kann durch eine unglückliche oder unbefriedigende sexuelle Beziehung des Vaters gefördert werden.

4. Latenz, Präadoleszenz und Adoleszenz

4.1 Latenz

Wenn wir das Kontinuum der Entwicklung weiterverfolgen, so tritt das Kind nun in die „Latenzphase"; es ist dies die Zeit zwischen dem 5., 6. und ungefähr dem 10. Lebensjahr. Latenzphase oder Latenzperiode bedeutet: In der psychosexuellen Entwicklung ereignet sich nichts Neues. Alte Masturbationsgewohnheiten werden beibehalten und vor allem auch die begleitenden Phantasien. Dies gilt für beide Geschlechter.

4.2 Präadoleszenz und frühe Adoleszenz

Die Präadoleszenz (ungefähr vom 9. bis zum 11. Lebensjahr) ist charakterisiert durch eine allgemeine Steigerung der Triebaktivität, und zwar sowohl der sexuellen als auch der aggressiven Triebe. Das präadoleszente Kind wird hungriger, neidiger, ekelhafter, schmutziger, neugieriger und egoistischer, als es jemals vorher war. Wüstes Verhalten, obszönes Vokabular, Anfälle von hemmungsloser Fresssucht, Grausamkeit usw. sind Zeichen davon. Dieses Ansteigen der Triebintensität tritt auf, noch bevor körperliche Veränderungen merkbar sind, und damit werden alte Wünsche, Affekte, Konflikte und Phantasien von kindlichen Erfahrungen wieder lebendig (Blos P. 1973).

Weiters ist die Präadoleszenz gekennzeichnet durch eine Veränderung im Identifikationsmuster. Die alten Identifikationen mit der Familie werden schwächer, während neue Identifikationen mit Gleichaltrigen, deren Wertsystemen, wichtiger werden, hinzukommen. Die Kinder befinden sich in einem Loyalitätskonflikt einerseits gegenüber ihren Eltern, andererseits gegenüber der Gruppe der Gleichaltrigen. Das präadoleszente Mädchen möchte die Abhängigkeit von der Mutter verleugnen. Dies geschieht durch gesteigerte Aktivität, sogenanntes „Tomboy"-Verhalten, und vorgegebenen Identifikationen mit dem Vater. Einerseits kommt es also zu einer Intensivierung der Triebwünsche, andererseits aber stößt die direkte Triebbefriedigung gewöhnlich auf ein missbilligendes Über-Ich, die strukturelle Bezeichnung für Gewissen. In diesem Konflikt flüchtet das Ich, also die Person, in viele wohlbekannte Lösungen: die Abwehrmechanismen. Abwehrmechanismen sind Reaktionen oder Verhaltensweisen, die aus dem Unbewussten kommende Wünsche, welche das Ich und die Person bedrohen, unschädlich machen sollen. Derartige Abwehrmechanismen sind Verdrängung, Verleugnen, Reaktionsbildungen (Scham, Ekel). Ein besonders gegen die sexuellen Impulse gerichteter Abwehrmechanismus ist auffällig asketisches Verhalten, wie es beim anorektischen Mädchen der Fall ist.

Im Zusammenhang mit der Loslösungsproblematik von den Eltern gewinnen die gleichgeschlechtlichen Freundschaften eine besondere Bedeutung. Die Objektwahl der frühen Adoleszenz erfolgt nach dem narzisstischen Schema, das heißt, man sucht sich eine Freundin oder einen Freund nach dem Bild der eigenen Person, also wie man gerne wäre oder wie man selber einmal war, und auf jeden Fall wird das geliebte Objekt idealisiert.

In der frühen Adoleszenz entwickelt sich die Fähigkeit zum logischen Denken, die Fähigkeit, Hypothesen zu diskutieren. Dies kann große Fortschritte in der Erziehung, vor allem im Wissenserwerb mit sich bringen, gleichzeitig auch die Fähigkeit zu sozialer Integration. Jetzt beginnt auch die In-Frage-Stellung von ethischen Werten, von Wissenschaft und Religion. Die Jugendlichen beginnen Ihre Stellung in der Gesellschaft wahrzunehmen, interessieren sich für Organisationen, gesellschaftliche Systeme und Generationenwechsel.

4.3 Eigentliche Adoleszenz

Die Adoleszenz dauert ungefähr 7–9 Jahre und kann als die Summe aller Anpassungsversuche des Jugendlichen an die veränderten körperlichen und psychischen Gegebenheiten der Pubertät definiert werden. Der Beginn der Adoleszenz kann mit dem Beginn der sexuellen Reife angesetzt werden: für das Mädchen mit der Menarche. Das Ende der Adoleszenz ist keineswegs so klar zu begrenzen.

Die ständigen Veränderungen, denen der Körper in der Adoleszenz ausgesetzt ist, die Schwankungen in der Intensität der Triebwünsche gehen mit beträchtlichen Schwankungen des Selbstwertgefühls einher. Es wechseln phantastische Vorstellungen der eigenen Großartigkeit mit dem Gefühl der absoluten Nichtigkeit ab. Entsprechend schwankt auch die Stimmungslage der Jugendlichen. Das Wechseln zwischen dem Besetzen von Objekten und dem Abziehen von Besetzungen entspricht im Wesentlichen der Sequenz von Sich-Verlieben und Trauern (Weltschmerzstimmung), das heißt der Aufgabe eines Objekts und dem Gewinn eines neuen Objekts. Schwankungen des Selbstwertgefühls, vor allem seine Steigerung, sind immer wieder mit einer heftigen Phantasietätigkeit verbunden, ebenso mit Veränderungen der Wahrnehmung und des Wirklichkeitssinns.

Kleine Buben sind kleine Männer – aber niemand sieht aus wie ein kleines Mädchen – dieses muss eine gewaltige Anpassungsleistung an das sich verändernde Körperschema vollbringen. Beim Mädchen wacht das Über-Ich (strukturelle Bezeichnung für Gewissen) darüber, dass das Identifikationsmuster mit der Mutter eingehalten wird – diese Identifikationsmöglichkeit bringt dem kleinen Mädchen ja einen Gewinn: neben den leidigen Vertröstungen auf die Zukunft (s. oben), kann das kleine Mädchen an der Macht der Mutter teilhaben – in der Fantasie. Das allmähliche Loslösen aus dieser Identifikation ist eine der Leistungen des Ablösungsprozesses von der Herkunftsfamilie.

Wenn die Mutter im Umgang mit dem Körper der Tochter vorwiegend eigene Bedürfnisse nach Hautkontakt, Zärtlichkeit und Stimulation befriedigte, die Bedürfnisse des Kindes dabei aber wenig Rolle spielten, ist das Mädchen auf diese Art der Behandlung, auf diesen kindlichen Körper fixiert: jede Veränderung des Körpers und damit seiner inneren Repräsentanz kann als „Ungehorsam" und daher strafenswert erlebt werden (Laufer M. 1981).

Auch der Verlust der sexuellen Neutralität, wie sie vor Einsetzen der Adoleszenz bestand, stellt eine Bedrohung dar. Die Masturbation – oft begleitet von unbewussten ödipalen Fantasien bekommt eine andere Bedeutung: sie hat nicht mehr überwiegend Trostfunktion, durch welche sich das masturbierende Kind mit der guten Mutter identifizieren konnte.

Alle diese Verwirrungen können dazu führen, dass adoleszente Mädchen ihren Körper zu hassen beginnen. Schließlich führen ja auch die stark sexuell und aggressiv gefärbten Inhalte der Phantasien zu heftigen Schuldgefühlen. Veränderungen des Körpers, von welchen die Jugendlichen überrascht werden, wie z. B. von der Menarche, können als Strafe interpretiert werden. Dass Jugendliche ihren Körper hassen, ist daher nichts Seltenes. Dies kann auch eine Abwehrreaktion gegen ödipale Wünsche oder aggressive Impulse dem gleichgeschlechtlichen Elternteil gegenüber sein, die in der Adoleszenz aktiviert werden und dann als sehr bedrohlich erlebt werden können. Durch die beginnende sexuelle Reifung haben Triebwünsche in der Adoleszenz größere Wirklichkeits-/Körpernähe als beim Kleinkind und wirken daher bedrohlicher. Die Mutter, die üblicherweise eine einerseits stimulierende und andererseits schützende Funktion für den Körper des Mädchens hatte, wird nun als feindlich erlebt. Adoleszente Mädchen haben sehr oft die Empfindung, dass ihre Mutter alles über sie weiß, alle ihre Phantasien kennt. Die Menarche bringt solche Mädchen in besondere Schwierigkeiten, denn ihren Körper, besonders ihre Genitalien zu berühren, bedeutet wahrzunehmen, dass ihre Mutter sie mit einem Körper versehen hat, dessen Reifungsattribute jetzt als überflüssig, störend und abnormal erlebt werden. Aber gerade diese Art der Aggression schafft eine sehr enge Bindung zwischen dem Mädchen und ihrer Mutter. Manipulationen am Körper des Mädchens, das Gefühl der absoluten Kontrolle durch die Mutter andererseits, spielen hierbei eine Rolle.

Welches Ausmaß die Störung des Körperschemas erreichen kann, der Körper als absoluter Feind angesehen wird, manifestiert sich in Krankheitsbildern wie selbst beigebrachten Verletzungen (DSH=Deliberate Self Harm) und der Magersucht (anorexia nervosa).

Typisch für die Adoleszenz ist eine reiche Phantasietätigkeit und das Experimentieren. Experimentiert kann mit Drogen, Jobs, anderen Personen oder mit der eigenen Person werden.

Wechselseitiges Geben und Nehmen ist eine der Errungenschaften der eigentlichen Adoleszenz. Dies bedeutet auch, dass zärtliche Liebe und Sexualität nicht mehr voneinander getrennt sind. Die Sexualität verliert vieles von der analen Qualität, also vieles von den Phantasieverbindungen „schmutzig". Die wichtigsten Errungenschaften der eigentlichen Adoleszenz sind also:

a) Die Lösung der alten Konflikte, speziell der ödipalen
b) die Ablösung von der Herkunftsfamilie,
c) das Etablieren von stabilen Beziehungen außerhalb der Familie und die Beendigung des sexuellen Identifikationsprozesses

Ad a) Die intensiven Vater-Tocher- oder Mutter-Sohn-Kämpfe sind ein Teil der Abwehrbemühungen gegen das Wiederaufleben von bedrohlichen ödipalen Wünschen. Die Intensität und der Ausgang dieser Kämpfe ist letztlich auch davon abhängig, wie sehr der jeweils gegengeschlechtliche Elternteil in der Realität diesen Bedrohungen und Phantasien entgegenkommt, das heißt zum Beispiel wie implizit verführerisch sie sich verhalten.

Ad b) Die Trennung ist bedrohlich und die Jugendlichen müssen einige Anstrengungen unternehmen, um sich emotional von den Eltern zu lösen. Die Unterstützung durch die peergroup ist hier besonders wichtig. Eine erfolgreiche Ablösung von der Familie erfordert aber auch, dass die Jugendlichen die Meinung über die Eltern modifizieren. Es ist wichtig, dass es gelingt, ein gutes inneres Bild der Mutter oder/und des Vaters zu haben, auch wenn keine Übereinstimmung mit dem Wertsystem der Eltern besteht.

Ad c) Die Sehnsucht nach starken Beziehungen und Vollkommenheit zeigt sich oft in der Suche des Adoleszenten nach einem Partner, der oder die alle Qualitäten hat, die der Jugendliche eigentlich auch für sich selbst benötigt, um seine sexuelle Identität zu zimmern. Der Knabe sucht seine eigenen passiven und zärtlichen Strebungen in einem Mädchen, für das er dann auch tief empfinden kann. Das Mädchen wiederum findet die Entsprechung ihrer eigenen aggressiven Strebungen in ihrem Freund, mit dem sie eine intensivere Beziehung aufbauen kann. Durch diesen Prozess können sich die Adoleszenten dann definitiv mit ihrer eigenen sexuellen Position, männlich oder weiblich, identifizieren.

Mit Abschluss der Adoleszenz ist also die Persönlichkeit endgültig konturiert, die Persönlichkeitsstruktur ist festgelegt.

Zusammenfassung

Die psychosexuelle Entwicklung und das daraus resultierende Verhalten eines Mädchens/Frau unterliegen nicht dem Zufall. Man kann nicht jedes Verhalten in Gesundheit und Krankheit erklären, aber man kann annehmen, dass dieses Verhalten die individuelle Lebenslerngeschichte, einschließlich der Fantasietätigkeit und den internalisierten gesellschaftlichen Konnotationen von „weiblich" widerspiegelt. Die Art und Weise, wie eine Frau mit sich und ihrem Körper umgeht, welche Bedeutung „Gesundheit" oder „Krankheit" zugeschrieben wird, welchen Verletzungen sie sich aussetzt, alles das ist nun gegen Ende der Adoleszenz Teil der Persönlichkeit. Eine psychosomatische Betrachtungsweise von Gesundheit und Krankheit muss die individuelle Persönlichkeitsstruktur als diagnostischen Faktor einbeziehen, und um adäquate Behandlungspläne gemeinsam mit dem Patienten/der Patientin entwerfen zu können, auch die soziale Realität, das Bezugssystem der Patientin berücksichtigen.

5. Psychosexualität und Persönlichkeitsstruktur

Die oben beschriebene psychosexuelle Entwicklung, gemeinsam mit konstitutionellen und genetischen Faktoren sowie den Lebensereignissen, bedingen eine bestimmte Persönlichkeitsstruktur, welche wiederum in bestimmten Verhaltensweisen – in Gesundheit und auch in Krankheit – resultiert.

Für einen verstehenden Zugang zu diesem gesunden oder kranken Verhalten ist es also notwendig, der psychosexuellen Entwicklung im Erwachsenen nachzuspüren, um die Dynamik der Krankheit zu begreifen. Dieses „Nachspüren" ist über eine differenzierte Diagnostik, nämlich das Einschätzen der Funktionen des Ich, der bewussten Persönlichkeit, welche die Anpassung an die Wirklichkeit widerspiegeln, möglich.

Die wichtigsten Ich-Funktionen sind:
die Urteilsfähigkeit,
der Wirklichkeitssinn,
die Regulierung von Trieben und Affekten und Impulsen
die Art und Qualität der Objektbeziehungen, der Beziehungen zu wichtigen anderen
die Abwehrmechanismen (Bellak et al. 1973).

Die Urteilsfähigkeit: Die Urteilsfähigkeit ist dadurch definiert, dass ein Verhalten mit zu erwartenden (gefährlichen) Konsequenzen in Einklang stehen soll. Also das Verständnis und die Beurteilung hypothetischer und realer Situationen sowie die Abschätzung von Handlungskonsequenzen ist hier wichtig. Die Erwartung möglicher Gefahren, gesetzlicher und gesellschaftlicher Sanktionen, Missbilligung und/oder Unangemessenheit, sowie auch die Gefahr einer physischen Schädigung soll realistisch eingeschätzt werden können.

Der Wirklichkeitssinn: Der Wirklichkeitssinn ist durch die klare Abgrenzung der eigenen Person von anderen definiert. Da diese Abgrenzung in der persönlichen Biographie von der ursprünglichen Symbiose über die Wiederannäherungskrise, Separation und Individuation sowie mit dem erneuten Aufleben dieses Ablaufes in etwas abgeänderter Form in der Adoleszenz erfolgt, ist sie für Krisen anfällig. Eine klare Abgrenzung der eigenen Person ist eine der Bedingungen für ein Identitätsgefühl. Wenn das Identitätsgefühl durch ein hohes Ideal der eigenen Person ständig in Frage gestellt wird, so resultiert daraus starke Verletzlichkeit, Depressivität und ein durchgängiges Gefühl von Unzumutbarkeit und Unzufriedenheit. Auch das Selbstwertgefühl bezieht seine Stabilität aus der Möglichkeit der Abgrenzung des Selbst. Jemand, der sich nur bedeutend fühlen kann durch die Verdienste anderer (z. B. Frauen die im Schatten ihrer bewunderten Männer leben), ist in der Einschätzung vom Wert der eigenen Person unglaublich stark von äußeren Bedingungen, von äußerer Anerkennung abhängig. Unersättliche Statussuche, z. B. durch die Bestätigung der sexuellen Attraktivität, kann ein vorübergehendes Hilfsmittel sein, um ein schwankendes Selbstwertgefühl – aber auch nur vorübergehend – zu stabilisieren.

Der Umgang mit Trieben, Affekten und Impulsen: Dieser soll flexibel sein; kann aber von starken Hemmungen geprägt oder durch Triebdurchbrüche charakterisiert sein: also durch überstarke Kontrolle oder durch Kontrollverluste. Die Regulierung von Trieben und Affekten ist dann optimal, wenn die Kontrollmechanismen flexibel sind und eine angepasste Triebbefriedigung gewährleistet ist. Ein rigider Kontrollmechanismus wäre z. B. eine Reaktionsbildung wie Ekel, Scham. Die Neigung zu starker Irritierbarkeit und Erregbarkeit und starke Neigung zu Schuldgefühlen und Selbstbeschädigungsneigungen lassen ebenfalls auf eine rigide Kontrolle schließen: In der Erregung wird die Kontrolle dann durchbrochen.

Was verstehen wir nun unter Affekten? Affekte sind komplexe psychische Phänomene, die Empfindungen von Lust, Unlust oder beides und Vorstellungen davon umfassen. Lust-, Unlustempfindungen und Vorstellungen konstituieren also gemeinsam einen Affekt. Die meisten Affekte sind von körperlichen Reaktionen wie: Erröten, Erblassen, Veränderungen der Herzfrequenz, des Blutdruckes, Harndrang etc. begleitet. Die Entwicklung der Affekte und ihre Ausdifferenzierung sind von der Ich-Entwicklung abhängig. Beispiele für Affekte sind: Angst, Aggression, Freude, Scham, Neugier, Abscheu oder Ekel, Trauer oder depressiver Affekt. Die Manifestation und die Äußerungsformen von Affekten der verschiedenen Menschen sind sehr unterschiedlich. Wie kommt es, dass der eine schreit, wenn er Angst hat, der andere in Ohnmacht fällt und der dritte sich übergibt? Der Grund liegt in der langwährenden und engen Verbindung zwischen Affekten und Erlebnissen im Laufe der Entwicklung.

Im Umgang mit psychosomatisch leidenden Frauen, spielen die Affekte Angst und Depressivität eine wichtige Rolle. Angst ist jener Affekt, der mit einer unlustvollen Erwartung in der Zukunft verknüpft ist.

Depression hingegen bedeutet die Erinnerung der Psyche an frühere unlustvolle Erlebnisse, in der Regel an die Katastrophen der Kindheit (Trennungen, Versagungen, Verletzungen, Verzweiflungen).

Art und Qualität der Objektbeziehungen: Die Qualität von Objektbeziehungen, Beziehungen zu wichtigen Personen oder unbelebten Objekten ist definiert durch den Grad von Flexibilität in der Regulierung von Nähe und Distanz in Beziehungen und durch die Entscheidungsfreiheit, Beziehungen zu bestimmten Personen aufrechtzuerhalten oder nicht. Schwierigkeiten in den Objektbeziehungen können entstehen durch übertriebene Abhängigkeitsbedürfnisse oder durch die Wiederholung von mehr als üblich früherer Beziehungsmuster: Ein Partner wird als „bessere Mutter" gesehen und ein entsprechendes Verhalten von dieser Person implizit gefordert, womit in der Regel jeder überfordert ist. Die Unfähigkeit allein zu sein, die Tatsache, Alleinsein immer als Verlassensein zu interpretieren, lässt auf ein Weiterbestehen von symbiotischen Neigungen in den Objektbeziehungen schließen.

Abwehrmechanismen: Diese schützen das Ich, also die bewusste Person vor dem Eindringen unbewusster und verpönter Triebregungen aggressiver oder sexueller Natur und/oder Gewissensregungen, wie z. B. quälenden Schuldgefühlen. Abwehrfunktionen sind Maßnahmen, die das Ich einsetzt um mit Erlebnisinhalten, Angst und intrapsychischen Konflikten zurecht zu kommen. Eine Abwehroperation ist dann als erfolgreich anzusehen, wenn für Angst, Depression und andere unangenehme Affekte eine gewisse Toleranz besteht. (Schuster und Springer-Kremser 1997)

Literatur

Abraham K (1924) Versuch einer Entwicklungsgeschichte der Libido auf Grund der Psychoanalyse seelischer Störungen. In: Abraham K (Hrsg) Psychoanalytische Studien I. Fischer: Frankfurt, 1969

Bellak L, Hurvich M, Gebimann H (1973) Ego functions in schizophrenies, neurotics and normals. John Wiley: New York

Blos P (1973) Adoleszent. Klett: Stuttgart

Brenner Ch (1986) Elemente des seelischen Konfliktes. Fischer, Frankfurt

Freud S (1905) Drei Abhandlungen zur Sexualtheorie. Ges. Werke, Bd. 5. Fischer: Frankfurt, 1969

Freud S (1931) Über die weibliche Sexualität. Ges. Werke, Bd. 14. Fischer: Frankfurt

Galenson, Roiphe E und H (1971) the impact of early sexual discovery on mood, defensive organisation and symbolisation. Psychoanal Study Child 26

Greenacre Ph (1958) Early physical determinants in the development of the sense of identity. J Am Psa Assn VI: 612–627

Laufer E (1981) The adolescent's use of the body in object relationship and in the transference. Psychoanal Study Child 36: 163–180

McDougall J (1985) Plädoyer für eine gewisse Abnormalität. Suhrkamp: Frankfurt

Mahler M, Pine F, Bergmann A (1975) The psychological birth of the human infant. Symbiosis and individuation. Basic Books: New York

Schuster P, Springer-Kremser M (1997) Bausteine der Psychoanalyse. Eine Einführung in die Tiefenpsychologie. WUV Universitätsverlag, Wien

Stern D (1985) The interpersonal world of the infant. Basic Books: New York

Winnicott D (1974) Reifungsprozesse und fördernde Umwelt. München: Kindler

Wenn Frauen krank werden...
Psychosomatik aus systemischer Sicht

H. Katschnig und *E. Wanschura*

> *„Das ist der größte Irrtum unserer Tage,*
> *dass Ärzte Geist/Seele und Körper voneinander trennen"*
> *(Plato, 320 v.Chr.)*

Einleitung

Wir werden in dieser Arbeit beschreiben, wie wir als Systemische Familientherapeutinnen – als Fachärztin für Kinder- und Jugendheilkunde (H. K.) und Klinische Psychologin (E. W.) seit 25 Jahren im Team arbeitend – Psychosomatische Erkrankungen bei Frauen beobachten sowie diagnostisch und therapeutisch intervenieren. Wir werden beim Schreiben ganz bewusst die Ich- bzw. Wir-Form wählen, da wir der Überzeugung sind, dass es keine „objektive absolute Wahrheit" gibt, sondern meine, unsere Sichtweisen, Gedanken, Handlungsanweisungen um menschliches Verhalten zu verstehen. Nach dem Grundsatz der Kybernetik zweiter Ordnung gibt es nicht die „objektive Welt" draußen, die wir beobachten können und uns als „getrennte BeobachterInnen", sondern wir sind immer auch Teil des Verhaltens, das wir beobachten und beschreiben (Foerster 1985). So wird keine Theorie in einem absoluten Sinn wahr sein, sie kann immer durch eine andere ersetzt werden. In diesem Sinn sind Theorien über menschliches Verhalten – über gesunde und kranke Menschen – Geschichten, die wir einander erzählen, Geschichten als Orientierungskarten.

Wir laden Sie nun ein unsere Geschichte zu hören und zu überprüfen, wie und ob diese Geschichte für sie wahr ist, „denn wir können die Wahrheit nur an unserer eigenen Realität an unseren persönlichen und sozialen Lebenszusammenhängen überprüfen" (Krüll 1989).

1. Elemente der kybernetisch-systemischen Sichtweise von Erkrankungen

1.1 Theorie der Beobachtung (Kybernetik zweiter Ordnung)

„Kranke" und „Gesunde", „PatientInnen" und „TherapeutInnen" sind immer auch BeobachterInnen, die sich oder andere, ihren eigenen oder fremden Körper sowie deren Zustände und Verhaltensweisen beobachten und beschreiben. Dabei werden die Beziehungen und Interaktionen zwischen den Beobachtern und dem von ihm beobachteten System in den Mittelpunkt der Aufmerksamkeit gestellt (von Foerster 1993). Unter Beobachtung verstehen wir die Operation des Unterscheidens und Bezeichnens. Durch Unterscheidungen werden Grenzen gezogen, durch die ein Raum, ein Zustand oder ein Inhalt auf der Innenseite der Grenze von einem Raum, einem Zustand oder Inhalt auf der Außenseite der Grenze getrennt wird. Ein Phänomen wird selektiert und von seinem Kontext, seiner Umwelt, seinem Hintergrund unterschieden. Durch Bezeichnung wird die eine Seite der Unterscheidung festgelegt und die andere nicht.

Unterscheiden: **Bezeichnen:**

Bereich der   Bereich der
1. Unterscheidung   2. Unterscheidung

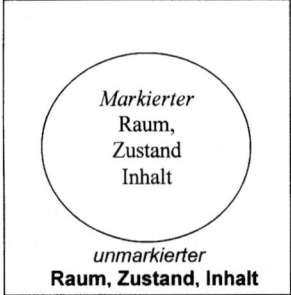
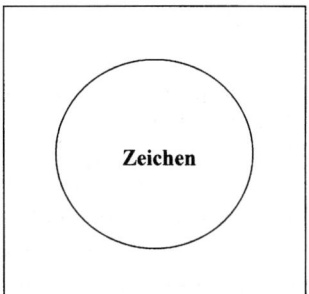

Abb. 1. Beobachten, Unterscheiden und Bezeichnen (nach F. B. Simon 1995, S. 16)

Wir unterscheiden 3 Aspekte des Beobachtens:

1. Das Beschreiben (möglichst interpretations- und bewertungsfrei)
2. Erklären (ein sozialer Einigungsprozess)
3. Bewerten (dabei spielen moralische, politische, ökonomische, ästhetische Gesichtspunkte eine Rolle)

1.2 Theorie autopoetischer Systeme

Phänomene, die als „krank" oder „gesund" bezeichnet werden, sind weitgehend durch die Struktur und Dynamik anderer autonomer Systeme – organischer, psychischer oder sozialer Natur – determiniert. Der Prozess des Lebens lässt sich als eine spezifische Form der Selbstorganisation, der Autopoiese, definieren (Maturana und Varela 1987). Im Prozess der Autopoiese wird durch ein Netzwerk interagierender Komponenten eine Einheit von einer Umwelt abgegrenzt und das Netzwerk selbst hervorgebracht und aufrechterhalten.

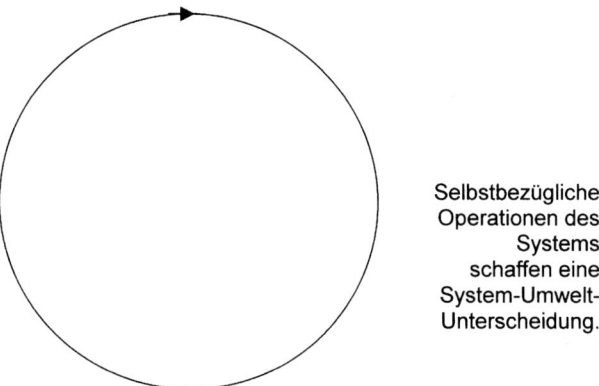

Selbstbezügliche
Operationen des
Systems
schaffen eine
System-Umwelt-
Unterscheidung.

Abb. 2. Autopoietisches System (nach F. B. Simon 1995, S. 42)

Im Laufe ihrer Lebenszeit erneuern lebende Systeme (Zellen, Organismen) ihre konkreten Komponenten weitgehend, ihre Organisation bleibt aber konstant. Unter Organisation (griechisch: organon, Instrument) bezeichnen wir die spezifische Mitwirkung der Bestandteile an der Konstitution an einer zusammengesetzten Einheit, die Beziehung zwischen den Bestandteilen.

Das spezifisch zeitlich und räumlich geordnete Muster der aufeinander bezogenen und miteinander interagierenden Komponenten wird aktiv durch den Prozess des Lebens erhalten.

Lebende Systeme sind autonom und strukturdeminiert: was immer in der Umwelt eines lebenden Systems passiert, das System reagiert gemäß seiner eigenen inneren Strukturen. Struktur (Latein: struere, bauen) bezeichnet die konkreten Bestandteile und Beziehungen wie sie beim Aufbau einer konkreten zusammengesetzten Einheit zusammenwirken müssen.

Veränderungen der Umwelt können als unspezifische Störungen, als Perturbationen angesehen werden, die vom jeweils gestörten System kompensiert werden müssen. Entwicklungsprozesse und Veränderungen autopoetischer Systeme lassen sich als Umbau ihrer Struktur beschreiben. Perturbation ist immer Störung und Anregung.

Ein autopoetisches System ist immer konkret im Hier und Jetzt beobachtbar. Seine Organisation ist abstrakt, sie wird aus der Beobachtung des konkreten Systems über die Zeit hin abgeleitet bzw. konstruiert. Autopoetische Systeme sind paradox organisiert, d.h. sie erhalten ihre Stabilität durch ihre Dynamik, sie bewahren ihre Identität durch Veränderung und erhalten ihre operationale Geschlossenheit durch Offenheit, d. h. durch die Durchlässigkeit der Grenzen.

Bei der Entwicklung einer Theorie der Krankheit und der Therapie haben wir
es mit folgenden drei Systemen zu tun:

1. Organismus
2. Psyche
3. Soziales System

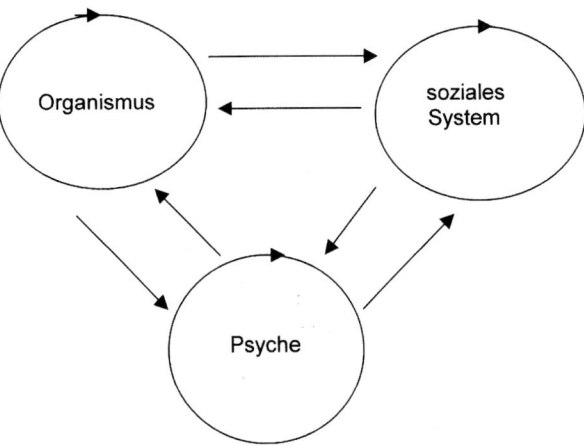

Abb. 3. Strukturelle Koppelung (nach F. B. Simon 1995, S. 63)

Alle 3 Systeme können als selbstorganisierte, autonome, operational
geschlossene (Struktur deminierte), zusammengesetzte Einheiten betrachtet
werden. Ihre Interaktionen miteinander können im Sinne der strukturellen
Koppelung und wechselseitigen Störung beschrieben werden. Alle 3 Systeme
sind füreinander Umwelten. Welches System das andere mehr beeinflusst
hängt davon ab, wessen Elemente fester gekoppelt sind.

Als Symptom (griechisch: sympiptein, Zusammentreffen) können solche
Ereignisse und Zustände in allen drei betrachteten autopoetischen Systemen
– Organismus, Psyche, soziale Umwelt – unterschieden und bezeichnet werden, die vom selbstverständlich erwarteten Zustand unterschieden werden
können.

1.3 Zwei Erklärungsmöglichkeiten zur Entstehung
von Krankheit

1.3.1 Als Reaktionen auf Störungen der systeminternen Abläufe durch
Ereignisse außerhalb der Grenzen der jeweiligen zusammengesetzten Einheit
(Kommunikation mit ungerechtem Vorgesetzen, Interaktion mit Viren,
Reaktion auf ein Allergen etc.).

1.3.2 Als Reaktionen auf Störungen der systeminternen Abläufe durch
Ereignisse innerhalb der Grenzen der als nicht zusammengesetzt betrachteten
Einheit, d. h. innerhalb der Komponenten, deren Netzwerk von Interaktionen
das System in seiner Struktur erschafft und erhält (z. B. intrazelluläre
Veränderungen).

Im Krankheitsfall verändern sich die Funktionen innerhalb des Netzwerks der Interaktionen, die das System schaffen und als abgegrenzte Einheit erhalten nicht qualitativ, sondern quantitativ.

Quantitative Abweichungen können entstehen:

1. Durch die (relativ) zu starke Aktivität der Komponenten (Operationen bzw. Funktionen werden vollzogen, die – nach Bewertung des Beobachters – besser nicht vollzogen werden).

2. Durch die (relativ) zu geringe Aktivität der Komponenten (Operationen bzw. Funktionen werden nicht vollzogen, die besser vollzogen würden).

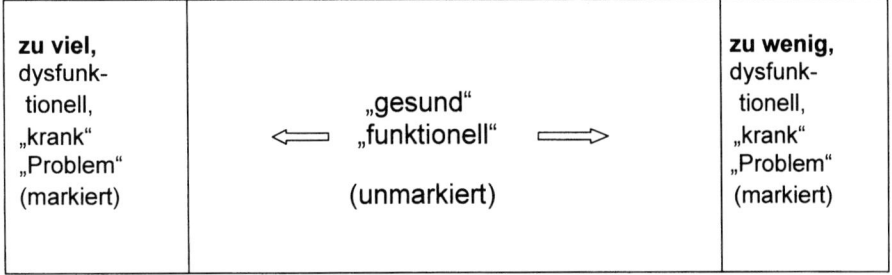

Abb. 4. Krankheit und Dysfunktionalität als markierter Raum, Zustand oder Inhalt (nach F. B. Simon 1995, S. 75)

2. Pragmatische Überlegungen bei psychosomatischen Erkrankungen

Hören wir einer Frau zu, die uns etwas über ihre Erkrankung erzählt, so erweist es sich als sehr nützlich, für das Zuhören „Orientierungskarten" zu haben.

Bei der Beobachtung, Beschreibung und Erklärung des Symptoms einer Frau ist es nützlich sich folgende Fragen zu stellen:

– Welchen Eindruck macht die Frau auf mich?
– Wie kann ich ihre physischen, psychischen und ihre soziokulturelle Situation beschreiben?
– Welche äußeren Faktoren (z. B. Infektionen, Allergien, Traumen, Life Events) könnten hier eine Rolle spielen?
– Wie ist der Lebenskontext der Frau?
– In welchem familiären System lebt sie?
– In welchem beruflichen System lebt sie?
– Welches Symptom präsentiert sie?

Die vielen einzelnen Faktoren bilden ein Netzwerk und beeinflussen sich gegenseitig. Um in dieser Komplexität vereinfachend zu wirken, möchten wir nun einzelne Faktoren, von denen wir aus Erfahrung, Forschung und Literatur wissen, dass sie für psychosomatische Erkrankungen eine Rolle spielen, besprechen.

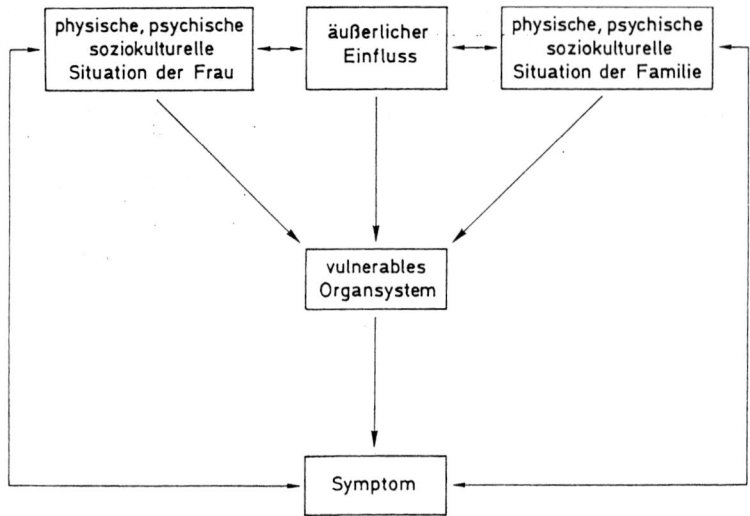

Abb. 5. Orientierungskarte – Beispiel für zirkuläre Kausalität

Dabei möchten wir prädisponierende, auslösende und aufrechterhaltende Faktoren unterscheiden.

2.1 Prädisponierende Faktoren

2.1.1 Biologische Vulnerabilität

Bei den meisten Menschen ist ein Organ oder ein Organsystem besonders empfindlich, sei es der Darm, der Kopf, die Luftwege, die Harnwege usw. Diese Liste könnte beliebig verlängert werden. Diese Erfahrung findet in der Alltagssprache ihren deutlichen Niederschlag „Das liegt mir im Magen", „Das macht mir Kopfzerbrechen", „Da bricht mir das Herz" usw. Diese spezifische Verletzlichkeit eines Organsystems ist möglicherweise genetisch festgelegt.

2.1.2 Physiologische Antwort auf Stress

Stress führt zu physiologischen Reaktionen. Bei Angst reagiert das autonome Nervensystem und es laufen folgende körperliche Reaktionen ab:

Das Herz schlägt schneller, der Puls wird rascher, Schweiß tritt auf (Angstschweiß), manche Frauen spüren Atemnot, Enge im Hals, Übelkeit, häufigen Harndrang.

Die eine Frau beachtet das eine Symptom mehr, die andere das andere. Sie berichtet dem Arzt das körperliche Symptom, das sie am meisten beeinträchtigt. Der psychosomatisch tätige Arzt wird nach sorgfältigem Ausschluss von „organischen Erkrankungen" mit der Patientin parallel versuchen, die mit dem Symptom vernetzte Angst herauszufinden, die Verknüpfungen herzustellen und zu bearbeiten.

Beispiel:

Frau Z., eine 35jährige, einfach gekleidete Frau kommt wegen stechender Bauchschmerzen zu ihrer praktischen Ärztin. Frau Z. wirkt ruhig, aber doch angespannt und besorgt. Sie arbeitet als Sekretärin, ist verheiratet, hat zwei Söhne (8 und 10 Jahre alt). Ihr Mann ist 40 Jahre alt und als Ingenieur tätig. Immer wieder fragt die Patientin, ob es nicht der Blinddarm sei. Die Ärztin – selbst unsicher geworden – schickt Frau Z. zur weiteren Abklärung zum Facharzt für Chirurgie und Gynäkologie. Bei beiden Untersuchungen sind alle organischen Befunde in Ordnung.

Die stechenden Bauchschmerzen hören dennoch nicht auf. Bei der nächsten Ordination stellt die Ärztin die endlich klärende Frage: „Gibt es in ihrer Familie, Freunden, Bekannten jemand, der ähnliche Schmerzen hat?" Plötzlich beginnt die Patientin zu weinen und erzählt, dass ihre Schwester (42 Jahre alt), an der sie sehr hing, vor einem $1/2$ Jahr an einem „Blinddarmdurchbruch" gestorben sei.

Frau Z. wird es möglich über die Trauer, die Wut, die Angst, den Ärger und über die Behandlung der Schwester zu sprechen und eine Verknüpfung mit ihrem Symptom herzustellen.

2.1.3 Frühere Lebenserfahrungen

Die Geschichte unserer Körpererfahrung beginnt schon in unserem vorgeburtlichen Leben. Wir können uns daran nicht bewusst erinnern, aber es gibt so etwas wie „Körpererinnerung", die vorsprachlich und somit vorbewusst ist. Sie begegnet uns in vielfacher Weise als Erleben von Spannung oder als Entspannung, als „Sich Wohl fühlen" oder „Schlecht fühlen", als Krankheit oder Gesundheit.

Wie wir unseren Körper erleben, mit ihm umgehen, hat wohl auch mit den komplexen Strukturierungsprozessen zu tun, die in unserer embryonalen Zeit, in unserer vorsprachlichen und sprachlichen Kindheit stattgefunden haben.

„Es geht darum, sich ein Bild davon zu machen, wie wir schon als Embryo unter dem Einfluss unserer Umgebung zu einem bestimmten Organismus mit bestimmten Bedürfnissen wurden, wie unser Nervensystem darauf angelegt ist, die größtmögliche Offenheit und Reaktionsfähigkeit gegenüber unserer Umwelt zu bieten, wie unsere Sinne sich durch die Aufnahme von Reizen verändern und strukturieren" (Krüll 1989).

Aus dieser Perspektive können wir unsere körperliche Erfahrung als eine ständige Wechselbeziehung zwischen inneren Zuständen und äußeren Bedingungen sehen, wobei die inneren Zustände wiederum das Ergebnis früherer Wechselwirkungen sind.

Aus den Geschichten von Frauen wissen wir, welche Bedeutung auch die früheren Erfahrungen als Kind spielen, ebenso die Erfahrungen von kranken Eltern, Großeltern, Geschwistern, aber auch die Erfahrungen welche Bedeutung den körperlichen Symptomen von Vater, Mutter, Großeltern zugeschrieben wurde (Engel 1979).

Frau Z. erinnerte sich, dass sie auch schon als Schulkind häufig „Bauch-
stechen" hatte. Sie erinnerte sich, dass ihre Mutter in solchen Zeiten besonders
um sie bemüht war, sie erinnert sich an Kamillentee, Wärmeflasche, aber auch
um ängstliche Besorgtheit.

2.1.4 Persönlichkeitscharakteristika

Es besteht in der Literatur keine Übereinstimmung, ob bestimmte Persön-
lichkeitszüge zu bestimmten Erkrankungen disponieren. Möglicherweise
sind Frauen, die eine geringe Fähigkeit entwickelt haben, Emotionen wahrzunehmen und in Sprache auszudrücken, besonders gefährdet an psychosomatischen Erkrankungen zu leiden. So wird das körperliche Symptom als
Kommunikation, als ein Ausdruck der Trauer, der Verzweiflung, der Angst,
des Ekels und anderer Emotionen verstanden.

2.1.5 Soziokulturelle Einflüsse

In unserem gesellschaftlichen Diskurs sind körperliche Erkrankungen viel
eher akzeptiert als psychische Probleme. Während bei körperlichen Symptomen der Einzelne selbst keine Kontrolle darüber zu haben scheint und sich
auch nicht „schuldig" fühlt, werden psychiatrische Symptome wie z. B. Angst,
Depression, Zwänge sehr häufig als Schwachheit, Verrücktheit und als selbst-
verschuldet angesehen.

PatientInnen mit psychosomatischen Symptomen erhalten von ihren
Angehörigen, ArbeitskollegInnen aber sehr oft auch von ÄrztIinnen weniger
Sympathie als „organisch kranke" PatientInnen.

In einem solchen Kontext ist es verständlich, dass PatientInnen eher die
somatischen Symptome in den Vordergrund stellen.

Der soziokulturelle Kontext spielt auch eine Rolle im Krankheitsverhalten,
im Hilfe suchen. Auch Modeerscheinungen spielen für die Ausprägung körperlicher Prozesse eine Rolle. Die große Bedeutung, die die heutige
Gesellschaft Gesundheit, Schönheit, Fitness, Wellness zuschreibt, hat zu einer
besonderen Beachtung der Körperlichkeit geführt.

Hunger, Erbrechen und die Verwendung von Laxantien sind gerade bei
Frauen häufige Maßnahmen um das „ideale" Körpergewicht zu kontrollieren.

Auch ÄrztInnen sind diesen Modetrends unterlegen. Es gibt moderne
Diagnosen wie „Ernährungsallergien", „fehlende Spurenelemente" etc.,
wobei es sich manchmal auch um Verlegenheitsdiagnosen handelt.

2.1.6 Das medizinische System

Wahrscheinlich spielt auch die Ausbildung der ÄrztInnen und die
Organisation des medizinischen Systems eine Rolle als prädisponierender
Faktor für psychosomatische Erkrankungen. Wenn ÄrztInnen ihren eigenen
Kontext, den Lebenskontext einer Frau bei ihren diagnostischen Überlegun-
gen und bei ihrer Behandlung ausschließen, können sie den Grundstein legen

für einen Teufelskreis, in dem immer mehr Befunde, oft auch sehr teure Befunde erhoben werden und es jedoch zu keinen Lösungen kommt.

2.2 Auslösende Faktoren

Zu Beginn der Erkrankung stehen häufig auslösende Situationen oder auslösende Ereignisse. Diese auslösenden Faktoren wurden in den letzten Jahren in der Life Event-Forschung eingehend untersucht (Katsching et al. 1986). Ob ein bestimmtes Ereignis für die einzelne Frau Angst, Trauer, Wut, Scham, Verzweiflung auslöst, wird von ihrer persönlichen Geschichte, ihrer Herkunftsfamilie, ihrer biologischen und psychologischen Disposition sowie von ihrer jetzigen psychosozialen Situation abhängen. Dennoch gibt es unabhängig von den individuellen Variationen ganz bestimmte Lebenssituationen, die für Frauen besonders belastende Ereignisse darstellen.

2.2.1 Konzept des Lebenszyklus

Als systemische FamilientherapeutInnen sehen wir die persönliche Entwicklung der Frau in die Entwicklung ihres familiären Kontextes eingebunden. Wir betrachten die Familie nicht als die Summe ihrer Teile, sondern als ein sich selbst organisierendes und ein sich selbst in Wechselwirkung mit anderen regulierendes System. Das System Familie entwickelt sich über die Zeit und hat in jeder Entwicklungsphase ganz bestimmte Entwicklungsaufgaben.

Ähnlich dem psychoanalytischen Entwicklungskonzept von Erik Erikson sehen auch wir, dass sich Systeme diskontinuierlich entwickeln (Erikson 1971). D. h. es gibt eher ruhige Phasen und eher stürmische Zeiten. Nach unserer Erfahrung sind die „Übergänge" von einem Lebensstadium zum nächsten die Zeitpunkte, wo in einem System besonders viel Stress fühlbar ist und viele Veränderungen wie z. B. Trennung, Abschied und Neubeginn notwendig sind. Zu diesen Zeitpunkten treten besonders häufig Symptome bei einem der Familienmitglieder auf. Zur Entwicklungspsychologie Eriksons möchten wir kritisch anmerken, dass die weibliche Entwicklung dort aus einem männlichen oder patriarchalischen Gesichtspunkt gesehen wird, den wir nicht teilen.

Nach dieser Theorie werden Werte wie Autonomie, Fähigkeit zur Trennung, Differenzierung, Rationalität, klare Entscheidungsfindung als hauptsächlich „männliche Eigenschaften" angesehen, während „weibliche Faktoren" eher die Sorge um die anderen, die liebevolle Bindung, die Abhängigkeit, das Achten auf Beziehungen, Wärme und Ausdruckskraft sind. Nach dieser Theorie bedeutet psychische Reife viel eher Unabhängigkeit, Autonomie. Nach dem systemischen Entwicklungskonzept bedeutet Reife sowohl für Männer als auch für Frauen Autonomie verbunden mit der Fähigkeit zur Bindung. Wir erleben in unserem patriarchalischen Gesellschaftssystem auf sehr vielen Ebenen diese unglückselige Dichotomisierung. Ratio und Autonomie für den Mann, Gefühl und Beziehungsarbeit für die

Frau. Eine Dichotomisierung, die in sehr vielen Familien Leid für alle Seiten mit sich bringt.

Ehe wir auf die verschiedenen Stadien im Lebenszyklus einer Frau eingehen, möchten wir noch auf das Konzept von Betty Carter und Monica McGoldrick hinweisen.

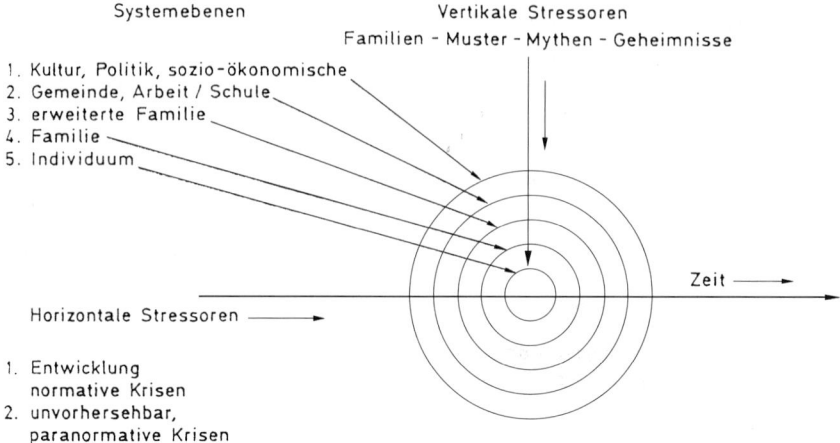

Abb. 6. Modell nach B. Carter und M. McGolrick 1989

Wir möchten wie Betty Carter und Monica McGoldrick, zwei führende Familientherapeutinnen in den Vereinigten Staaten, die die Entwicklung des Systems Familie über die Zeit betrachten, bedenken, dass jede Veränderung immer Auswirkung in zwei, drei, manchmal bis zu vier Generationen hat. Als Organisation zeichnet sich die Familie durch einige Besonderheiten aus: Neue Mitglieder werden nur durch Geburt, Heirat oder Adoption gewonnen. „Austreten" aus der Familie kann man nur durch Tod. Durch Scheidung kann man einen Familienverband nur bedingt verlassen, es bedarf dann meist einer ausdauernden Trennungsarbeit. Keine andere Organisationsform trägt diese Last. Die Fantasie, dass man seine Familie durch Auswandern, Ausreisen in einen anderen Kontinent oder Abschneiden aller emotionalen Beziehungen allein verlassen könnte, trifft nicht zu. Wir tragen unsere Familie in uns und müssen mit ihr zurechtkommen. Wir wissen, dass dieser Druck, eine Familie emotional nur schwer verlassen zu können, bei entsprechendem Kontext zu schweren Erkrankungen führen kann.

Wir gehen keine familiäre Beziehung, außer der Heirat – und dies wird von vielen bezweifelt – (Willi 1975), durch freie Wahl ein: Eltern können ihre Kinder nicht auswählen und Kinder nicht ihre Eltern, Großeltern etc. Wir wählen nicht das komplexe System der Verwandtschaft, sondern wir werden hineingeboren.

Haley und seine Kollegen (1981) fanden, dass das Auftreten von Symptomen signifikant korrelierte mit krisenhaften Entwicklungen in der Familie,

z. B. bei Aufnahme oder Verlust eines Familienmitgliedes. Auch die eindrucksvollen Fallbesprechungen von Norman Paul zeigen uns, über wie viele Generationen Verlustereignisse, nicht bearbeitete Trauer und Angst einen Einfluss haben können (Paul 1977).

Wie in dem Diagramm gezeigt wird, sprechen wir von vertikalen und horizontalen Stressoren. Zu den vertikalen Stressoren gehören bestimmte Familienmuster, Familienmythen und Familiengeheimnisse.

Zu den horizontalen Stressoren rechnen wir die erwarteten Veränderungen in bestimmten Entwicklungsphasen: „Normative Krisen", zweitens die unvorhergesehenen Ereignisse: „Paranormative Krisen" wie frühzeitiger Tod, chronische Erkrankungen etc.

2.2.1.1 Vertikale Stressoren

Wie Bowen (1975) beschreibt, werden Familienmuster, Familienmythen und Geheimnisse hauptsächlich durch „Dreierbeziehungen" von Generation zu Generation weitergegeben.

Dies sind die Geschichten, die uns von der Wiege ab durch Worte, Gefühle und Haltungen erzählt werden. Der Stoff, den wir von den vielen Generationen übernehmen: Was wir daraus machen, liegt an uns.

Beispiel: Über viele Generationen galten in der Familie M. Frauen als etwas Minderwertiges, weniger Geachtetes als Männer. Als Frau M. 27-jährig ihr erstes Kind erwartete, wurde sie von ihrem Mann umhegt und umpflegt. Er liebte seine Frau, er achtete sie, er wollte es einmal anders machen, als er es in seiner Familie erlebt hat. Die Schwangerschaft war eine sehr gute Zeit für Frau M. Der Mann, der älteste Sohn der Familie, war dazu ausersehen, das sehr erfolgreiche Geschäft des Vaters weiterzuführen, was er nach einem entsprechenden Studium sehr effizient tat. Es wurde von ihm erwartet, dass auch seine Kinder diese Tradition fortsetzen sollten, wobei natürlich nur männliche Kinder in Frage kamen, da ja der Name des Geschäftes erhalten bleiben musste. Die Idee, dass auch Frauen den Familiennamen bei Heirat behalten und sie Geschäfte erfolgreich führen können, war in diese Familie, in dieser Gesellschaftsschicht nicht denkbar. Frau M. hat eine gesunde Tochter geboren. Äußerlich war die Freude groß. Doch sie muss wohl gespürt haben, dass sich eine gewisse Enttäuschung in der gesamten Herkunftsfamilie ihres Mannes ausdrückte. Außer der normalen Belastung, die die Geburt des ersten Kindes und die damit verbundenen Veränderungen für Frau M. und ihren Mann brachten, war diese zusätzliche Belastung aus der Herkunftsfamilie ihres Mannes offenbar zu viel für Frau M. In der sechsten Woche nach der Geburt erkrankte sie an heftigen Kopfschmerzen, heftigen Schmerzen im Brustbereich und Atemnot. Sie wurde mit Verdacht auf Herzinfarkt in ein Spital eingewiesen. Ein Verdacht, der sich später nicht bewahrheitete.

2.2.1.2 Horizontale Stressoren/Normative Krisen

Darunter verstehen wir den Stress, den wir beim Übergang von einer Lebensphase in die nächste erleben. Man kann den Familien-Lebenszyklus in

sehr unterschiedlicher Weise unterteilen. Ich möchte mich hier an die
Einteilung von Betty Carter und Monica McGoldrick halten, die folgende Phasen unterscheiden:
– Das Verlassen des Elternhauses oder die Phase des/der jungen Erwachsenen.
– Das neue Paar, die Verbindung zweier Familien.
– Familien mit kleinen Kindern/Schulkindern.
– Familien mit Jugendlichen.
– Loslassen der Kinder/als Paar weitergehen.
– Familien im späteren Leben.

Wie wir in der Übersicht sehen, gibt es beim Übergang vom einem zum
anderen Stadium ganz bestimmte emotionale Veränderungen, die zu Stress
führen können.

Zum Stadium I:

Stadium	Wichtigste emotionale Veränderung	Veränderung im Familiensystem als Basis der Weiterentwicklung
Verlassen des Elternhauses	Das Akzeptieren der emotionalen und finanziellen Verantwortung für sich selbst	1. Differenzierung von Herkunftsfamilien 2. Entwicklung naher (intimer) Freundschaften außerhalb der Familie 3. Beruf/finanzielle Unabhängigkeit

Abb. 7. Familien-Lebenszyklus

Die wichtigste emotionale Veränderung in diesem Stadium des jungen
Erwachsenen ist das Akzeptieren der Verantwortung für sich selbst. Damit
dieser Schritt gut gelingen kann, braucht es auch Veränderungen im
Familiensystem als Basis zur Weiterentwicklung, nämlich bei Vater und
Mutter ein „Loslassen-Können" des Jugendlichen, das Begrüßen und
Zulassen der Entwicklung von nahen intimen Freundschaften des
Jugendlichen außerhalb der Familie. Eltern sollten auch auf der Erlernung
oder Ausübung eines Berufes bestehen, damit der/die junge Erwachsene auch
finanziell unabhängig von ihnen weiterleben kann.

Geschichtlich betrachtet gab es diese Phase für junge Frauen erst beginnend mit dem 20. Jahrhundert. Das Erlernen eines Berufes, die finanzielle
Unabhängigkeit sowohl von den Eltern als auch vom Mann ist eine eher junge
Errungenschaft für Frauen. Häufig war es so, dass Frauen von der
Herkunftsfamilie als Töchter zu der „neuen Familie" als Ehefrau „weitergegeben" wurden und die Phase der Eigenständigkeit nie erreichen konnten.

Wenn sich zwei Familien durch Heirat einer Frau und eines Mannes oder
zweier gleichgeschlechtliche Menschen „verbinden", so kann erfahrungsgemäß sehr viel an Stress entstehen. Wichtigste emotionale Veränderung ist bei
den jungen Erwachsenen die Verpflichtung zu einer „neuen Bindung". In dieser Phase, wo sich das neue Paar bildet, muss es zu einer Neuorganisation der

Stadium II:

Stadium	„Wichtigste" emotionale Veränderung	Veränderung im Familiensystem als Basis der Weiterentwicklung
Verbindung zweier Familien durch Heirat „Das neue Paar"	Verpflichtung einer „neuen Bindung"	Bildung des „Paarsystems" Neuorganisation der Beziehungen zu Herkunftsfamilie, Freunden

Abb. 8. Familien-Lebenszyklus

Beziehungen zur Herkunftsfamilie, zu alten und neuen Freunden kommen. Psychosomatische Reaktionen, die wir bei jungen Frauen knapp vor der Hochzeit oder bei der Hochzeit finden, sind: Bauchschmerzen, Hautunreinheiten, die plötzlich aufflammen, Wangenröte, Zystitis. Bei den Eltern der jungen Erwachsenen treten zu dieser Zeit manchmal auch Beschwerden auf: Bauchschmerzen, Kopfschmerzen, Magenschmerzen bei Vätern von sehr gebundenen Töchtern, manchmal auch Herzinfarkte.

Stadium III: Familien mit kleinen Kindern

Stadium	Wichtigste emotionale Veränderung	Veränderung im Familiensystem als Basis der Weiterentwicklung
Familie mit (kleinen) Kindern	Aufnehmen neuer „Mitglieder" in das System	1. Im Paarsystem „Raum" schaffen für Kinder. 2. Kooperation bei Kindererziehung, Finanzen und Haushalt. 3. Reorganisation der Beziehungen zu Herkunftsfamilien (Eltern-, Großelternrolle).

Abb. 9. Familien-Lebenszyklus

In diesem Stadium ist die wichtigste Veränderung das Aufnehmen eines neuen Mitgliedes in das System. Im Gesamtsystem muss im Paar „Raum" für das Kind geschaffen werden. Es sollte eine Kooperation bei der Kindererziehung erreicht werden, eine Neuorganisation der Finanzen und des Haushaltes wird notwendig und eine Reorganisation der Beziehungen zu den Herkunftsfamilien; Eltern werden zu Großeltern. Psychosomatische Beschwerden bei Frauen in diesem Stadium: Rückenschmerzen, Libidoverlust (Frauen haben Angst, frigid geworden zu sein), manchmal Depression, Laktationspsychosen (darüber mehr im Artikel Ringler).

In dieser Zeit muss es zu einer erhöhten Flexibilität der Grenzen kommen, um die Unabhängigkeit der Kinder zu gewährleisten. Innerhalb des Familiensystems sollte es so sein, dass der/die Jugendliche sich aus dem System hinausbewegen, aber auch wieder hereinkommen kann. Durch die emotionale „Entfernung" des Jugendlichen wird es zu einer Neuorientierung im Paar-

Stadium IV: Familien mit Jugendlichen

Stadium	Wichtigste emotionale Veränderung	Veränderung im Familiensystem als Basis der Weiterentwicklung
Familien mit Jugendlichen	Erhöhte Flexibilität der „Grenzen", Unabhängigkeit der Kinder	1. Jugendliche/r sollte sich aus dem System hinausbewegen, aber auch wieder hereinkommen können 2. Neuer Fokus auf Paarsystem Berufslaufbahn 3. Kooperation in Sorge für Großeltern

Abb. 10. Familien-Lebenszyklus

system kommen müssen (in dieser Phase gibt es einen Gipfel an Scheidungen). Frauen können oft wieder die Berufslaufbahn aufnehmen, was zur erheblichen Neuorganisation des finanziellen und sonstigen Haushaltes beitragen wird. Oft ist es auch die Phase, wo die Eltern der Eltern (Großeltern) schon kränklich werden und wo die mittlere Generation für die Großeltern sorgen sollte. Häufig liegt auch diese Last auf den Schultern der Frauen in der Familie. Psychosomatische Erkrankungen der Frauen in diesem Lebensabschnitt: Großer Symptomkomplex „der Menopause": Kopfschmerzen, Kreuzschmerzen (siehe Artikel Springer-Kremser).

Stadium V: Loslassen der Kinder

Stadium	Wichtigste emotionale Veränderung	Veränderung im Familiensystem als Basis der Weiterentwicklung
Loslassen/ Lancieren der Kinder	Akzeptieren vieler Verluste und Neugewinne im Familiensystem	1. Neuorganisation im Paar (Dyade) 2. Erwachsene Beziehung zu Kindern 3. Neuorganisation der Beziehung zu Schwiegerkindern, Enkelkindern Krankheit und Tod der Eltern

Abb. 11. Familien-Lebenszyklus

In diesem Lebensstadium geht es um das Akzeptieren sehr vieler „Verluste", aber auch „Neugewinne" im Familiensystem. „Verlieren" wird man die Kinder, wenn sie z. B. in eine eigene Wohnung ziehen oder heiraten. „Verlieren" wird man manchmal gerade in diesem Stadium die eigenen Eltern durch Tod. „Neugewinnen" wird man z. B. die erwachsene Beziehung zu seinen Kindern, Schwiegersöhnen und -töchtern und vielleicht schon Enkelkindern.

Stadium VI: Familien im späteren Leben

Stadium	Wichtigste emotionale Veränderung	Veränderung im Familiensystem als Basis der Weiterentwicklung
Familien im späteren Leben	Akzeptieren des Altwerdens	1. Paarsystem, Krankheit, Exploration neuer Möglichkeiten 2. Unterstützung der zentralen Rolle der mittleren Generation 3. Raum für ältere Generation 4. Verlust des Partners, Geschwister, Freunde, Tod

Abb. 12. Familien-Lebenszyklus

Die wichtigste emotionale Veränderung ist das Akzeptieren des Altwerdens und die Auseinandersetzung mit Krankheit und Tod. Im Paarsystem muss man den Umgang mit Krankheit oder Pensionierung lernen. Die ältere Generation sollte die zentrale Rolle nun der mittleren Generation zugestehen. Die mittlere Generation sollte den neuen Platz der älteren Generation mit Respekt anerkennen. In dieser Zeit fällt häufig der Verlust des Partners, der Geschwister und der gleichaltrigen Freunde.

In der Überlegung „Warum tritt gerade jetzt das Symptom bei dieser Frau auf?" sollten wir auch immer in unserer Orientierungskarte nach dem Stadium im Lebenszyklus der Frau fragen.

2.2.1.3 Paranormative Krisen

Darunter verstehen wir unerwartete Veränderungen im Lebenszyklus wie etwa unzeitgemäßer Tod (Tod eines Kindes, Tod eines jungen Partners, eines jungen Familienvaters, einer jungen Frau, Abortus), schwere Krankheit, Trennung, Arbeitsplatzverlust etc.

Frau S., 27 Jahre, Magister der Wirtschaftsuniversität, tätig in einem großen Konzern, wird uns von ihrer behandelnden Hautärztin überwiesen. Sie leidet seit Säugling an einer Neurodermitis, die immer in Krisenzeiten aufflammt.

Vor zwei Jahren hatte Frau S. eine dramatische Fehlgeburt, sie konnte ihre Trauer darüber mit niemanden teilen, nicht einmal mit ihrem Mann. Seither kommt ihre Haut trotz bester dermatologischer Behandlung nicht mehr zur Ruhe. Im Rahmen der Psychotherapie konnte Frau S. das „angestaute" Leid und die unausgesprochene Trauer bewältigen.

Wann immer ein Mensch in seinem Leben Verluste erleidet, wie etwa den Verlust eines geliebten Menschen, die Trennung von Freunden, einen Umzug, eine Operation (Verlust eines Organs), führt dies zu einer Trauerreaktion.

Wir unterscheiden verschiedene Stadien der „normalen" Trauerarbeit: Schock, Verleugnung, sich Aufbäumen gegen das Schicksal, Depression, Aggression bis hin zum Akzeptieren der schmerzlichen Gefühle und zum Akzeptieren des Verlustes. Die letzte Phase sollte eine Neuorientierung im

Leben sein. In dieser Zeit der Trauer rücken Familienmitglieder häufig enger zueinander; manchmal längst abgebrochen geglaubte Beziehungen werden wieder aufgenommen.

Kann diese Trauerarbeit psychisch nicht geleistet werden, so können entweder gleich oder nach sehr langer Zeit der Kompensation psychosomatische Symptome auftreten. Bowlby (1980) und Rene Spitz (1969) haben die Reaktionen bei Kindern ausführlich beschrieben. Engel (1979) und Brown (1978) haben in ihrer Forschung klare Zusammenhänge zwischen einem Verlusterlebens und dem Auftreten von Erkrankungen nachgewiesen.

2.2.2 Chronisch dysfunktionale Familie

Wenn in einer Familie über lange Zeit Transaktionsmuster bestehen, die für die psychische Entwicklung der einzelnen Familienmitglieder hinderlich sind – wir wollen dies ausführlich in den nächsten Kapiteln diskutieren –, kann dies sowohl zur Auslösung als auch zur Aufrechterhaltung von psychosomatischen Erkrankungen führen.

2.3 Aufrechterhaltende Faktoren

Darunter verstehen wir Situationen, Verhaltensmuster, Menschen, die zur „Aufrechterhaltung" des Symptoms beitragen.

2.3.1 Überlappung mit den auslösenden Faktoren

Die im vorherigen Kapitel besprochenen präzipitierenden Faktoren können manchmal auch das Symptom aufrechterhalten wie im folgenden Beispiel eine unerträgliche Arbeitssituation.

Eine Lehrerin, 36 Jahre, verheiratet, die in der Schule von ihren ArbeitskollegInnen beneidet, missachtet und deshalb auch ständig entwertet wird, reagiert mit Magenbeschwerden. Das auslösende und das aufrechterhaltende Element in diesem Fall war das System Schule.

2.3.2 Primärer und sekundärer Krankheitsgewinn

„Begonnen hat es mit Magenschmerzen im Lehrerzimmer, bei Diskussionen, bei denen ich mich nicht wehren konnte. Bald wurde mir schon schlecht, wenn ich das Schulhaus betrat, und jetzt wird mir auch übel, wenn ich nur daran denke."

Unter primärem Krankheitsgewinn verstehen wir die direkte Entlastung durch das Auftreten der Krankheit, z. B. die heftigen Magenschmerzen bei Frau X. hindern sie, in die „verhasste" Schule zu gehen.

Unter sekundären Krankheitsgewinn verstehen wir die angenehmen Reaktionen für die Frau der Familienmitglieder oder Arbeitskollegen bei Erkrankung. Die Kranke kann auch erfahren, dass sie indirekt durch ihr Symptom sehr viel Macht ausüben kann über andere Familienmitglieder.

Eine Frau, die schon lange unter der fehlenden Zuneigung, der fehlenden Anerkennung und der fehlenden Kommunikation mit ihrem Ehemann litt, erkrankte an Bauchschmerzen. Sie erlebte, wie ihr Mann ängstlich besorgt auf die „organischen Beschwerden" reagierte. Der Arzt hatte ein „spastisches Kolon" diagnostiziert. Schon lange ist sie nicht so umhegt und umpflegt worden.

2.3.3 Disposition

Die Reaktion auf eine Erkrankung ist nicht nur etwas Erlerntes, sondern es gibt offensichtlich auch angeborene Reaktionen auf Unpässlichkeiten, Schmerz etc., wie die Untersuchungen an Neugeborenen zeigen (Mussen 1981).

2.3.4 Soziokulturelle Einflüsse

Das gleiche wie für die auslösenden Faktoren gilt auch als Überlegung zur Aufrechterhaltung von Erkrankungen. In einer Gesellschaft, wo Trauer, Angst oder Gedrücktheit immer noch als Schwäche angesehen wird, werden körperliche Symptome unweigerlich durch diesen Prozess auch aufrechterhalten.

2.3.5 Dysfunktionale Familienmuster

Dysfunktionale Familienmuster (sie werden im Kapitel 3 beschrieben) können ebenso Krankheiten aufrechterhalten.

3. Familien mit „funktionalen Interaktionsmustern" und Familien mit „dysfunktionalen Mustern"

3.1 Familiendiagnostik

Aus der Familienforschung kennen wir einige Variablen, die zur Beschreibung des Zusammenlebens in einer Familie von besonderer Bedeutung sind. Es sind dies die Variablen Familienkohäsion, Familienadaptabilität und Kommunikation.

3.1.1 Familienkohäsion

Unter Familienkohäsion verstehen wir das Ausmaß der emotionalen Bindung der einzelnen Familienmitglieder aneinander und ebenso das Ausmaß der Autonomie, das jedem Familienmitglied zukommt.

Frau K., 32 Jahre, verheiratet mit Herrn K., 34 Jahre, Rechtsanwalt, 2 Söhne, Ludwig und Leopold (5 Jahre und 2 Jahre), Lehrerin, wird uns von ihrem praktischen Arzt wegen häufig auftretender Bauchschmerzen und Durchfälle, für die organisch kein fassbarer Grund vorhanden ist, überwiesen. Frau K. ist eine sehr zarte, ängstlich wirkende Frau, im Gespräch mit ihrem Mann unsicher, hilflos. Sie blickt häufig „erwartungsvoll" zu ihm auf. Kaum eine Frage, die ich an sie richte, beantwortet sie selbst. Sehr rasch springt ihr Mann für sie ein, ein recht selbstbewusst wirkender 34-jähriger Mann.

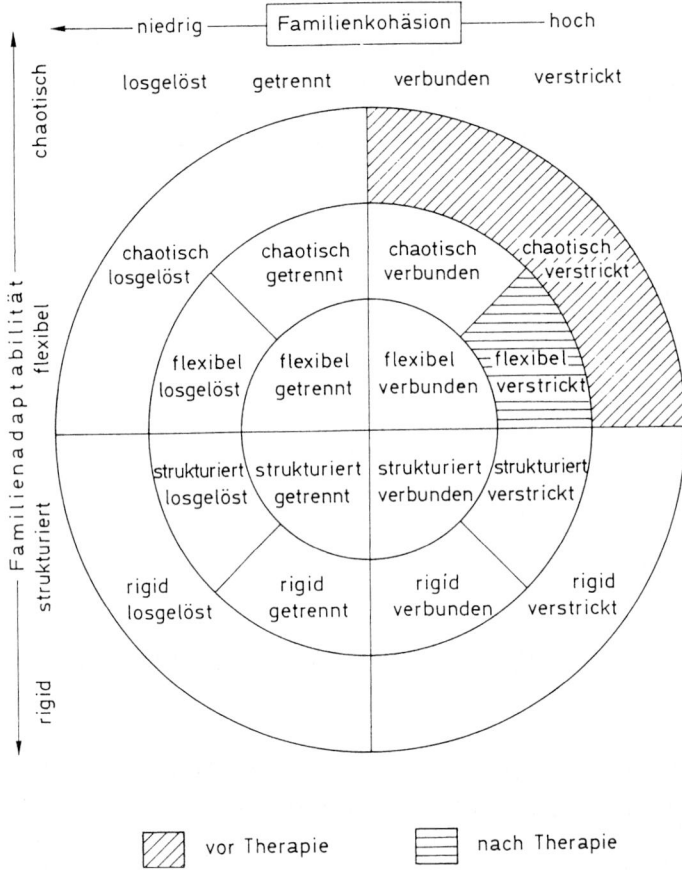

Abb. 13. Familiendiagnostik nach Olson (1979)

In der Paarbeziehung herrscht große Nähe. Die beiden scheinen einander sehr gern zu haben. Es gibt sehr viel Sorge umeinander, aber es scheint für die Frau sehr wenig „Raum" zu geben in der Beziehung, und sie kann ihn sich auch nicht nehmen. Alle Entscheidungen, auch die über ihr eigenes Leben, werden ihr von ihrem Mann abgenommen, und sie lässt sie sich abnehmen, allerdings nicht ohne ein Gefühl der „Ohnmacht" und der „Wut", wie sie sehr viel später in der Therapie äußern kann.

Aber diese Gefühle durfte sie in ihrer Herkunftsfamilie – sie ist jetzt noch sehr an ihre Mutter gebunden – nie zeigen. Es wäre eine große Verletzung der Familienregel „Harmonie geht über alles" gewesen.

Wenn wir uns die Familienkohäsion, wie in dem Zirkumplex-Modell von Olson (Abb. 13), auf einem Kontinuum von maximal verstrickt bis minimal losgelöst vorstellen, so wäre das oben beschriebene Paar in die Dimension „verstrickt" einzuordnen. Der Austausch von „Materie, Information, Ener-

	Dysfunktional „losgelöst"	Funktional separiert	Funktional verbunden	Dysfunktional „verstrickt"
Emotionale Bindung	extreme Isoliertheit, Fehlen von Nähe	Bevorzugen von emotionaler Selbständigkeit, Respektieren des Bedürfnisses nach Unterstützung	Bevorzugung von emotionaler Nähe	extreme emotionale Nähe, Verlangen von absoluter Loyalität, Einschränken von Autonomie
Unabhängigkeit versus Abhängigkeit	hohe Unabhängigkeit der einzelnen Familienmitglieder, jeder verlässt sich ganz auf sich selbst	ermutigte Unabhängigkeit, Abhängigkeit jedoch zu gewissen Zeiten akzeptiert, viele Bedürfnisse werden *außerhalb* der Familie befriedigt	Abhängigkeit bevorzugt, Unabhängigkeit zu gewissen Zeiten akzeptiert, viele Bedürfnisse *innerhalb* der Familie befriedigt	maximale Abhängigkeit der Familienmitglieder voneinander
Familiengrenzen nach außen	ganz offen, Personen und Ideen außerhalb der Familie werden unbeschränkt aufgenommen und zugelassen	relativ offen für Personen und Ideen außerhalb der Familie	Einfluss von Personen und Ideen außerhalb der Familie werden kontrolliert	Grenzen nach außen fest abgeschlossen, rigorose Einschränkung von Einflüssen von Personen und Ideen außerhalb der Familie
Koalitionen	„schwache Paarkoalition", schwache Beziehung zwischen Geschwistern, verletzte Generationengrenzen	stabile Paarkoalitionen stabile Geschwisterbeziehungen, fließende Generationengrenzen	starke Paarkoalition, stabile Geschwisterbeziehung, stabile Generationengrenzen	schwache Paarkoalition, Eltern-Kind-Koalitionen, verletzte Generationengrenzen
Zeit	maximale Ausdehnung der Zeit außerhalb der Familie	Zeit alleine wird ernst genommen, einige Zeit mit anderen Familienmitgliedern jedoch auch wichtig	die Zeit zusammen ist wichtig und geplant, Zeit alleine ist erlaubt	Zeit zusammen maximal ausgedehnt, wenig bis gar keine Zeit allein erlaubt
Raum	Bevorzugung/Notwendigkeit für individuellen Raum	Bevorzugung von individuellem Raum, auch Teilnahme am Familiengeschehen in gemeinsamen Räumen	Bevorzugung der Teilnahme am Familiengeschehen, Respektierung des Privatraumes	hauptsächlich gemeinsame Räume, eingeschränkte Erlaubnis von privatem Raum

Abb. 14a. Familienkohäsion nach Olson (1979)

	Dysfunktional „losgelöst"	Funktional separiert	Funktional verbunden	Dysfunktional „verstrickt"
Freunde	hauptsächlich individuelle Freunde, sehr wenige Familienfreunde	individuelle Freunde auch gemeinsam mit der Familie gesehen, einige Familienfreunde	einige individuelle Freunde, einige geplante Aktivitäten mit Paar- oder Familienfreunden	meist Paar- und Familienfreunde, starke Begrenzung von individuellen Freundschaften
Entscheidungsfindung	hauptsächlich individuelle Entscheidungen ohne Absprache mit den Familienmitgliedern	zumeist individuell getroffene Entscheidungen, aber auch gemeinsame Entscheidungen in Familienangelegenheiten	Entscheidungen werden mit Rücksicht auf die Familie getroffen, andere Familienmitglieder können an individuellen Entscheidungen auch teilhaben	alle Entscheidungen, sowohl persönliche als auch familiäre, müssen mit der Billigung der gesamten Familie getroffen werden
Interessen, Freizeit, Erholung	hauptsächlich individuelle Aktivitäten ohne Familie	viel individuelle Aktivitäten, aber auch einige spontane Familienaktivitäten	geplante Familienaktivitäten, Miteinbeziehung der Familie in individuelle Interessen	Verpflichtung, dass die meisten Interessen und Aktivitäten mit der Familie geteilt werden müssen

Abb. 14b.

gie'" ist zu hoch in diesem System. Es gibt keine „Abgrenzung" voneinander. Damit sie sich eine Vorstellung von solchen Familiensystemen machen können, denken sie an die Lebensphase der Verliebtheit oder an die Phase einer Familie mit einem Neugeborenen oder Säugling. In diesen Beziehungen sind die Grenzen so durchlässig, die Nähe so groß, der Austausch so intensiv, dass einer ohne den anderen nicht sein kann. In diesen Phasen ist es „funktional" und fühlt sich gut an, so nah zu sein.

Im Laufe der Entwicklung eines Paares, aber auch einer Familie müssen die Grenzen „dichter" werden, d. h. das Paar wird sich zwar auf die gemeinsam verbrachte Zeit freuen – aber jeder Einzelne wird auch glücklich sein, über genügend eigene Zeit, eigenen Raum zu verfügen. Ähnlich ist es mit Entscheidungen, die zu treffen sind, mit Freunden, mit der Arbeit und Freizeitinteressen.

Die Stärke der verstrickten Systeme ist das Gefühl der Nähe, der Geborgenheit. Die Frau fühlt sich nie allein gelassen, sie erhält sehr viel Unterstützung. Die Schwäche oder Dysfunktionalität macht die fehlende Möglichkeit zur Autonomie aus, zum eigenen Raum, zu eigener Zeit, zu eigenen Ideen, zu eigenen Gefühlen; die fehlende Möglichkeit zu offener Auseinandersetzung mit Partnern und Kindern. Mann und Frau sind einander so nah, dass Konflikte entweder gar nicht wahrgenommen oder zumindest nicht geäußert werden dürfen. Das bringt mit der Zeit sehr viele angestaute, ungelöste Fragen mit sich. Die „Anstauung", die keinen Kanal findet, kann sich manchmal einen Weg ins körperliche Symptom suchen wie bei Frau K.

Minuchin (1984), einer der Väter der strukturellen Familientherapie, hat bei diesen Familiensystemen die Metapher „Liebe als Gefängnis" geprägt.

Am anderen Ende des Kontinuums der Kohäsion finden sich die sogenannten „losgelösten Familiensysteme". In diesen Systemen sind die Grenzen um den Einzelnen starr wie Mauern, keiner hat Interesse an den Wünschen, den Ideen, den Gedanken und Gefühlen des Anderen. Die einzelnen Familienmitglieder verbringen sehr wenig Zeit miteinander. Entscheidungen werden in keiner Weise miteinander abgesprochen. Es gibt kaum gemeinsame Freunde. Eine Frau in solch einem System steht sehr allein da. Gerade in Zeiten, wo hohe Anforderungen an sie gestellt werden, wie wir die in der Besprechung der Lebensphasen gesehen haben, kann sie als „Schrei" nach mehr Bindung, nach mehr Zuwendung auch körperliche Symptome entwickeln.

Die größten Chancen für Gesundheit, Wohlfühlen und Weiterentwicklung liegen in den „getrennten oder verbundenen" Familiensystemen, in denen genügend Nähe und Bindung, aber auch ausreichend Autonomie, Zeit und Entfaltungsmöglichkeiten für den Einzelnen bestehen.

3.1.2 Familienadaptabilität

Darunter verstehen wir die Fähigkeit zur Anpassung eines Systems an Veränderungen von innen wie z. B. in den verschiedenen Lebensphasen oder

	Dysfunktional „chaotisch"	Funktional flexibel	Funktional strukturiert	Dysfunktional „rigid"
Durch-setzungsstil	passiv und aggressiv unvorhersehbare Interaktionsstile	gegenseitige Bejahung mit seltener Aggression	hauptsächlich bejahend, einige Aggression	passiv, aggressiver Interaktionsstil
Führungsstil	geringe oder unberechenbare Führung	gleichberechtigte Führung, viel fließende Änderung	stabile Führung, die auf eine gute Art und Weise durchgesetzt wird	autoritär traditionelle Führung
Disziplin	laissez-fair, Erziehungsstil mit inkonsistenten Konsequenzen, die unberechenbar erzwungen werden	demokratischer Erziehungsstil mit gemeinsam vereinbarten Konsequenzen, die gerecht beibehalten werden	demokratischer Erziehungsstil mit vorhersehbaren Konsequenzen, die mit Festigkeit verlangt und durchgesetzt werden	autokratischer Erziehungsstil, Konsequenzen streng und stur
Verhandlungsstil	schlechte Problemlösung, endlose Verhandlungen, impulsive Lösungen	gute Problemlösung, flexible Verhandlung, Einigkeit hinsichtlich der Lösung	gute Problemlösung, strukturierte Verhandlungen, „vernünftige" Lösungen	schlechte Problemlösung, aufgezwungene Lösungen, begrenzte Verhandlungen
Regeln	chaotisch, traumatische Regeländerungen, die willkürlich durchgesetzt werden	einige Regeländerungen, die gerecht durchgesetzt werden	wenige Änderungen hinsichtlich der Reglungen, aber diese werden mit Festigkeit durchgesetzt	meist sehr starre Regelungen, die streng durchgesetzt werden
Rollen	traumatische Rollen- und Funktionsänderungen	Teilung von Rollen und Funktionswechsel	stabile Rollen- und Funktionsverteilung, an der auch andere Familienmitglieder teilhaben können	extrem starre stereotype Rollen- und Funktionsverteilung

Abb. 15. Familienadaptabilität (nach Olson 1979)

auf Veränderungen von außen wie Wohnortwechsel, Arbeitsplatzverlust etc. In jedem lebenden System wird ein Gleichgewicht herrschen zwischen Morphostase, Kräften, die zur Aufrechterhaltung der bestehenden Situation beitragen, und Morphogenese – Kräften, die zur Veränderung der Situation beitragen.

Wenn wir uns die Adaptabilität auf einem Kontinuum vorstellen, so gibt es Familien mit einer sehr geringen Fähigkeit zur Anpassung. Diese Familien bezeichnen wir als „rigid". In diesen Familien herrschen starre Regeln, unbewegliche Rollenverteilungen, eine sehr autoritäre Durchsetzung der Regeln und damit wenig Flexibilität. In diesen Familien wird festgehalten, an dem, was einmal „gut" war, die Tradition spielt eine sehr große Rolle, und Neues kann nur sehr wenig integriert werden.

Herr K. in einem Paargespräch: „Wenn ich meiner Frau eine neue Idee präsentiere, reagiert sie sofort ganz aggressiv, ängstlich, verfällt in Depression und bekommt sogar psychosomatische Symptome. So sollte ich von meiner Firma aus einmal nach Amerika gehen für längere Zeit – ich hätte gerne meine Familie mitgenommen, aber meine Frau war furchtbar entsetzt und ängstlich. Sie könne doch „ihre Herkunftsfamilie" nicht verlassen.

Es hat sich bei diesem Paar folgendes Muster entwickelt: Der Mann möchte etwas „Neues", er frägt aber wie ein kleiner Bub seine Mutter – jetzt seine Ehefrau – quasi um Erlaubnis. Diese Antwort endet mit massiver Ablehnung des Vorschlages. Allmählich stellt sich so immer mehr Unzufriedenheit, immer mehr Spannung ein, sowohl beim Mann als auch bei der Frau.

So kann auf Veränderung von außen keine adäquate Reaktion kommen, sondern die Energie wird darauf verwendet, das „Alte" festzuhalten, auch wenn dann den Bedürfnissen der Partner nicht entsprochen werden kann.

Am anderen Ende der Adaptabilität finden wir jene Familiensysteme, die wir als „chaotisch" bezeichnen. Bei diesen Familien wird pausenlos etwas verändert, es kommt ununterbrochen zur Änderung von Regeln, Rollen, Aufgaben und Funktionen, so dass man sich nicht auskennt. Es herrscht eine sehr große Unsicherheit, oft eine sehr aggressive angespannte Stimmung. Zum Muster gehören endlose Streitereien, Verhandlungen und impulsive Lösungen, die auf Kosten des Einen oder des Anderen gehen.

„Bei uns geht und kommt jeder, wann er will, keiner weiß so recht, wo der andere gerade ist. Es gibt keine gemeinsamen Mahlzeiten, jeder nimmt sich aus dem Eiskasten, was er grade vorfindet, und ist furchtbar wütend, wenn, was er grade gestern für sich gekauft hat, nun schon wieder weg ist." So beschreibt eine 22-jährige junge Frau ihre Familie.

Im funktionalen Bereich der Adaptabilität liegen die „flexiblen" oder „strukturierten" Familiensysteme. In diesen Systemen geht es recht demokratisch zu. Es gibt klare Regeln, die auch konsequent beibehalten werden oder auf Absprache mit allen Familienmitgliedern geändert werden. Es herrscht eine Flexibilität von Rollen auch zwischen Mann und Frau; z. B. Hausarbeit wird versucht, von beiden gerecht aufgeteilt zu werden. Konflikte können in solchen Systemen wahrgenommen werden. Sie können geäußert werden, und es können Lösungen gefunden werden, so dass einmal dem Einen nachgegeben wird, dann dem Anderen, oder man ist auch fähig, Kompromisse zu schließen.

Wenn in einer Partnerschaft, in einer Familie über lange Zeit ein dysfunktionales Muster bestehen bleibt, so kann dies bei zusätzlichen Faktoren, die wir in den vorhergehenden Kapiteln besprochen haben, den Boden für psychosomatische Symptome bilden.

Literatur

Andolfi M (1982) Familientherapie. Das systemische Modell und seine Anwendung. Lambertus: Freiburg i. Br.

Andolfi M (1986) Das Spiel in der Maske. Therapeutischer Wandel in rigiden Familiensystemen. Klett-Cotta: Stuttgart

Argyle M (1988) Bodily communication. Int Univ Press: Madison

Bardemann M, Lamprecht A (1999) Systemtheorie verstehen. CD. Westdeutscher Verlag: Opladen

Bateson G (1982) Geist und Natur. Eine notwendige Einheit. Suhrkamp: Frankfurt/Main

Bateson G (1980) Ökologie des Geistes. Suhrkamp: Frankfurt/Main

Boscolo L, Ceccin G, Hofmann L, Penn P (1990) Familientherapie – Systemtherapie. Das Mailänder Modell. Theorie, Praxis und Konversationen. Verlag modernes lernen: Dortmund

Bowen N (1975) Familienpsychotherapie bei Schizophrenie in der Klinik und in der Privatpraxis In: Boszormenyi-Nagy I (Hrsg) Familientherapie, Bd I. Rowohlt: Reinbek bei Hamburg

Brandl-Nebehay A et al (1998) Systemische Familientherapie. Facultas Verlag: Wien

Brown GW, Harris T (1978) Social origins of depression. Tavistock: London

Carter B, McGoldrick M (1989) The changing family life cycle. Allyn Bacon: Boston

Cierpka M (Hrsg) (1996) Familiendiagnostik. Springer: Berlin

Dubrovsky StL (1997) Mind – Body Deceptions: the Pschosomatics of Everyday Life. Norton: New York

Engel GL (1979) Die Notwendigkeit eines neuen medizinischen Modells: Eine Herausforderung der Bio-Medizin. In: Keupp H (Hrsg) Fortschritte der klinischen Psychologie, Bd. 17, Normalität und Abweichung. Urban & Schwarzenberg: München, Wien

Erikson E (1971) Kindheit und Gesellschaft. Klett-Cotta: Stuttgart

Foerster H v (1998) Wahrheit ist die Erfindung eines Lügners. Carl Auer: Heidelberg

Foerster H v (1993) Kybernethik. Merve: Berlin

Foerster H v (1985) Sicht und Einsicht. Versuche zu einer operativen Erkenntnistheorie. Vieweg: Wiesbaden

Gilligan CL (1984) Die andere Stimme. Lebenskonflikte und Moral der Frau. Piper: München

Graham D (1972) Psychosomatic medicine. In: Greenfield NS, Sternbach RA (eds) Handbook of psychophysiology. Holt, Rinehart & Winston: New York

Groddeck G (1984) Das Buch vom Es. Fischer: Frankfurt/Main

Guntern G (1980) Systemtherapie. Das psychosomatisch erkrankte Kind und seine Familie. Pädiatrie und Pädologie 15: 1–10

Guntern G (1982) Autoorganisation in Humansystemen. In: Welter-Enderlin R (Hrsg) Menschliche Systeme. Ein Rahmen für das Denken, die Forschung und das Handeln, Zusammenhänge 3. Institut für Ehe und Familie: Zürich

Haley J (1963) Gemeinsamer Nenner Interaktion. Pfeiffer: München

Haley J (1976) Direktive Familientherapie. Pfeiffer: München

Haley J (1981) Ablösungsprobleme Jugendlicher, Therapie mit Familien junger Erwachsener. Pfeiffer: München

Hegel G v (1952) Phänomenologie des Geistes. In: Hofmeister (Hrsg) Sämtliche Werke, Bd. 5. Meiner: Hamburg

Imber-Black E, Roberts J, Whiting RA (1988) Rituals in families and family therapy. Norton: New York

Imber-Black E (1993) Secrets in Families and Family Therapy. Norton: New York

Jones E (1995) Systemische Familientherapie. Verlag modernes lernen: Dortmund

Jellouschek H (1998) Wie Partnerschaft gelingt. Herder: Wien

Katschnig H, Wanschura E (1983) Familientherapie bei psychosomatische kranken Kindern, Schriftenreihe des Institutes für Tiefenpsychologie und Psychotherapie der Univ. Wien, Bd. 1. Univ.-Klinik für Tiefenpsychologie und Psychotherapie: Wien

Katschnig H (1980) Organisation eines therapeutischen Familienurlaubs für Familien mit psychosomatisch kranken Kindern. In: Strotzka H (Hrsg) Der Psychotherapeut im Spannungsfeld der Institutionen. Urban & Schwarzenberg: München

Katschnig H, Wanschura E (1988) Systemische Familientherapie. Ein Lehrfilm. Schriftenreihe des Institutes für Tiefenpsychologie und Psychotherapie der Univ. Wien, Bd. 9. Univ.-Klinik für Tiefenpsychologie und Psychotherapie: Wien

Katschnig H, Wanschura E (1991) Familientherapeutischer Zugang zum Asthma bronchiale bei Kindern. In: Hess H (Hrsg) Soziale Beziehung und Krankheit. VEB-Verlag für Medizin und Biologie: Berlin

Katschnig H (Hrsg) 1986) Life events and psychiatric disorders: Controversial issues. Cambridge University Press: Cambridge

Krüll M (1989) Die Geburt ist nicht der Anfang. Klett-Cotta: Stuttgart

Lask B (1985) Verhaltensstörungen bei Kindern. Orac: Wien

Lask B, Fosson A (1989) Childhood illness, the psychosomatic approach. Wiley and Sons: New York

Margetts EL (1950) The early history of the word „psychosomatic". Canadian Medical Association Journal 63: 402–405

Maturana H (1982) Erkennen: Die Organisation und Verkörperung von Wirklichkeit. Vieweg: Wiesbaden

Maturana H, Varela F (1985) Der Baum der Erkenntnis. Die biologischen Wurzeln des menschlichen Erkennens. 2. Aufl. Scherz: Bern

McGoldrick M et al (1990) Genogramme. Huber: Bern

McGoldrick M, Walsh FF (1980) A systematic view of family history and loss. In: Wolberg LR, Aronson ML (eds) Group and Family Therapy. Brunner Mazel: New York

Minuchin S (1984) Familie und Familientherapie. Theorie und Praxis struktureller Familientherapie. Lambertus: Freiburg

Minuchin S, Rosman BL, Baker L (1995) Psychosomatische Krankheiten in der Familie. 6. Aufl. Klett-Cotta: Stuttgart

Molcho S (1983) Körpersprache. Mosaik: München

Mussen PH, Conger JJ, Kagan J (1981) Lehrbuch der Kinderpsychologie. Klett-Cotta: Stuttgart

Olson DH et al (1980) Circumplex model of marital and family systems II. Advances in family intervention, assesment and theory. Family Process 19: 129–176

Olson DH (2000) Circumplex model of marital and family systems. Family Process 22: 144–167

Paul L, Norman et al (1977) Puzzle einer Ehe. Klett-Cotta: Stuttgart

Satir V (1985) Familienbehandlung, Kommunikation und Beziehung in Theorie, Erleben und Therapie. Lambertus: Freiburg i. Br.

Selvini-Palazzoli M, Boscoli L, Cecchin G, Prata G (1977) Paradoxon und Gegenparardoxon. Klett-Cotta: Stuttgart

Selvini-Palazzoli M (1982) Magersucht. Klett-Cotta: Stuttgart

Simon F, Sterlin H (1984) Die Sprache der Familientherapie. Ein Vokabular. Klett-Cotta: Stuttgart

Simon FB (1995) Die andere Seite der Gesundheit. Carl-Auer: Heidelberg

Simon FB (1995) Unterschiede, die Unterschiede machen. Suhrkamp: Frankfurt

Spitz R (1969) Vom Säugling zum Kleinkind. Klett-Cotta: Stuttgart

Stierlin H (1982) Delegation und Familie. Suhrkamp: Frankfurt/Main

Tomm K (1987a) Interventive interviewing, Part I, Strategizing as a force guideline for the therapist. Family Process 26: 3–13

Tomm K (1987b) Interventive interviewing, Part II, Reflexive questioning as a means to enable self healing. Family Process 26: 167–183

Tomm K (1988) Interventive interviewing, Part III, Intending to ask lineal circular strategic or reflexive questions. Family Process 27: 1–15

Tomm K (1994) Die Fragen des Beobachters. Carl Auer: Heidelberg
Uexküll TH V (1986) Psychosomatische Medizin. Urban & Schwarzberg: München, Wien
Wanschura E, Wanschura W, Katschnig H, Katschnig H (1986) Familientherapie in den Ferien. Ein
    Modell. Klett-Cotta: Stuttgart
Wanschura E (1990) Freude als Medizin. Der Einfluss der Psyche auf die Gesundheit. Kneipp-
    Verlag Österreich: Leoben
Wanschura E, Katschnig H ((1995) Alle machen mit, keiner kennt sich aus ... Familie und psycho-
    somatische Krankheit. In: Hochgerner M, Wildberger E (Hrsg) Psychotherapie in der
    Psychosomatik. Facultas: Wien
Watzlawick P, Beavin JH, Jackson DD (1971) Menschliche Kommunikation. Huber: Bern
Welter-Enderlin R (1989) Krankheitsverständnis und Alltagsbewältigung. Psychologie Verlags-
    union: München
Welter-Enderlin R (1996) Systemische Therapie als Begegnung, Klett-Cotta: Stuttgart
Willi J (1975) Die Zweierbeziehung. Rowohlt: Reinbek bei Hamburg

Spezielle Psychosomatik

Der Menstruationszyklus

M. Springer-Kremser

1. Medizinhistorische Bemerkungen

Der objektive Grund der Menstruation ist ca. 70 Jahre bekannt (Bergler 1984) und 1948 erschien das erste Werk, das die Zusammenhänge zwischen psychologischen und endokrinologischen Prozessen aufzuzeigen versuchte: Hormones and Behavior (Beach 1981); es ist somit das erste Werk über Psychoendokrinologie.

Die Vorstellung vom Einfluss psychiatrischer Faktoren auf den Zyklus einer Frau findet in Begriffen wie Hausbauamenorrhoe, Amenorrhoe der Hochzeitsreise, Notstands-, Lager- und Fluchtamenorrhoe, die in die Literatur eingegangen sind, ihren Niederschlag. Schreiner (1971), bezeichnet im Handbuch „Klinik der inneren Sekretion" die psychogenen oder emotionellen Amenorrhöen als die zahlenmäßig größte Gruppe der sekundären Amenorrhöen. Eine bahnbrechende Untersuchung über die Zusammenhänge zwischen Psyche und Zyklus ist die von Benedek und Rubenstein (1939a, 1939b). Sehr vereinfacht dargestellt ist der Inhalt der Studien folgender: Das Material aus Psychoanalysen wurde bestimmten Phasen des Zyklus zugeordnet, welche mit Hilfe von Vaginalabstrichen und Temperaturmessungen bestimmt wurden. Aus ihrem Fallmaterial zogen die Autoren folgende Schlüsse: Heterosexuelle Interessen (auch als zentrifugale psychodynamische Tendenz bezeichnet) stehen im Zusammenhang mit der Produktion von Östrogen, während der Progesteronphase des Zyklus hingegen zeige das Triebleben passive und rezeptive Tendenzen, was von den Autoren als Vorbereitung auf die Mutterschaft interpretiert wurde.

Diese Untersuchung ist aus zwei Gründen als klassisch zu bezeichnen: Erstens handelt es sich um eine interdisziplinäre Untersuchung, durchgeführt von einer Psychoanalytikerin und einem Gynäkologen, und zweitens wurden spätere Forschungsergebnisse über die Korrelationsmechanismen von Psyche und Soma vorweggenommen, welche die Emotionalität als einen Stimulus und die Persönlichkeitsstruktur als Vermittler des emotionalen Einflusses auf (Patho)physiologie der endokrinen Funktionen akzeptieren, wie im Kapitel Kemeter dargestellt ist.

Die Menstruation ist ein besonders sensibler Parameter für die bio-psycho-soziale Befindlichkeit der Frau, wie aus den Fallbeispielen in diesem Kapitel ersichtlich ist.

2. Die individuelle Bedeutung der Menstruation

Die Verhaltensmuster und Befindlichkeiten sind eng mit der individuellen Bedeutung verknüpft, welche die jeweilige Frau ihrer Menstruation zuschreibt. Für diese Bedeutungszuschreibung gibt es zwei Determinanten: einerseits der soziale und kulturelle Kontext der Frau und andererseits die Situation der Menarche, die persönliche Psychodynamik, einschließlich aller Wünsche, Sehnsüchte und Befürchtungen, welche mit Weiblichkeit und Fruchtbarkeit verbunden sind.

2.1 Der soziokulturelle Hintergrund

2.1.1 Das Menstruationstabu – sozialgeschichtlicher Exkurs

Geschichte ist nicht einfach Vergangenheit. Geschichte dient der Herstellung einer Beziehung zwischen Vergangenheit und Gegenwart. Die ersten Objekte menschlicher Verehrung waren vermutlich Frauen, da bei ihnen das Prinzip der Fruchtbarkeit am deutlichsten sichtbar war. Frauen waren für die Bestellung der Felder verantwortlich, hatten Schlüsselfunktionen in den Fruchtbarkeitsriten, im Mythos und in der Wirklichkeit. Aber die Macht, die schöpferisch ist, kann auch zerstörerisch sein. Menstruationsblut, das äußere Zeichen ihres Doppelcharakters, wird in den meisten Gesellschaften mit zerstörerischen Aspekten in Zusammenhang gebracht. Es hieß und heißt, dass Frauen während der Menstruation die Ernte verderben und auch sonst in jeder Hinsicht vernichtend sein können. (Man hört immer wieder noch von Frauen aus dem ländlichen Bereich überlieferte Familientraditionen, Frauen dürften nicht Marmelade einkochen und nicht Milch berühren während der Menstruation, Anmerkung der Autorin.) In vielen Gesellschaftsformen herrscht der Glaube, dass die Frau während der Menstruation eine bedrohliche, übernatürliche Macht ausstrahle. Die Menstruationstabus sind Methoden, die den anderen helfen sollen, der Frau und ihrem gefährlichen Einfluss entgehen zu können, und die es der Frau ermöglichen sollen, die Menstruation zu überstehen, ohne ihrer eigenen tödlichen Macht zu erliegen. In vielen primitiven Gesellschaften war eine menstruierende Frau jeden Monat vier oder fünf Tage lang vom Alltagsleben des Stammes ausgeschlossen. Sie durfte nicht anpflanzen, nicht ernten oder kochen und auch nicht mit ihrem Mann zusammen sein.

Zu Zeiten von Thomas von Aquin durften menstruierende Frauen nicht die Kirche betreten.

Interessante Texte zum Thema der sozialen und kulturellen Geschichte der Menstruation: Fischer-Homburger Esther: Krankheit Frau und andere Arbeiten zur Medizingeschichte der Frau, 1979; Shuttle-Redgrove P.: Die weise Wunde Menstruation. Frankfurt, Fischer/Goverts, 1980.

Viele der sozialen Tabus betreffend die Menstruation sind gefallen, das Sexualtabu im Zusammenhang mit der Menstruation keineswegs. Es ist für viele Frauen und Männer immer noch ein wichtiger Teil des Alltags. Trotz des heute diesbezüglich eindeutigen medizinischen Wissens ist dieses Tabu weit verbreitet und beeinflusst Menschen aller Klassen und Kulturen. Eine Untersuchung, die in Kalifornien durchgeführt wurde, zeigt, dass von 900 Familien die Hälfte der Männer und Frauen nie während der Menstruation Geschlechtsverkehr hatten (Paige K 1973).

Erst mit Hilfe der modernen Endokrinologie ist es möglich, diese für Frauen oft verhängnisvollen Mythenbildungen zu entschleiern. Die alten Mythen leben zum Teil in der Bezeichnung für die Menstruation weiter: In der französischen Bezeichnung „le moment de la lune" lebt die Vorstellung von der Rolle des Mondes im Zusammenhang mit dem weiblichen Zyklus weiter, die englische Bezeichnung „curse" = Fluch oder „on the rag", sind weitere umgangssprachliche Bezeichnungen für die Menstruation.

2.1.2 Zur Menstruationshygiene

Auch die Menstruationshygiene ist nicht frei von Mythenbildungen. Mütter geben an ihre Töchter Verhaltensvorschriften betreffend die Intimhygiene während der Menstruation weiter und diese werden oft unreflektiert über Generation hinweg tradiert. Diese Vorschriften dienen einem ganz bestimmten Ziel: Von der Menstruation darf die Umgebung, besonders die männliche Umgebung, weder etwas riechen noch etwas sehen. Andere körperliche Beschwerden, welche die Menstruation begleiten, wie Übelkeit, Kopfschmerzen etc., werden mit beziehungsvoller Mimik und Gestik der Umwelt mitgeteilt, also in verschlüsselter Form. Selten wird in einer Familie direkt darüber gesprochen. Diese Verschleierungen, das Geheimnisvolle, helfen aber in der Regel vor allem den jungen Mädchen nicht, mit der Menstruation an sich und den begleitenden Beschwerden in einer selbstverständlichen, ihren Körper und dessen Funktionen akzeptierenden Form, damit umzugehen.

2.2 Die Situation der Menarche und die persönliche Psychodynamik

Die erste Menstruation ist ein einschneidendes Erlebnis für jedes junge Mädchen. Es ist keineswegs gleichgültig, in welcher Situation und vor dem Hintergrund welcher Information über seinen Körper und dessen Funktionen ein junges Mädchen von der ersten Blutung betroffen wird. Ob die erste Blutung verbunden ist mit Stolz, Freude und dem Gefühl „Sich Erwachsen-Fühlen" oder mit Beschämung, Verunsicherung, Verwirrung, wird dieses erste Erlebnis und die Erwartungshaltung gegenüber jeder nächsten Blutung beeinflussen. Die von sachlicher Information getragene Gewissheit, diese Blutung ist etwas Normales, hilft Angst und damit auch Muskelverkrampfungen zu reduzieren.

Die Faktoren Neuheit, Ungewissheit und Unvorhersagbarkeit hingegen führen zu einem deutlichen Anstieg des Plasmakortisolspiegels (Fehm HA und Voigt KH 1980) und stellen somit beachtliche Stressoren dar. Die Menarche fällt schließlich in die Adoleszenz, und die zentrale Frage in dieser Lebensphase lautet: „Bin ich normal?" Einem jungen Mädchen, dessen Selbstwertgefühl starken Schwankungen unterliegt, das keinen stabilen Identitätssinn, die Vorstellung „ich bin und werde immer dieses Mädchen sein" entwickeln konnte, ist es unmöglich, sich als Herrin im eigenen Körper zu fühlen. Es wird, als nicht abgegrenzt von der Mutter, sich bedroht und verletzt fühlen durch die erste Blutung.

Beispiel: Eine junge Frau mit ausgeprägter spasmoider Dysmenorrhoe wird von der allgemein-gynäkologischen Ambulanz in die psychosomatische Ambulanz überwiesen. Ihre Beschwerden: krampfartige Schmerzen, die in Intervallen von ca. einer halben Stunde auftreten, seien vor allem am ersten Tag der Blutung so intensiv, dass die Patientin in der Regel sich gezwungen fühlt, das Bett zu hüten, jedenfalls in der Wohnung zu verbleiben, nicht ihrem Studium nachzugehen und auch keiner anderen Aktivität außer Haus nachzugehen. Schmerzstillende Medikamente, welcher Art auch immer, bringen nur eine geringfügige und kurzdauernde Erleichterung der Beschwerden. Die Anamnese ergab, dass die Patientin als junges Mädchen mit 14 Jahren während eines Schulausfluges nach London am Picadilly-Circus von einer Mitschülerin darauf aufmerksam gemacht wurde, dass ihr Blut die Beine hinunterrinne. Die Patientin, die zwar schon vorher ein unbehagliches Gefühl in ihrem Leib gefühlt hat, etwas Warmes, war dermaßen geschockt, erschrocken, beschämt, dass sie den Rest des Aufenthaltes in London trotz allen guten Zuredens in ihrem Hotelzimmer verbrachte. Dies war die erste Menstruation dieses Mädchens. Sie hatte kaum eine Vorinformation; sie erinnerte sich, dass ihre Mutter einmal angedeutet hatte, irgendwann einmal würde sie jetzt „die Tage" bekommen und dann solle sie sich nur an ihre Mutter wenden. Natürlich war die Peergroup-Aufklärung so weit gediehen, dass die Patientin wusste, dass es so etwas wie regelmäßige monatliche Blutungen gibt. Aber, wie das so häufig bei jungen Mädchen ist, war dieses Wissen gleichzeitig von der Annahme begleitet, „mir wird so etwas nicht zustoßen". Dieser narzisstische Schutz, mit dem sich Adoleszente oft umgeben, hat, wie man sieht, eher fatale Auswirkungen. Die Patientin hat jedenfalls einen Teil des Verhaltens bei der Menarche bei jeder späteren Menstruation wiederholt: nicht das Zimmer zu verlassen, aus Angst davor, man könnte etwas sehen, etwas merken, Angst vor einer Wiederholung der Beschämung. Die ängstliche Erwartung drückt sich in der starken Muskelverspannung aus, welche mitverantwortlich sind für die starken dysmenorrhoischen Beschwerden.

3. Zyklusstörungen und Lebenszyklus

Entsprechend dem komplexen psychoendokrinen Steuerungsmechanimus, wie im Kapitel Kemeter beschrieben, gibt es eine Unzahl von möglichen Einflüssen auf den Menstruationszyklus: psychologische und soziale Einflüsse. Demnach stellen sich neben der schon behandelten Frage der soziokulturellen Bedeutung der Menstruation noch einige andere Fragen: nämlich

- Welche signifikanten Charakteristika werden von Frauen mit der Menstruationsblutung assoziiert?
- Welche physiologischen oder psychologischen Begleiterscheinungen werden wahrgenommen?
- Welches Verhalten ist assoziiert mit Blutung?
- Wie reagieren die Frauen auf Veränderungen ihres Blutungsmusters?

Die meisten Frauen sind vor allem interessiert an Frequenz, Dauer, Menge, dem eventuellen vollkommenen Ausbleiben der Regel und begleitenden Beschwerden. Ein wichtiger Punkt, der immer wieder vernachlässigt wird, worauf Snowdon und Christian (1983) in ihrer transkulturellen Untersuchung hinweisen, ist die Bedeutung der Voraussagbarkeit der jeweils nächsten Blutung für die individuelle Frau.

Im Laufe des Lebenszyklus unterliegt die individuelle Einstellung einer Frau zu Fruchtbarkeit, Sexualität und somit zur Menstruation Schwankungen: die folgenden Fallbeispiele tragen dem Rechnung und wurden als paradigmatisch für eine bestimmte Lebensphase ausgewählt.

3.1 Zyklusstörungen im Jugendalter

3.1.1 Die Zyklusunregelmäßigkeiten – Oligomenorrhoe, Amenorrhoe

Die häufigsten Zyklusprobleme adoleszenter Mädchen sind Oligo-, Amenorrhoe, also Blutungsunregelmäßigkeiten, manchmal verbunden mit anorektischer Symptomatik oder nach Absetzen eines oralen Kontrazeptivums, wenn die Menstruation vor der Einnahme des oralen Kontrazeptivums regelmäßig war. Belastend dabei ist vor allem die mangelnde Voraussagbarkeit der Blutung, die zu Irritationen führt, Verunsicherungen, vor allem sozialer Unsicherheit des jungen Mädchens. Oft wird auch die Befürchtung geäußert, keine „normale Frau" zu sein, vielleicht auch niemals Kinder haben zu können – letzteres meist unter dem Einfluss älterer weiblicher Bezugspersonen.

Manchen jungen Mädchen scheint die Oligo- oder Amenorrhoe entgegen zu kommen, unbewusste Wünsche oder Ängste auszudrücken, vor allem anorektische Symptome.

Fallbeispiel zu Zyklusstörungen im Jugendalter: „An der langen Leine der Loyalität." Die 15-jährige Susanne, von der Hormonambulanz mit der Diagnose „Sekundäre Amenorrhoe, Anorexia nervosa?" zugewiesen, kommt in Begleitung ihrer Mutter in die psychosomatische Ambulanz. Die Mutter wird vorerst gebeten, zu warten, sie werde selbstverständlich später in das Gespräch mit der Tochter mit einbezogen. Susanne ist ca. 1,65 m groß und wiegt 49 kg. Sie ist aufgeschlossen, kontaktfreudig und freundlich. Sie scheint etwas ratlos über die Tatsache, dass sie in eine psychosomatische Ambulanz überwiesen wurde. Sie hat den Eindruck, dass sie ihre Probleme bereits überwunden hat, und meint dazu Folgendes: Vor zwei Jahren hätte sie gemeinsam mit Freundinnen begonnen, Gewicht abzunehmen: gezielt und bewusst. Sie wollte dem Schönheitsideal entsprechen und schlank sein; damals wog sie bei einer Körpergröße von 1,60 m etwa 55 kg. In der Folge kam es immer wieder zu Auseinandersetzungen im Familienkreis, wenn Susanne sich kleinere Portionen nahm, manche Speisen überhaupt verweigerte. Ungefähr ein halbes Jahr nach Beginn des Abmagerns hätte die Menstruation, die bis dahin zwar unregelmäßig, aber doch in Intervallen zwischen 30 und ca. 45 Tagen aufgetreten war, gänzlich aufgehört. Sie habe sich damals zwar kurz darüber Gedanken gemacht, diese Gedanken aber wieder weggeschoben; bald danach habe sie ihre alten Essgewohnheiten in gewissem Maße wieder aufgenommen, und es kam zu einer leichten Gewichtszunahme. Die Mutter zeigte sich jedoch zunehmend beunruhigt, versuchte, der Tochter genaue Vorschreibungen zu machen, was und wie viel sie zu essen hätte oder aber auch, was sie alles für die Schule oder den Haushalt zu tun hätte. Mit einer Attitüde von milder Nachsicht spricht die Tochter über dieses Verhalten der Mutter, das sie aber andererseits doch ziemlich ärgert. Allmählich ist es ihr auch möglich, ihren Unmut über die Vorstellung in der psychosomatischen Ambulanz auszusprechen, und sie meint schließlich, eigentlich gehöre die Mutter in Behandlung und nicht sie. Die Mutter sei sehr unruhig, reizbar, leicht irritierbar und mache sich übertriebene Sorgen um sie und ihren jüngeren Bruder. Susanne hätte als Kind immer ein sehr gutes Verhältnis zu ihrer Mutter gehabt, im Zusammenhang mit der Gewichtsabnahme, habe sich die Situation aber verändert: Sie ertrage die Kontrolle eigentlich nicht. Der Vater sei an diesen familiären Geschichten nicht sonderlich interessiert, die Mutter hetze ihn manchmal gegen die Tochter auf – so empfindet die Tochter dies –, und dann werde die Situation zu Hause besonders unangenehm, weil Susanne sich dann von allen Seiten bedrängt fühle.

Das adoleszente Mädchen scheint großes Verständnis für ihre Mutter zu haben: Man hat den Eindruck als seien die Rollen vertauscht. Im gemeinsamen Gespräch mit Mutter und Tochter wird dann der Ablösungskonflikt, den beide auf unterschiedliche Weise erleben, besonders deutlich. In Susanne wurden und werden sehr viele Erwartungen gesetzt: Sie muss klug, schön, selbstständig sein, aber trotzdem Tochter ihrer Mutter bleiben und die Mutter in allen Fragen als die Autorität respektieren oder als ratgebende Freundin annehmen. Die Mutter verlangt so eine ziemlich bedingungslose Loyalität, kaschiert diese aber hinter offensichtlichem Intellektualisieren: Sie interessiere sich so für Psychologie, lese viele Bücher und verstehe daher Mädchen dieses Alters sicher besonders gut. Susanne lächelt dazu milde. Susanne hat schließlich auch die Loyalitätsbindung für sich akzeptiert, und in vielen Bereichen ist es möglich, Susanne auszusenden mit Aufträgen auf der Ich-Ebene, welche diese sehr wohl erledigt und danach wieder „zurückkehrt" zur Mutter. Es scheint aber doch mit Aufträgen, welche über die Gewissensebene auch über die Triebebene laufen, Schwierigkeiten zu geben: Das Mädchen nimmt zwar Aufträge, welche über die Über-Ich-Ebene laufen, an: Sie bringt gute Noten nach Hause, und sie verhält sich formal sehr gut. Die Aufträge, welche über die Triebebene laufen: Die Befriedigung der sexuellen Neugier der Mutter z. B., sind Aufträge, welche die Tochter ängstigen. Das Ausbleiben der Menstruation oder aber „wegzaubern" der Menstruation hat wohl auch den Zweck, diese Aufträge, von welchen die Tochter spürt, dass sie auch an sie herangetragen werden, besser verweigern zu können: Mit einem Zyklus ohne Eisprung kann man schließlich kaum schwanger werden. Die Zyklusstörung, das Ausbleiben der Menstruation, hat also für die Tochter eine wichtige Funktion: Sie kann sich besser auf die Aufträge, die sie auf der Ich-Ebene erledigen soll, konzentrieren, sie hält sozusagen ihr Triebleben in Schach; auch die Abmagerung hatte partiell diesen Zweck. Da Susanne aber adaptive Abwehrmöglichkeiten zur Verfügung hat, ist es ihr durchaus möglich, ein Stück Triebbefriedigung zuzulassen, und sie benötigt keine schwere Erkrankung wie dies eine Anorexia nervosa im voll ausgeprägten Bild wohl wäre, um sich vor Triebanflutung zu schützen: Milde Askese und Intellektualisierung als die klassischen Abwehrmechanismen der Adoleszenz reichen vollkommen aus.

Die therapeutische Arbeit mit Mutter und Tochter besteht im Wesentlichen im Aufspüren der Loyalitätsbindungen, im Aufzeigen der Mutter, dass die Ablösung etwas ist, was beiden nicht leichtfällt, womit beide fertig werden müssen, Mutter und Tochter, und die schon vorhandenen Signale aufzuspüren, welche zeigen, dass es zwischen Mutter und Tochter sehr wohl Ansätze zu einer reiferen, abgelösten Art der Beziehung gibt als die zwischen Mutter und kleinem Mädchen; welche für beide durchaus befriedigend sein können.

3.1.2 Dysmenorrhoe

Bei der Dysmenorrhoe des jugendlichen Mädchens handelt es sich meistens um die spasmoide Form der Dysmenorrhoe. Die Beschwerden treten bei dieser Form in etwa halbstündigen Intervallen auf, sind krampfartig, dauern dann ca. 10 Minuten und setzen mit der Blutung ein. Die Schmerzen sind mitunter von einer leichten Übelkeit begleitet. In der Regel handelt es sich ätiologisch um ein relatives Östrogendefizit. Als Behandlung kommt somit Ruhigstellung, Thermophor, milde Schmerzmittel und notfalls Östrogengaben in Frage. Diese Form der Dysmenorrhoe bessert sich auch in der Regel mit zunehmendem Alter, häufig verschwindet sie ganz nach einer Schwangerschaft.

Selten leiden junge Mädchen unter einer kongestiven Dysmenorrhoe. Bei dieser Form der Dysmenorrhoe sind ebenfalls ziehende, krampfartige Schmerzen im Unterbauch vorhanden, sie setzen aber mitunter schon drei bis mehrere Tage vor Einsetzen der Menstruation ein und sind begleitet von milden Symptomen des prämenstruellen Syndroms, also Neigung zu Ödemen, Verstimmungszuständen, Gelenksbeschwerden und alle jene möglichen Beschwerden, die beim prämenstruellen Syndrom auftreten können.

Ätiologie und Behandlung entsprechen jener des prämenstruellen Syndroms.

3.2 Zyklusstörungen und Ovarialzysten bei Frauen im reproduktiven Alter

Fallbeispiel: Oligomenorrhoe, Prämenstruelles Syndrom und Ovarialzysten, eine häufige Kombination: „Die Wanderin zwischen zwei Welten".

Eine junge Frau Mitte zwanzig kommt auf Anraten von Freunden in die psychosomatisch-gynäkologische Ambulanz. Sie hat eine über fünf Jahre dauernde Patientinnenkarriere hinter sich, welche stationäre Aufenthalte in Frauenkliniken, Laparoskopien, die Entfernung von Ovarialzysten sowie die Androhung einer Ovarektomie oder auch Totaloperation enthielt.

Bevor die Entfernung des Eierstocks realisiert werden konnte, hat die Patientin fluchtartig die Frauenklinik einer österreichischen Universitätsstadt verlassen. Zur Zeit der Vorstellung an der Ambulanz besteht laut U-Schall-Befund ihres niedergelassenen Frauenarztes eine ca. 2 cm im Durchmesser große Zyste am linken Eierstock. Im Erstgespräch zeichnen sich mehrere Problemkreise ab: Die Emotionalität der Patientin macht ihr selber zu schaffen: Sie neige zu Wutausbrüchen und zerstöre dann mitunter etwas, was sie gar nicht zerstören wollte. Dies betrifft vor allem Beziehungen. Weiters hat sie eine unglaubliche Idealisierungsneigung: Sie idealisiert sich selbst und auch Personen ihrer Umgebung; den Idealisierungen folgen Entwertungen. Sehr rasch stellt sich heraus, dass die Person nicht das hält, was sie primär zu versprechen scheint. Auch meint die Patientin von sich, dass sie ein ziemliches Machtbedürfnis habe, dies aber andererseits sehr ablehne, weil sie Macht immer nur mit Missbrauch derselben assoziieren könne. Die beiden letzteren Neigungen, sowohl die Idealisierung als auch das Bedürfnis, Macht auszuüben, führen dazu, dass sie immer wieder Menschen auch umerziehen möchte. Sie ist sich aber dieser ihrer Eigenschaft wohl bewusst und kann sie teilweise auch steuern. Ein weiterer Quell des Leidens sind ihre Beziehungen zu ihrer Herkunftsfamilie. Um sich ablösen zu können, vor allem von der Mutter, hat sie sich einer bestimmten Weltanschauung zugewandt, die nicht jener der Herkunftsfamilie entspricht. Knapp danach aber hat sie einen Lebensstil angenommen, der dieser ihrer Weltanschauung diametral entgegengesetzt war. Sie hatte sehr häufig wechselnde flüchtige sexuelle Beziehungen mit Männern. Derzeit ist sie dieser ihrer Lebensphase gegenüber streng, verurteilt sie, distanziert sich davon, hat eine freundschaftliche Beziehung zu einem jungen Mann, aber keine sexuelle Beziehung.

Ab Zyklusmitte leidet sie unter heftigen Schmerzen im Unterbauch, mehr links als rechts. Derzeit hat sie selbst es unternommen, mit diesen Schmerzen so umzugehen, dass sie ihren Alltag nicht allzu sehr stören. Sie selbst stellt einen Zusammenhang her zwischen ihrem „unruhigen Leben", ihrer wenig glücklichen Kindheit und ihren Beschwerden. Dies hat sie auch motiviert, den Rat ihrer Freunde anzunehmen und eine psychosomatisch-gynäkologische Ambulanz aufzusuchen. In einer weiteren Sitzung ergibt sich ein klarer zeitlicher Zusammenhang zwischen Telefonaten mit ihrer Mutter, die in einer anderen Stadt lebt, und der Verschlechterung der Schmerzen im Unterbauch. Die gemeinsame mit der Patientin erarbeitete Arbeitshypothese für die fokussierende Beratung in der Ambulanz ist das Leiden an ihrem Gewissen: Die Probedeutung, die dazu führte, war folgende: Die Mutter der Patientin hat ihr erzählt, dass sie nur deshalb zur Welt kam, weil ein Abtreibungsversuch misslang. Diese Geschichte hat die Patientin schwer getroffen. Sie selbst war nie schwanger, obwohl sie keine Verhütung benützte, aber es wächst in ihrem Bauch immer wieder etwas, das „nicht hingehört" und sogar einmal schon mit einem Messer herausgeschnitten werden musste. Wieso kommt es dazu, dass es so scheint, als ob sie, die Patientin, sich selbst in leicht abgeänderter Form das zufügt, was sie glaubt, dass ihre Mutter ihr zufügen wollte oder in ihrer Phantasie auch zugefügt hat?

Es wurde also eine Verbindung zwischen einer bestimmten Situation, nämlich dem Wachsen von Ovarialzysten und einem Inhalts- bzw. Beziehungsaspekt dieses Symptoms mit der Vorstellung von Schwangerschaft und Schwangerschaftsabbruch, hergestellt.

Nach wenigen Sitzungen war es der Patientin möglich, etwas mehr innere Distanz im Zusammenhang mit den Anrufen ihrer Mutter zu bekommen, die PMS-Symptomatik, also die Reizbarkeit, Depressivität, Schmerzen ab Zyklusmitte haben sich deutlich gemildert.

3.3 Zyklusstörung nach Geburt oder Abortus: Die Belastungsdepression

Fallbeispiel: Frau G. wird fast ein Jahr nach der Geburt ihres ersten Kindes von ihrem Hausarzt überwiesen, da sie – obwohl sie ihre kleiner Tochter „nur" ungefähr sechs Wochen stillte – die Menstruation, die vor der Schwangerschaft immer regelmäßig war, noch immer nicht eingestellt hatte. Die Patientin ist eher verwundert und leicht verärgert über die Zuweisung in eine Ambulanz, in deren Bezeichnung der Begriff „Psycho" aufscheint; als dies als initialer Widerstand angesprochen und die „Normalität" der Patientin festgehalten wurde, gelingt es ihr gut, ihre Befindlichkeit darzustellen: Sie sei sehr müde, es ist ihr oft unerklärlich, wie wenig sie jetzt in einem Tag schaffe, wo sie doch nur mit ihrer kleinen Tochter zu Hause ist, ihr Mann erst am Abend kommt und sie bis dahin Zeit hat, den Haushalt zu erledigen und für ihn ein Essen vorzubereiten. Früher habe sie den ganzen Tag im Büro gearbeitet und abends noch rasch den Haushalt versorgt! Sie sei auch sexuell lustlos, sie habe zwar mit ihrem Mann Geschlechtsverkehr, aber nur auf seinen Wunsch, und auch dann möchte sie das eher rasch vorbei haben, während sie vor ihrer Schwangerschaft Sexualität lustvoll genießen konnte. Über das Ausbleiben der Menstruation mache sie sich sehr wohl Gedanken, sie sei auch verunsichert wegen der Notwendigkeit einer Empfängnisverhütung, und sie befürchtet doch, dass durch die Geburt irgend etwas in ihrem Körper oder vielleicht auch in ihrem Hormonhaushalt so verändert sei, dass sie letztlich nicht „normal" reagiere. Das weitere Procedere des Gesprächs mit Frau G. zielt darauf, ihre subjektive Krankheitstheorie zu erfahren, die Intensität der depressiven Symptomatik abzuklären und nachaufzuklären, welche Funktion Hormone in Zusammenhang mit Schwangerschaft, Geburt und Sexualität haben können. Es stellt sich schließlich heraus, dass Frau G. unter keinen Umständen noch einmal schwanger werden möchte: Der fehlende Eisprung als Schutz vor einer neuerlichen Schwangerschaft scheint für Frau G. eine passende Erklärung. Frau G. scheint erleichtert, als festgehalten wird, dass auch eine gewollte und gewünschte Schwangerschaft, die mit einem gesunden herzigen und gelieb-ten Kind endet, eine gewaltige Anpassungsleistung, zuerst an die Schwan-gerschaft, an das neugeborene Baby und dann an die neue Situation zu dritt, erfordert. Vor allem das Aufgeben der Berufstätigkeit hat Frau G. in einem Maße beeinträchtigt, wie sie das nicht erwartet hat und vor allem die Aussprüche ihrer Bekannten, die da lauten: „Dir geht es doch so wunderbar, du hast doch alles, was du dir wünscht" ärgern sie einerseits und machen sie gleichzeitig hilflos: Sie liebt zwar ihr Kind und ist auch gerne mit ihm bei-sammen, aber sie hat unglaubliche Sehnsucht nach einem Gespräch mit Erwachsenen tagsüber. Die Tranquilizer und auch leichten Antidepressiva, die ihr vom Hausarzt verschrieben wurden, hat sie nach kurzer Zeit nicht mehr genommen, da sie keine Besserung, sondern eher eine Verschlechterung im Sinne gesteigerter Müdigkeit, bewirkten. Allmählich gelingt es auch, Frau G. hinter ihrer Fassade der Anpassung, die Wut zuzulassen: Die Wut darüber, wie gut es in den Augen von Frau G. ihrem Mann gehe, der seinem Beruf wei-ter nachgehen könne und am Abend sein Vergnügen an der kleinen Tochter habe, während ihr selbst Isolation und Depression verbleiben.

Die psychotherapeutische Arbeit mit Frau G. bedeutet auch das Einbeziehen von Hausaufgaben, wie einen Tagesablauf protokollieren und das Aktivieren von sozialen Ressourcen: Sie gründet eine Mütter-Kind-Gruppe, mit dem Erfolg, dass über mehrere Stunden eine Frau auf einige Kleinkinder der Siedlung aufpasst und die anderen Frauen frei haben. Weiters wurde die Frage der Kontrazeption mit ihr besprochen und sie angeregt, ihre Situation, möglichst sachlich, ihrem Mann darzustellen, um so das Auf-schaukeln von nonverbalen Kommunikationsritualen zwischen den Partnern zu vermeiden.

4. Abschlussbemerkungen

Die Dynamik vieler Zyklusstörungen scheint mit einer Intensität wie kaum eine andere psychosomatisch-gynäkologische Störung die facettenreichen Mutter-Tochter-Beziehungen widerzuspiegeln. Kleine Mädchen müssen mit dem schwierigen Problem fertig werden, sich mit derselben Mutter identifi-zieren zu müssen, von der sie sich gleichzeitig abkehren müssen, um den Reproachment-Kampf zu lösen. Die Verankerung eines stabilen Identitätsge-fühl mit der Gewissheit, „Ich bin und werde immer eine Frau sein", muss beim Mädchen mehr Hürden überwinden als beim Knaben.

Niemandes Körper sieht so aus wie der des kleinen Mädchens; es wird immer auf die Zukunft verwiesen, dass es einmal so aussehen werde wie seine Mutter, und wenn dieses „so sein wie die Mutter" durch die Menarche festge-schrieben wird, dann bedeutet das gleichzeitig oft eine Katastrophe, denn jetzt wird der Kampf gegen das Mutter-Imago, das innere Bild, viel heftiger und schließlich auch blutiger geführt.

Aber die Aussöhnung mit diesem Mutter-Imago ist eine der Bedingungen für ein „Sich-zu-Hause-Fühlen" im eigenen Körper; eines der strukturellen Ziele der Zyklusbehandlung ist daher auch immer das Aussöhnen der Patientin mit dem Bild, das sie von ihrer Mutter hat. Das Zulassen der unglaublichen Wut über die Gefühle des Zu-kurz-gekommen-Seins, zu wenig Liebe von der Mutter bekommen zu haben, ist zwingend notwendig für die Patientin, um die zerstörerische Wirkung dieser Wut im eigenen Körper zu bannen. Versteckt hinter dieser Wut sind oft Gefühle von Zuneigung und Zärtlichkeit. Sie sind aber erstickt und können nicht zugelassen werden, solange die Wut nicht zugelassen werden kann.

Wie immer Mutter und Tochter ihr Lebenszenario miteinander – gegeneinander – nebeneinander gestalten, die therapeutische Arbeit mit den Patientinnen mit Zyklusstörungen läuft immer im Schatten der Mutter ab.

Literatur

Beach FA (1981) Historical origins of modern research on hormones and behavior. Horm Behav 15: 325

Benedek Th, Rubenstein (1939a, 1939b) The correlations between ovarian activity and psychodynamic processes. In: The ovulative phase, II. The menstrual phase. Psychosom Med 1: 245, 461

Bergler E (1984) Psychohygiene der Menstruation. Huber: Bern

Fehm HL, Voigt KH (1980) Psychoneuroendokrinologie. In: Uexküll Th (Hrsg) Psychosomatische Medizin. Urban & Schwarzenberg: Wien, München

Fischer-Homburger E (1979) Krankheit Frau und andere Arbeiten zur Medizingeschichte der Frau. Huber: Bern

Paige K (1973) Woman learn to sing the menstrual blues. Psychol Today 11, 41

Schreiner WE (1971) Ovar. In: Labhart A (Hrsg) Klinik der inneren Sekretion. Springer: Berlin, Heidelberg, New York, Tokyo

Shuttle-Redgrove P (1980) Die weise Wunde Menstruation. Fischer/Goverts: Frankfurt

Snodown R, Christian B (1983) Patterns and perception of menstruation. St Martins Press: New York

Springer-Kremser M, Eder A, Scherer G, Kemeter P (1986) Ein integriertes Behandlungskonzept bei Zyklusstörungen. Fertilität 2,2

Sexualität als Conditio Humana

M. Springer-Kremser

1. Definition der Sexualität

In der psychoanalytischen Theorie und Erfahrung bezeichnet Sexualität nicht allein die Aktivitäten und Lust, die vom Funktionieren des Genitalapparates abhängen, sondern eine ganze Reihe von Erregungen und Aktivitäten, die bereits in der Kindheit bestehen und eine Lust verschaffen, die auch aus der Befriedigung des Bedürfnisses nach Nähe, Intimität und Zärtlichkeit resultiert, also nicht auf die Stillung eines physiologischen Bedürfnisses (Atmung, Hunger, Ausscheidungsfunktion) reduzierbar ist. Sie finden sich als Komponenten in der sogenannten „normalen" Form der sexuellen Liebe.

In dieser Definition sind einige Begriffe aneinandergereiht, die eine nähere Betrachtung erfordern.

Was bedeutet das Funktionieren des Genitalapparates?

Man kann Entwicklungsmerkmale der Sexualität identifizieren, die teils voneinander unabhängig sein können, und jedes dieser Merkmale kann Fehlentwicklungen und Störungen unterworfen sein. Diese Merkmale sind:
– das genetische oder Chromosomengeschlecht,
– das Gonadengeschlecht,
– das Hormongeschlecht im Fetalstadium
– das innere morphologische Geschlecht,
– das äußere morphologische Geschlecht,
– das Hypothalamusgeschlecht,
– das Geschlecht nach Geburtsurkunde und Erziehung, also das Zuweisungsgeschlecht,
– das Hormongeschlecht in der Pubertät und ev.
– (die Störungen der Zeugungsfähigkeit) (Money J. 1969).

Da jede Zelle des Organismus zwei Geschlechtschromosome besitzt, ist sozusagen der ganze Mensch sexualisiert. Wie problematisch der Umgang mit Sexualität sein kann, wird dort sichtbar, wo eben dieses Funktionieren in Frage gestellt ist, wie z. B. bei Mädchen mit angeborener vaginaler Agenesie. In einer eigenen Untersuchung an Mädchen, welchen operativ eine künstliche Scheide geschaffen wurde, zeigte sich, wie schwierig es sowohl für die Patientinnen als auch ihre Familie und das medizinische Personal war, zu akzeptieren, dass eine operative Korrektur *nur* mit dem Ziel, Geschlechtsverkehr haben zu können (meist mehr schlecht als recht), gewünscht und berechtigt ist.

Welche Aktivitäten und Lustempfindungen sind gemeint, die mit dem Genitale nichts oder kaum etwas zu tun haben?

Zu den Inhalten, wie sie im Kapitel „Psychosexuelle Entwicklung" dargelegt wurden, ist hier Folgendes zu ergänzen:

Die zärtliche Symbiose mit der Mutter, die dem Kind eine maximale Bedürfnisbefriedigung garantiert, verschafft dem Kind durch zärtlichen Hautkontakt und durch Befriedigung von Hungergefühlen Lust – der lustvolle Gesichtsausdruck des Kindes, das eben diese Bedürfnisbefriedigung genossen hat, spricht dafür. Eine – nach Winnicott (1974) – „good enough mother" hat auch die Fähigkeit, die Wünsche und Bedürfnisse des Kindes „richtig" zu interpretieren, also in der Regel dem Verhalten des Kindes keine „unrichtige" Bedeutung zu unterschieben. Es wird der Mutter möglich sein, richtig zu beurteilen, ob das Kind weint/schreit, weil es Hunger hat oder unter Blähungen leidet, oder ob es Gesellschaft und Nähe möchte. Die Mutter wird also die Quelle der Unlustgefühle richtig einschätzen und entsprechend handeln. Wenn dies nicht der Fall ist, die Mutter mit dieser „Richtigkeit" der Einschätzung Schwierigkeiten hat, dann werden dem Kind Bedürfnisse unterschoben, die Signale, die vom Kind kommen, werden falsch interpretiert. Wenn nun kontinuierlich dem Kind Bedürfnisse unterschoben werden, wenn z. B. Nähebedürfnisse von der Mutter immer als Bedürfnis nach Nahrung wahrgenommen und auch entsprechend befriedigt werden, so wird das kleine Kind verunsichert, was seine Wahrnehmung der Signale betrifft, die vom eigenen Körper kommen. Das Kind verlernt das „richtige" lesen der Signale, die vom eigenen Körper kommen: So entsteht anstatt von Vertrauen „Urmisstrauen" sich selbst und anderen gegenüber. Da das Kind ja auf seine Umwelt angewiesen ist, auf eine Umwelt, die seine Bedürfnisse interpretiert, wird es grob verunsichert in der eigenen Wahrnehmung und kann schließlich sich selber nicht mehr trauen und weiß nicht mehr, ob es z. B. ursprünglich Hunger hatte oder ob es Nähe wollte.

Diese Art der Uminterpretation von Körpersignalen ist bei Patientinnen mit sexuellen Funktionsstörungen und/oder psychosomatischen Erkrankungen zu beobachten. So kann z. B. Lubrikation als Signal sexueller Erregung nicht als solches wahrgenommen, sondern muss als Ausfluss interpretiert werden.

Ein Kind, dessen Körper liebevoll behandelt wurde und das auf diese Weise ein gutes inneres Bild von seiner Mutter entwickeln konnte, wird auch im späteren Leben seinen eigenen Körper im Wesentlichen liebevoll und „richtig" behandeln.

Nähe und Intimität

Häufig werden sexuelle Beziehungen eingegangen, um in Wirklichkeit ein Nähebedürfnis zu befriedigen; oft wird eine unbefriedigende, quälende oder demütigende Beziehung aufrecht erhalten, nur um Nähe zu haben und sich nicht einsam oder verlassen zu fühlen. Das bedeutet, dass Trennungsangst und/oder Abhängigkeitswünsche zu dieser fatalen Verwechslung von Nähebedürfnis mit Liebe führen können. Die Folge ist, dass häufig weder das Bedürfnis nach Nähe noch das Lustbedürfnis befriedigt wird. Enttäuschung, Frustration, Depression und körperliche Beschwerden können auftreten.

2. Störung der sexuellen Funktion

2.1 Klinik der sexuellen Funktionsstörungen

Definition

Welche Symptome oder Störungen werden derzeit unter dem Begriff Sexualstörung subsumiert? Grundsätzlich unterscheidet man die häufigeren Hemmungen von den selteneren Abweichungen (Abweichungen vom Ziel oder vom Objekt, wie z. B. Sadomasochismus oder Pädophilie). Wenn also in der Folge von Sexualstörungen gesprochen wird, bezieht sich diese Bezeichnung auf Störungen der Funktion.

Unter einer Funktionsstörung versteht man eine am Ausführungsorgan, also an der Vagina, manifest werdende psychologische Hemmung. Dabei muss eine normale Funktionseinschränkung, etwa im Rahmen einer allgemeinen körperlichen Erschöpfung, von einer stärkeren Hemmung abgegrenzt werden. Wenn die Funktion ungewöhnlich abgeändert ist oder gar eine neue Leistung vollbracht wird, wie z. B. die Muskelkontraktion beim Vaginismus, dann handelt es sich um ein Symptom. Diesen Funktionsstörungen liegt in ca. 90% kein organisches Substrat zugrunde (Sigusch 1975).

Die häufigsten beachtenswerten Grundkrankheiten, die diese 5–10% ausmachen und die zu bedenken sind im Zusammenhang mit einer Diagnosestellung (siehe Indikationsstellung), sind folgende: gynäkologische Erkrankungen, Missbildungen (z. B. Rokitansky-Küster/Hauser-Syndrom), Diabetes, Hypertonie, psychiatrische Erkrankungen, Alkoholismus und andere Süchte, neurologische Erkrankungen, posttraumatische Zustände, postinfektiöse Zustände, Tumore und postoperative Syndrome, hormonelle Störungen, Allgemeinerkrankungen. Die medikamentöse Behandlung mittels verschiedener Substanzen kann ebenfalls eine Reduktion der Libido zur Folge haben; es sind dies im Besonderen Psychopharmaka und blutdruckwirksame Substanzen.

Übersicht über die Funktionsstörungen

- Appetenzstörung: darunter versteht man die subjektive Empfindung, selten oder gar kein Bedürfnis nach sexuellen Kontakten zu haben,

- Unerregbarkeit, meist mit Appetenzstörungen kombiniert, das subjektive Gefühl, nicht erregbar zu sein,
- Dyspareunie: schmerzhafter Geschlechtsverkehr (ohne organisches Substrat!),
- Vaginismus: unwillkürliche Kontraktion der Beckenbodenmuskulatur und evtl. auch der Adduktoren, welche das Einführen des Penis unmöglich macht,
- Anorgasmie: das subjektive Gefühl, keinen Höhepunkt zu erleben.

Das zu Stande kommen der „normalen Sexualfunktion" setzt einen komplizierten Ablauf voraus, und die Störung kann an jeder Stelle desselben einsetzen. Die Abbildung zeigt die Hauptstationen der Hemmung und die jeweilige Funktionsstörung.

Funktionsstörung	*Inhalte der Störung*	*Stationen der Hemmung*
Appetenzstörung	Subjektive Empfindung, selten oder gar kein Bedürfnis nach *sexuellen* Kontakten	Die Abwendung der Libido zur *Einleitung (psychisches Unlustgefühl,* subjektiv als *„ich bin nicht erregbar"* empfunden)
Unerregbarkeit	Das subjektive Gefühl, nicht erregbar zu sein, meist mit Appetenzstörung kombiniert	Das Ausbleiben der psychophysischen Vorbereitung (Lubrikation durch Transsudat)
Vaginismus	Unwillkürliche Kontraktion der Beckenbodenmuskulatur und der Adduktoren, welche ein Einführen des Penis unmöglich macht	Vorbeugen durch Sicherheitsmaßnahmen
Dyspareunie	Schmerzhafter Koitus (ohne organisches Substrat)	Störung im Ablauf des Vorganges „Unterbrechen durch Angst"
Anorgasmie	Das subjektive Gefühl, keinen Höhepunkt zu erleben	Das Unvermögen, den Orgasmus lustvoll zu empfinden

Das Erstellen der Diagnose

Ein oder mehrere diagnostische Gespräche haben das Ziel, die Sexualstörung exakt beschreiben zu können, eine Abgrenzung von anderen Erkrankungen oder Störungen vornehmen zu können und schließlich Anhaltspunkte für mögliche Ursachen der Funktionsstörung zu erbringen.

Dazu muss das diagnostische Erstgespräch folgende Elemente enthalten:
- organmedizinisch-diagnostische Elemente, da ca. 5% aller Funktionsstörungen ein organisches Substrat zugrunde liegt (Sigusch 1975);

- psychiatrisch-diagnostische Elemente, da hinter einer Funktionsstörung auch eine psychische Störung (Medikamenten-, Alkoholabhängigkeit, larvierte Depression) maskiert sein kann;
- die sozialen Daten;
- eine biographische Anamnese einschließlich der Sexualanamnese.

2.2 Ursachen sexueller Funktionsstörungen

Nach Ausschluss möglicher organischer Ursachen und psychiatrischer Erkrankungen stellt sich die Frage, welche Faktoren am zu Stande kommen der sexuellen Funktionsstörung beteiligt sind.

Drei miteinander in Wechselwirkung stehende Problemkreise sind als ursächlich für sexuelle Funktionsstörungen anzusehen. Diese drei Problembereiche sind:

- sozio-kulturelle Faktoren,
- der Interaktionsstil (die Kommunikation) in der Partnerbeziehung und
- die Psychodynamik des Einzelnen.

Je nach der quantitativen Beteiligung der drei Problemkreise an der Funktionsstörung bilden die ursächlichen Faktoren ein Kontinuum, das von oberflächlicher Erwartungs- und Versagensangst bis zu tiefgehender psychopathologischer Dynamik reicht, welche bewirkt, dass die sexuelle Reaktion eine bedrohliche symbolische Bedeutung auf einer unbewussten Ebene gewinnt. Eine sexuelle Funktionsstörung kann, muss aber nicht zwingend mit einer Neurose oder anderen psychischen Störungen vergesellschaftet sein.

Soziokulturelle Faktoren: Dazu zählen trivial klingende Tatsachen, die aber mitunter schwerwiegende Wirkungen haben: die Wohnverhältnisse, enge räumliche Nachbarschaft, die subjektiv als Kontrolle erlebt wird, Migration, andere Umstellungen des Lebensstils, wie Wechsel des Arbeitsplatzes, sozialer Aufstieg oder Abstieg. Die Zugehörigkeit zu einer ethnischen Gruppe, starke religiöse Bindung prägen die Einstellung eines Individuums zur Sexualität. Andere soziale Variablen wie das Alter – die Tabuisierung der sexuellen Aktivität im Alter, bei Frauen nach dem Klimakterium, die Betonung der Brutalität in jugendlichen Peergroups, spielen eine wesentliche Rolle.

Durch herrschende Geschlechtsrollensterereotype werden bestimmte Verhaltensweisen einem Geschlecht zugeschrieben.

Besondere Bedeutung kommt den Fehlvorstellungen über Anatomie und Physiologie der Geschlechtsorgane und über den Begriff Orgasmus zu, die vorwiegend auf Aufklärungsmängel zurückzuführen sind. Die Einstellung zur Sexualität, die im Herkunftsmilieu herrscht, von wem und auf welche Weise man als Kind oder Jugendlicher Information über Sexualität erhalten hat, prägen die eigenen Einstellungen und Verhaltensweisen. Sexueller Missbrauch, Vergewaltigungsversuche oder erfolgte Vergewaltigung setzen nachhaltige Traumen.

Interaktion mit dem Partner: Jede in einer bestehenden Partnerbeziehung auftretende Funktionsstörung kann als Kommunikationsstörung in der Beziehung aufgefasst werden. Sexualität ist schließlich nur ein Bereich im Rahmen der Kommunikation, d. h. des Austausches von Mitteilungen zwischen zwei Partnern (Springer und Kremser 1974).

Psychodynamik des Einzelnen: Wenn auch ein großer Teil der in der klinischen Praxis gesehenen sexuellen Schwierigkeiten quantitativ von den ersten beiden Problemkreisen dominiert sind, so liegen bei einer weiteren Gruppe funktionsgestörter Patienten die Ursachen etwas tiefer. Entsprechend der psychosexuellen Entwicklung von autoerotisch geprägter Symbiose zu genital-orientierter Autonomie gibt es im Laufe dieser Entwicklung eine Fülle von Fixierungsmöglichkeiten, welche das zu Stande kommen einer befriedigenden Sexualität verwehren. Es sind dies: Trennungsängste, Schwierigkeiten bei der Regulierung von Nähe und Distanz zu anderen Personen, Reaktionsbildungen, wie Ekel und Scham, Neid und Gier, d. h., die Angst, zu kurz zu kommen; die Neigung, Kontrolle über das eigene Verhalten nicht aus der Hand zu geben; die Angst vor Ablehnung durch den Partner, falls es nicht gelingt, den Partner zu befriedigen und eine ausreichende Leistung zu erbringen. Die Intensität der Ängste, Schuldgefühle und Feindseligkeiten kann dabei sehr unterschiedlich sein.

Schon Bergler (1937) versuchte die Symptomatik der einzelnen Funktionsstörungen den Stadien der Libidoorganisation (der psychosexuellen Entwicklung) zuzuordnen. Auch andere Autoren sind diesem Prinzip gefolgt, wie Angermann 1980. Derartige Einteilungen können nur als ein grobes Gerüst zur Orientierung angesehen werden, denn es sind in jedem Symptom Merkmale aus allen Phasen der Libidoorganisation enthalten, und die im Folgenden wiedergegebenen Einteilungen werden jeweils nach dem vorherrschenden Merkmal getroffen.

a) Vorwiegend phallische Mechanismen

Die phallische Organisationsstufe fällt mit dem Höhepunkt der ödipalen Triangulierung zusammen. Aus den Analysen von Hysterikerinnen (z. B. Dora: Bruchstück einer Hysterieanalyse. Freud S 1905) geht hervor, dass diese ihre infantile Objektwahl entweder nie überwunden haben oder die Fixierung daran so stark ist, dass sie nach Enttäuschungen im späteren Leben auf diese zurückgreifen müssen. Auf diese Weise wird alle Sexualität zum Repräsentanten verbotener Inzestliebe, und die ursprünglich ödipalen Strebungen geltenden Verdrängungsneigungen werden gegen jede sexuelle Regung eingesetzt. Eine wesentliche Rolle spielen dabei die – diesen Patientinnen oft nur grenzbewussten – Tagträume. Diese ersetzen den sexuell ablehnend scheinenden Patientinnen die sexuelle Befriedigung und stellen sich oft als Abkömmlinge alter Ödipusphantasien heraus. Sowohl die genitale Aggression als auch die Ängstlichkeit dieser Patientinnen sind ein Ausdruck der starken genitalen Fixierung. Das oft sehr auffällig nonverbale sexuell-verführerische Verhalten steht im krassen Gegensatz zu der Ängstlichkeit, die in den Vordergrund tritt, sobald das Sexualziel in die Nähe rückt. Den Patientinnen stehen meist drei Verhaltensmuster zur Verfügung: Ausweichen in vollkommen angstgefärbte Passivität oder gesteigertes Agieren beim Koitus ohne sexuelles bzw. spannungslösendes Erleben oder zuletzt Abwehr mit massiver motorischer Beteiligung, die einer Fluchtreaktion gleichkommt.

b) Analsadistische Mechanismen

Diese spielen z. B. bei Dyspareunie und Vaginismus eine wichtige Rolle. Dabei stellen die Schwierigkeiten und der Schmerz meist ein Vermeidungsverhalten dar, eine Möglichkeit, den Koitus zu verhindern oder dessen Frequenz zu reduzieren. Man unterscheidet verschiedene Stadien der Dyspareunie: angefangen von postkoitalen, vaginal unangenehmen Situationen bis zu schweren Schmerzen bei der Imissio bzw. den Friktionen. Die Unterscheidung von organischen Beschwerden ist mitunter schwierig: Die Dyspareuniepatientin gibt den Schmerz meist als unbestimmt, bohrend, tief innen im Becken an. Auf jeden Fall erfordert Dyspareunie eine gynäkologische Abklärung. Bei Schmerzen, die als Brennen oder Stechen angegeben werden, muss eher an ein organisches Substrat gedacht werden (Allergien auf Intimmittel, Sprays, Pilzinfektionen, Trichomonaden oder auch Koliinfektion bei Wechsel zwischen rektalem und vaginalem Koitus). Häufige Vaginalspülungen und damit eine Minderung des sauren Milieus, das als Schutz vor Bakterien dient, können Schmerzen beim Koitus verursachen. Die häufigste Schmerzursache ist jedenfalls eine mangelnde Lubrikation entweder gleich bei der Imissio oder das Verschwinden dieser Lubrikation einige Zeit nach der Imissio. Die Angst vor Schmerzen bei tiefer Penetration lässt immer auch an aggressive Phantasien denken, Phantasien, die mit der Möglichkeit der Verletzung des Penis assoziiert sind, also Kastrationsphantasien.

Beim Vaginismus spielen anale und auch orale Mechanismen eine Rolle. Vaginismuspatientinnen meiden auch die gynäkologische Untersuchung bzw. leisten heftigen Widerstand dagegen. Eine künstliche operative Defloration oder ein indirekter Zwang zu einer gynäkologischen Untersuchung bedeuten für diese Patientinnen eine Bestätigung ihrer Phantasie, dass die Imissio bzw. die Manipulation am Genitale mit Angst, Schmerzen und Gewaltausübung verbunden sein muss. Hinter der Vaginismussymptomatik stehen oft Phantasien mit vorwiegend anal aggressivem Inhalt. So lebt eine 30-jährige Patientin seit zehn Jahren in einer nicht konsumierten Ehe, für die jeder Versuch einer Imissio sofort mit Blut und Verletzung assoziiert und massiv abgelehnt wird. Sie ist von ihrem Mann durchaus erregbar, es kommt auch zu einer Lubrikation, nur die Vorstellung der Imissio erzeugt heftige Angstgefühle. Die Patientin hat als kleines Kind immer wieder erlebt, wie ihre Mutter in dem gemeinsamen Schlafzimmer Männerbesuche empfing, hatte nur die Schatten der meist beim im Fenster der ebenerdig gelegenen Wohnung herein- und herauskletternden Männer gesehen und danach die Mutter stöhnen gehört.

c) Orale Mechanismen

Die Nymphomanie kann eine Funktionsstörung mit vorwiegend oralen
Mechanismen sein. Unter Nymphomanie verstehen wir das Auftreten von
orgasmusähnlichen Sensationen während eines Koitus, die jedoch nicht geeignet sind, die sexuelle Spannung völlig zu reduzieren, so dass die Patientinnen ein unaufhörliches Verlangen nach dem Koitus bzw. auch nach wechselnden Sexualpartnern zu empfinden glauben. Unbewusste Phantasien
hemmen immer wieder die Befriedigung. Das Sexualverhalten dieser
Patientinnen hat den Charakter „von sich etwas einzuverleiben", etwas zu
verschlingen.

3. Zur Behandlung von sexuellen Funktionsstörungen

Nach abgeschlossenem Erstgespräch ist die Abgrenzung der sexuellen
Funktionsstörung von signifikanter psychopathologischer Symptomatik in
der Regel möglich.

Hilfreich für diese Abgrenzung ist die Einschätzung der wichtigsten Persönlichkeitsbereiche oder Ich-Funktionen, wie sie im Kapitel „Psychosexuelle
Entwicklung" beschrieben sind.

Eine wichtige ergänzende Information des Erstgespräches ist auch die
Laienätiologie. Darunter versteht man die Theorie über die Entstehung der
Störung, welche die Patientin selber entwirft. In der Regel hat jede Frau eine
Theorie darüber, welche Faktoren an ihrer Sexualstörung beteiligt sind, beim
zu Stande kommen, bei der Aufrechterhaltung der Funktionsstörung, welche
Lebenssituationen dabei eine Rolle spielen; oft gelingt es den Patientinnen
auch, das gegenwärtige Symptom mit einem Ereignis in ihrer Vergangenheit
zu verknüpfen, wie z. B. mit einem sexuellen Missbrauch. Aus der Literatur
ist ja bekannt, dass Frauen eher dazu neigen, körperliche Symptome mit seelischen Zuständen oder Angst in Verbindung zu bringen als Männer dies tun
(Beckmann 1976).

Die genaue Anamnese ergibt somit eine gewisse Arbeitshypothese über die
Struktur und die Dynamik des Problems.

Psychotherapeutische Methoden

Jede Form der Psychotherapie: Psychoanalyse, psychoanalytische Therapie,
Verhaltensmodifikation, Partner- und Gruppentherapie finden in der
Behandlung sexueller Funktionsstörungen Anwendung. Die Konzepte und
Techniken, welche diesen Therapieformen zugrunde liegen, sind in der Li-
teratur ausführlich beschrieben. Allerdings bietet nur die Psychoanalyse eine
fundierte Theorie zur Ätiologie sexueller Störungen und berücksichtigt die
Bedeutung der Fantasien im Zusammenhang mit Sexualität.

Wenn bei den Ursachen die Gruppe I überwiegt, also wenn soziokulturelle
Faktoren eine überragende Rolle spielen, verglichen zu den beiden anderen
möglichen Faktoren, die am zu Stande kommen der Störung beteiligt sein kön-

nen und die Strukturdiagnose keinen Hinweis auf besonders konflikthafte Persönlichkeitsbereiche ergibt, so ist die nondirektive fokussierende Beratung inklusive Techniken der Krisenintervention, unterstützende Maßnahmen, wie Nachaufklärung oder auch das Einbeziehen von Angehörigen (Mütter bei Jugendlichen, in der Regel, um die Mütter zu beruhigen) die Methode der Wahl.

Wenn bei den Ursachen die zweite Gruppe überwiegt, diese in der persönlichen Psychodynamik zu suchen sind, so bedeutet dies, dass die sexuelle Funktion eine symbolische Bedeutung hat und Störungen der Funktion als psychologische Abwehr benützt werden können. Es besteht somit eine Beziehung zwischen dem Symptom der Sexualstörung und einem unbewussten neurotischen Konflikt. Die Methode der Wahl bei dieser Gruppe werden somit psychodynamisch orientierte Kurztherapien sein, welche der Patientin ermöglichen, neue Strategien des Umgangs mit emotionalen Konflikten zu lernen und somit die Macht der unbewussten Kräfte zu verringern. Dem Anteil unterstützender Maßnahmen oder Nachaufklärung kommt hier ein wesentlich geringerer Raum zu. Während der Therapie muss oft ad hoc entschieden werden, ob unbewusste Konflikte umgangen werden sollen oder aber wann durch aktive Deutung auf der Triebebene eine Klärung (auch durch Konfrontation) möglich ist.

Bei einer dritten Gruppe von Patienten können die Ursachen mit einer schweren Persönlichkeitsstörung (Borderline oder Psychose) vergesellschaftet sein, so dass aktives Vorgehen eher kontraindiziert ist, weil es z. B. Hemmungen beeinflusst und Selbstgefährlichkeit auslösen könnte. Die Beziehungsstruktur dieser Patienten ist auch oft derart, dass eine Kurztherapie nicht möglich ist: Dies trifft vor allem auf Patienten zu, welche niemals in ihrem Leben die Erfahrung einer kontinuierlichen, über einen längeren Zeitraum anhaltenden, guten Beziehung zu einer anderen Person erlebt hatten (z. B. Heimkinder). Bei solchen Patienten spielt der Faktor Zeit eine derartige Rolle, dass es ihnen unmöglich ist, von einem kurztherapeutischen Arrangement zu profitieren. Diese Patientinnen bedürfen der Zuweisung zu einer intensiven Psychotherapie.

Die Rolle der „sexuellen Techniken"

Es ist oft unerlässlich, dass im Rahmen der Therapie gezielte Anleitungen für Aktivitäten außerhalb der therapeutischen Sitzungen gegeben werden. Das kann sich auf die Therapie mit Einzelpersonen genauso beziehen, wie auf die Therapie eines funktionsgestörten Paares. Besonders beachtenswert ist dabei jeweils die emotionale Reaktion der Patientin auf die Empfehlung in der Sprechstunde – wobei die Sensibilität des Therapeuten vorausgesetzt wird, um festzustellen, ob dieser ganz bestimmten Patientin diese Anweisung zumutbar ist, ob sie etwas damit anfangen kann oder ob dies erst zu einem späteren Zeitpunkt oder in dieser Therapie überhaupt nicht möglich ist.

Eine solche Technik, welche bei der Behandlung von Anorgasmie oder auch Vaginismus angewandt werden kann, ist die Manipulation am eigenen

Genitale bis zur Masturbation. Es kann aus verschiedenen Gründen, z. B. religiösen Ursachen, ein Berührungstabu für das eigene Genitale bestehen, welches erst allmählich Thema der Therapie wird.

Bei kaum einer anderen Störung oder Erkrankung ist das Beachten der Schamgrenzen der Patienten von so essentieller Bedeutung, wie im Zusammenhang mit sexuellen Funktionsstörungen. Es scheint daher angebracht, an dieser Stelle einen kurzen Exkurs über Scham einzuschieben.

Über die Bedeutung von Scham

Fast alle Kulturen verurteilen bestimmte Wesenszüge, Charaktereigenschaften und Lebenssituationen als verachtenswert. Die durch diese soziale Stigmatisierung hervorgerufene Reaktion im einzelnen Betroffenen wird als Beschämung bezeichnet. Diese, in der weiteren Folge als äußere oder reale Scham bezeichnete Betroffenheit, ist von der verinnerlichten Scham, die sich nicht auf einen äußeren Anlass bezieht, also unabhängig von einem aktuellen Anlass besteht, abzugrenzen (Wurmser 1981).

Beispiele für äußere Beschämungen in unserer Kultur sind: soziale Schwäche, Armut, Behinderung, Abhängigkeit; weiters bestimmte Charaktereigenschaften wie Feigheit, Betrug, Verrat; und schließlich Kontrollverluste: der Verlust der Kontrolle über die Schließmuskelfunktion (Einnässen, Einkoten) und der Verlust der Kontrolle über Triebwünsche: Promiskuität, Analität, „Vulgär sein" etc.

Was ist Scham?

„Die Scham" ist ein Synonym für das weibliche Genitale. Die Attribuierung von Scham und Schamhaftigkeit als typisch weibliche Eigenschaft ist so alt wie die Menschheit. Diese Attribuierung hängt wohl am engsten mit einer der wichtigen adaptiven Funktionen von Scham zusammen: Scham deckt eine Schwäche zu (Schuld im Gegensatz dazu begrenzt Stärke). Frauen sind das „schwache" Geschlecht oder wurden über Jahrhunderte als solches gehalten: körperlich schwach (Schwangerschaft, Geburten etc.) und sozial schwach, d.h. finanziell abhängig. Frauen (wie auch Männer) müssen im Laufe ihres Lebens Schwäche zudecken, sich ihrer Schwäche schämen: Bei Frauen sind diese Schwächen mit dem Genitale, der reproduktiven Funktion, der Sexualität verbunden. Die anatomische Lage der Scheide zwischen den Ausscheidungsorganen, der Blasen- und Mastdarmöffnung, erleichtern die Assoziation von schmutzig mit allen Funktionen, in welche die Scheide eingebunden ist, also Reproduktion, Menstruation und Sexualität. Die Veränderungen, welche der weibliche Körper im Lebenszyklus durchmacht, die Pubertät, die Schwangerschaft, signalisieren nach außen hin entweder „sexuelle Reife" oder aber die Tatsache, dass Sexualität ausgelebt wurde (Schwangerschaft).

Das Zudecken der Schwächen ist bei Frauen immer begleitet vom Lüften des Schleiers, und häufig genug geschieht dies durch Männer; oft genug auch durch Gewaltanwendung. Seelische Gewalt, durch die Erniedrigung beim

Anhören einer Zote, körperliche und seelische Gewalt bei sexuellem Missbrauch.

Auch die gynäkologische Untersuchung unter günstigsten Bedingungen ist nicht frei von Gefühlen der Scham, der Ohnmacht, des Ausgeliefertseins, des „Beschautwerdens".

In der Folge wird:
- die Phänomenologie, die Erscheinungsbilder der Scham aufgezeigt und
- den verschlungenen Wegen der Entstehung der Scham im Lauf der psychosexuellen Entwicklung nachgespürt und
- der kommunikative Aspekt der Scham dargestellt, um daraus einige Schlüsse für den Umgang mit der Scham der Patientinnen ziehen zu können.

Die Phänomenologie der Scham

Scham ist ein Affekt wie Angst, Wut, Freude, etc. Affekte sind komplexe seelische Phänomene, die Empfindungen von Lust, Unlust oder beides und Gedanken, Erinnerungen, Wünsche, Ängste, also mit einem Wort Vorstellungen umfassen. Vorstellungen und Empfindungen konstituieren also gemeinsam einen Affekt als seelisches Phänomen. Die Scham, wie andere Affekte auch, bedeutet einen Konflikt zwischen dem Ich-Ideal, also der Wunschvorstellung von der eigenen Person, und dem Ich der Wirklichkeit, also das, was man in der Wirklichkeit darstellt.

Beim Affekt Scham können drei phänomenologische Typen unterschieden werden:
- die Schamangst,
- der Schamaffekt im engeren Sinn, der einer archaischen Befürchtung von Ungeliebt- und Verlassensein entspricht, und
- Schamhaftigkeit als Reaktionsbildung, welche die anderen beiden verhindern soll.

Ad. Schamangst: Schamangst bedeutet, sich vor einer unerwarteten Bloßstellung bedroht zu fühlen, wobei diese Bloßstellung von Erniedrigung und Zurückweisung gefolgt ist. Scham clustert also um Schwäche, Defektsein und Schmutzigsein.

Ad. Schamaffekt: Der Schamaffekt an sich stellt den Kern der Schamempfindung dar und soll letztlich weitere Degradierungen verhindern.

Ad. Schamhaftigkeit: Schamhaftigkeit ist eine Reaktionsbildung auf exhibitionistische Wünsche, verbunden mit Scheu. Scheu bedeutet Respekt vor etwas, was als geheiligt angesehen wird. Die exhibitionistischen Wünsche betreffen die Schaustellung der Geschlechtsorgane. Die Reaktionsbildung ist ein Abwehrmechanismus, der nach folgendem Prinzip abläuft: Ein Wunsch, der mit dem Ich der Person nicht vereinbar ist, wird nicht vollkommen im Unbewussten gehalten, sondern in das Gegenteil umgedreht und darf, maskiert als eben dieses Gegenteil, sich im Bewusstsein zeigen. Die Wünsche, die unterdrückt werden, haben in der Regel mit sich sexuell zur Schau stellen etwas zu tun oder aber auch damit, andere Personen im Zusammenhang mit deren sexuellen Aktivitäten zu beobachten; es sind alte Wünsche, die schon das kleine Mädchen hatte und die das kleine Mädchen unterdrücken musste.

Es gibt aber Hinweise darauf, dass das Konzept erweitert werden muss: Es müssen sehr frühkindliche Bedürfnisse nach sich Ausdrücken, nach Bewegung, Mimik, Gestik, einbezogen werden. Das Ziel dieser sehr frühen kindlichen Selbstdarstellungen ist es, Resonanz zu erhalten, Zuwendung und damit auch Macht zu gewinnen, in Mitteilungsausstausch (Kommunikation) mit anderen zu treten. Durch den Blickkontakt gewinnt das Kind Nähe zur Mutter, kann ihre Macht kontrollieren und somit selbst Macht gewinnen und den eigenen Wert steigern. Übermäßige Schamangst, also eine pathologische Form der Scham, entsteht dann, wenn diese Wünsche nach Geliebtwerden und Macht nicht erfüllt werden, wenn sie zurückgewiesen werden, wenn traumatische Hilflosigkeit entsteht. Liebe und Lieblosigkeit werden ja offensichtlich durch den Austausch von Blick und Stimme und Sprache vermittelt.

Der bipolare Charakter der Scham

Scham hat einen bipolaren Charakter: Man schämt sich vor jemandem (Objektpol) und man schämt sich für etwas (Subjektpol).

Der Objektpol kann zunehmend internalisiert werden. Was heißt Internalisierung und welche Wirkung hat diese ?

Internalisierung oder Introjektion in diesem Fall bedeutet: „Ich übernehme selber die Aburteilung und die Zurückweisung und Strafe durch die anderen", d. h. beim Vergleich der eigenen Wünsche mit den Forderungen, welche das Ich-Ideal aufstellt, können diese nicht bestehen: das ist peinlich, man muss sich vor seinen eigenen Wünschen verstecken. Internalisierung ist die Voraussetzung für die Entstehung subtiler Werte, wie Takt, Diskretion, deren Verletzung zur Erötung vor Scham führt. So wird die äußere Scham enorm vergrößert durch die Verachtung vor dem eigenen Gewissen, und diese Verachtung vor dem eigenen Gewissen ist synonym mit „innerer Scham".

Auch am Subjektpol können Veränderungen vorgehen: Er kann auf andere Objekte, mit denen identifiziert wird, ausgedehnt werden, d. h. man schämt sich nicht nur für eigene Reaktionen, Verhaltensweisen, Affekte, sondern man schämt sich auch für die eigene Familie, für die Zugehörigkeit zu einer ethnischen Gruppe, für ein krankes Kind etc. Alle diese Vorstellungen von Schwäche, Defektsein, Hässlichkeit, Dummheit, niedrigem sozialen Status etc. scheinen sich dann nicht nur auf ein Wertsystem in einer bestimmten Gesellschaft, also auf eine bestimmte Periode zu beziehen, sondern sie bekommen einen Status von Natürlich oder Biologisch und scheinen daher unvermeidlich zu sein. Das Selbstbild von den betroffenen Personen als schlecht, arm oder defekt wird dann als korrekt in einem absoluten Sinn angenommen. Das ist auch einer der wesentlichen Unterschiede zur Schuld. Bei Schuld besteht immer die Vorstellung, ein Gesetz übertreten zu haben, etwas wieder gutmachen zu können; das ist bei Scham unmöglich (Mathis I 1981).

Diese verinnerlichte internalisierte Scham ist in der Regel viel mächtiger als die realistische Scham (Scham als Antwort auf eine äußere Realität). Die äußere Scham kann als Schutzschild für eine drohende innere Schamüberflutung dienen. Der folgende Mechanismus als Beispiel dafür ist allgemein bekannt: Frauen, die schon einmal vergewaltigt wurden, führen mitunter unbewusst wieder Situationen von Erniedrigung – eventuell auch neuerlicher sexueller Gewalt – herbei, um die katastrophalen inneren Gefühle von Wertlosigkeit nicht zu spüren, welche die Folge des ersten Traumas sind. Das ist natürlich ein Teufelskreis, denn es führt in der Regel zu einer Wiederbelebung des alten Konflikts und damit wiederum zu seiner Verstärkung und wird so zu einer unbewussten Triebkraft, immer wieder beschämende Situationen aufzusuchen.

Zum Abschluss soll an einem Beispiel die Rolle von Scham bei einer sexuellen Funktionsstörung aufgezeigt werden. Die Penetrationsangst, d.h. die Angst vor dem Einführen des Penis, kann als Dyspareunie oder Vaginismus in Erscheinung treten.

Die Angst, dass es bemerkt werden könnte (z. B. vom Partner), dass sexuelle Erregung in der Phantasie mit Vorstellungen von Erniedrigung oder dem Zufügen von Leiden (masochistischen Vorstellungen) verbunden ist, ist ein absoluter psychischer Terror. Um das zu verhindern, wird die masochistische Position externalisiert, und dies geschieht hinter der Maske der Scham: Die Frau empfindet sich als lächerlich, verächtlich gemacht und erniedrigt. Die sexuelle Natur oder der sexuelle Anteil dieser verinnerlichten Scham ist natürlich massiv unterdrückt und scheint z. B. als Penetrationsangst auf.

Scham ist verschoben in die Vorstellung von Schwäche, Dummheit, Wertlosigkeit, dem Leiden daran, nicht „vollständig" zu sein. Diese Scham kann auch in der Partnerschaft ausgelebt werden: Solche Frauen suchen sich inferiore, entwürdigende Partner; sie werden schwanger, ohne es wirklich zu wollen.

Einleitung zu den Fallbeispielen

Der organisatorisch-strukturelle Hintergrund der Fallbeispiele: Die psychosomatische Frauenambulanz.

Die Ambulanz ist so konzipiert, dass nur kurzfristige Beratungs- und Behandlungsstrategien angewandt werden können. Jedes Erstgespräch mit einer Patientin dauert ca. 45 Minuten, außerdem muss am Vormittag ein zeitlicher Spielraum für Notfälle eingeplant sein, d. h. Patientinnen können – abgesehen von Notfällen – nach telefonischer Voranmeldung gesehen werden.

Der psychoanalytische Erfahrungshintergrund der in der Ambulanz tätigen Therapeuten bringt es mit sich, dass die Beratungs- und Therapiekonzepte an aus der psychoanalytischen Theorie entlehnten Techniken orientiert sind. Das ausführliche Erstgespräch, welches nach den oben beschriebenen Prinzipien und Inhalten geführt wird, wird teils narrativ aufgezeichnet, teils mittels Fragebögen, deren Daten EDV-mäßig verarbeitet werden können, erfasst.

Die Patientinnen suchen in seltenen Fällen mit einem primär psychologischen Problem die Ambulanz auf: Dies ist noch am ehesten bei sexuellen Funktionsstörungen der Fall. Im Bewusstsein der Patientinnen handelt es sich überwiegend um Leidenszustände oder Störungen, welchen eine körperliche Veränderung oder Erkrankung zugrunde liegen könnte – oft ist dies im Verständnis der Patientin eine Erkrankung, deren Ursache nicht gefunden werden konnte, eine geheimnisvolle Erkrankung oder aber eine besonders gefährliche Erkrankung. Die Verunsicherung und Mystifizierung der körperlichen Erkrankung ist häufig schon ein Signal dafür, dass die Patientin selbst sehr wohl seelische Befindlichkeiten und Lebensbedingungen heimlich für ihre Störung mit verantwortlich macht; oft aber glaubt sie, die „Eintrittskarte" in eine Ambulanz im Rahmen der Medizin, in diesem Fall der Frauenheilkunde, müsse eine körperliche Veränderung, Störung oder Erkrankung darstellen.

Wie erwähnt, verwendet die psychoanalytisch-orientierte Diagnostik das Einschätzen der Ich-Funktionen, weiters kommen sowohl als Explorations- als auch als Beratungstechnik das nondirektive Counseling nach Newsome (1976) zur Anwendung. Wir bezeichnen unsere Technik, die als eine Kombination aus Beratung und Kurzpsychotherapie angesehen werden kann, als „Fokussierende Beratung", wie sie von uns selber (1983) sowie von Gründzig und Meier (1978) beschrieben wurde.

Wenn sich im Erstinterview ein umschriebenes Problem abzeichnet, so wird eine Probedeutung versucht. Probedeutung ist der Versuch zur Herstellung eines Zusammenhanges zwischen einer bestimmten Situation oder Empfindung, welche hier und jetzt von der Patientin referiert wird, und einem Inhalts- oder Beziehungsaspekt des Symptoms. Die Verwendung des Vokabulars der Patientin stellt beim Anbieten der Probedeutung einen wichtigen Faktor dar. Aus der verbalen und nonverbalen Reaktion der Patientin wird deutlich, ob die Deutung „stimmig", d. h. für die Patientin nachvollziehbar ist. Für manche Patientinnen ist ein einmaliges Gespräch ausreichend; solchen gelingt eine komplexere Betrachtungsweise der Störung, und damit eröffnen sich für die Patientin neue Strategien im Umgang mit ihrem Problem. Diese Arbeit entspricht am ehesten der Krisenintervention. Das kann bei leichteren Fällen von sexueller Funktionsstörung, welche nicht mit tief verwurzelten Konflikten verbunden sind, ein für Klientin und Therapeut(in) durchaus befriedigendes Beratungsergebnis darstellen. Bei einer zweiten Gruppe von Patientinnen erweist sich nach dem Erstgespräch die Zuweisung in eine ausführliche Psychotherapie – sei es Einzel- oder Paartherapie – oder auch Psychoanalyse als erforderlich, und einer dritten Gruppe werden Gespräche im Rahmen der Ambulanz angeboten, wobei es sich hinsichtlich Theorie und Technik um psychoanalytische Fokaltherapie handelt.

Fallbeispiel zur Gruppe I:

Claudia, 18 Jahre alt, jünger wirkend, wird von ihrem Frauenarzt zugewiesen, Zuweisungsdiagnose: Libidostörung. Claudias Klage: Dies sei jetzt ihr zweiter Freund, sie verstehen sich gut, unternehmen viel gemeinsam, sie kenne ihn seit einem halben Jahr, aber sie habe wenig bis keine Lust, mit ihm zu schlafen und wenn es soweit kommt, hat sie auch keinen Höhepunkt, sondern fühlt sich nachher zwar etwas müde, aber ausgebeutet und manchmal auch zornig auf ihren Freund. Sie nimmt orale Kontrazeptiva, um nicht schwanger zu werden, ist jetzt auch schon beim 3. Präparat gelandet, weil sie meint, die Pille könne doch daran schuld sein, dass sie so wenig sexuelle Lust verspüre, man lese darüber immer wieder ...

Bei dem diagnostischen Erstinterview mit Claudia wechselt das Abfragen von Information wie schon beschrieben mit Sequenzen von Nachaufklärung. So z. B. wird im Anschluss an ihre Bemerkung über die oralen Kontrazeptiva nachgefragt, wie sie sich denn überhaupt die Wirkung dieser vorstelle, und Claudias Wissen wird dann leicht korrigiert; so stellt es sich heraus, dass sie einige Fehlinformationen hatte. Außerdem hatte sie ganz heimlich die Vorstellung, dass eine Schwangerschaft möglicherweise einige Probleme lösen würde, so z. B. würden ihre Eltern dann vielleicht ihren Freund akzeptieren. Es kommt also zu der Arbeit der Nachaufklärung noch das Entschleiern von Mythen hinzu und das Zurückführen der jugendlichen Patientin in die Wirklichkeit. Allmählich können zwei miteinander verwobene Problemkreise definiert werden: Claudias Abhängigkeit als Einzelkind, finanziell von zu Hause abhängig (die Eltern haben ihr die Wohnung eingerichtet) sowie vom Werturteil der Eltern betreffend ihren Freund und dessen familiäre Herkunft, die von den Eltern abgelehnt wird. Der zweite Problemkreis sind Claudias Fehlvorstellungen über das Funktionieren des Genitales. Ein dritter, aber nicht verbalisierter Bereich ist ihre Trotzhaltung, den Eltern gegenüber und auch dem Freund gegenüber (der unrealistische Kinderwunsch). Claudia erklärt sich einverstanden, in einigen (maximal sechs wurden festgelegt) Sitzungen in der Ambulanz an diesen beiden Problemkreisen zu arbeiten. Zusätzlich wird ihr eine klar verständliche Lektüre über Empfängnisverhütung empfohlen.

Fallbeispiel zur Gruppe II betreffend die Ursachen der sexuellen Funktionsstörung: Interaktionsstil (Kommunikation in der Partnerbeziehung).

Frau A. kommt zugewiesen von ihrem Frauenarzt in die psychosomatisch-gynäkologische Ambulanz; auf der Zuweisung steht „Frigidität".

Frau A. ist ca. 33 Jahre alt, seit zehn Jahren verheiratet und beschreibt ihr Hauptproblem in Worten „Ich habe keine Lust, mit meinem Mann zu schlafen" und bringt dies selbst noch im selben Satz in zeitlichen Zusammenhang mit einem Schwangerschaftsabbruch. Im Anschluss an den – von der medizinischen Ausführung her unproblematischen Abbruch in einem Krankenhaus – habe sie sich eigentlich nicht mehr erregbar gefühlt.

Die weitere Anamnese ergibt Folgendes: Dieser Schwangerschaftsabbruch sei von ihrem Mann gewünscht gewesen. Sie selbst hätte sehr gerne ein Kind gehabt. Der Mann bestand aber darauf, dass es jetzt noch „zu früh" sei. Über Kinder könne man später sprechen. Sie habe schließlich gegen ihre Überzeugung und ihren inneren Wunsch in den Abbruch eingewilligt mit der Tröstung, dass sie die nächste Schwangerschaft sehr wohl austragen werde. Schon sehr bald hatte sich aber herausgestellt, dass der Mann überhaupt keine Kinder möchte; trotzdem hat die Patientin sich in der Ehe auch wohl gefühlt, sie liebt ihren Mann, es gibt viele Gemeinsamkeiten. Es scheint nur so zu sein,

dass es dem Mann unmöglich ist, die Patientin zu erregen: Sie lässt sexuelle
Erregung durch den Mann nicht zu. Es gibt jedoch immer wieder Zeiten, zu
welchen sie sich durchaus subjektiv sexuell erregt fühlt, mitunter dann auch
von sich aus Geschlechtsverkehr sucht und dieser dann für sie lustvoll und
befriedigend sei. Es handelt sich dabei um die Zeit um den Eisprung. Dies ist
für die Patientin gut rekonstruierbar, da sie als Verhütungsmethode eine
Intrauterinspirale eingeführt hat und einen regelmäßigen Zyklus hat und die
Spirale auch gut verträgt. Nach diesen Informationen wird, im Sinne eines zirkulären Vorgehens, das Gespräch wieder zurückgeführt zu dem Schwangerschaftsabbruch und zu dem Umgang mit dem Kinderwunsch der Patientin.
Dabei beginnt sie plötzlich zu weinen und erklärt, sie hätte eigentlich für sich
gedacht, dass sie sich mit der Kinderlosigkeit schon arrangiert hätte. Sie weint
und – hingewiesen auf den Zusammenhang zwischen ihrer sexuellen
Ansprechbarkeit zur Zeit des Eisprungs, also zu jener Zeit im Zyklus, zu der
eine Schwangerschaft am ehesten eintritt – ist sie heftig bewegt. Sie meint
auch, dass ihr Mann ihr Verhalten als „nicht normal" bezeichnet und es schaut
so aus, als ob sie – zumindest vordergründig – diese Interpretation ihres
Verhaltens annehmen würde. Sie akzeptiert jedoch eine Probedeutung mit folgendem Inhalt: Könnte es nicht sein, dass die Tatsache, dass sie nicht zulassen
kann – selbstverständlich unabsichtlich –, dass ihr Mann sie erregt, eine Art
unabsichtliche Rache sei, Rache daran, dass er ihr „kein Kind gönnt", Rache
daran, dass er sie letztlich zu dem Abbruch gezwungen hat, und Rache daran,
dass er all das für „nicht normal" hält? Diese Probedeutung wird von der
Patientin rückhaltlos angenommen, sie ist offensichtlich erleichtert, und jetzt
ist es möglich, mit ihr zu besprechen, welche Problemlösungsstrategien zur
Verfügung stehen. Schließlich wird gemeinsam mit der Patientin beschlossen,
dass sie ihren Mann doch zu einer Paartherapie motivieren wird.

Fallbeispiel zu Gruppe III:

Frau B. lebt seit sieben Jahren in einer nicht vollzogenen Ehe. Sie wird von
einer niedergelassenen Nervenärztin, von welcher sie kurzfristig antidepressiv behandelt wurde, in die psychosomatisch-gynäkologische Ambulanz
überwiesen. Sie fürchtet, dass ihre Ehe in Gefahr sein könnte, da es ihr „im
Unterschied zu anderen dummen Frauen nicht vergönnt sei, Geschlechtsverkehr zu haben". Der unmittelbare Anlass, warum sie die Nervenärztin auf-
gesucht habe, sei ein Seitensprung ihres Mannes gewesen: Er habe ihr gestan-
den, dass er zu einer Prostituierten gegangen sei, weil er es nicht mehr
ausgehalten hätte, von ihr immer zurückgewiesen zu werden. Das habe sie
dermaßen deprimiert, dass sie sich zu diesem Schritt, eine Nervenärztin aufzusuchen, entschlossen hätte. Schon im Erstgespräch mit Frau B. zeichnen sich
in den für die Sexualität relevanten Bereichen, nämlich Umgang mit Trieben
und Affekten und den Objektbeziehungen, Merkmale ab, die darauf hinweisen, dass das Symptom – der Vaginismus – wie sich herausstellt, eine enorm
symbolische Bedeutung für die Patientin hat.

Sie lebt in einer symbiotischen Beziehung mit ihrem Mann: der
Kommunikationsstil weist sehr viele infantile Züge auf, in der Wahl der
Bezeichnungen der Geschlechtsorgane zum Beispiel, etc. Die Beziehung zu

anderen wichtigen Personen ist durch Mangel an Empathie, durch unglaublich viel Selbstbezüge im Reagieren auf diese anderen gekennzeichnet und
auch durch permanente Versuche der Patientin, andere auszubeuten oder
umzuerziehen. Weiters sind Idealisierungen, also unrealistische Aufwertun-
gen anderer, verbunden mit nachfolgenden Abwertungen die Regel. (Sie
selbst hat ja in dem ersten Satz Sexualität grundsätzlich abgewertet als „tie-
risch", wie sich später herausstellte).

Sehr schwer ist es für die Patientin mit ihren aggressiven Gefühlen, mit
Feindseligkeiten, umzugehen: Sie neigt zu affektiven Durchbrüchen, zu
Durchbrüchen von Wut, aber auch zu Angstzuständen. Sie hat immer wieder
Angst, die Kontrolle über sich zu verlieren, und es geschieht auch des Öfteren.
Dazu kommt eine starke sensitive Reaktionsbereitschaft: Sie neigt dazu, tri-
viale Ereignisse auf sich zu beziehen, in der Meinung, das könne nur ihr
zustoßen, nur sie werde ungerecht behandelt, vom Schicksal meist oder auch
von ganz bestimmten Personen, und ihre Wut sei die gerechte Reaktion auf die
Ungerechtigkeiten des Schicksals. Sie ist auch wütend auf ihren weiblichen
Körper und die Menstruation: Sie findet sie als grob überflüssig und störend,
leidet unter massiven dysmenorrhoischen Beschwerden, die sie gelegentlich
mit Alkohol bekämpft.

Ihre schwierige Persönlichkeitsstruktur führt auch zu gelegentlichen
Problemen im Berufsbereich, nichtsdestotrotz kann sie bis dato ihrer Berufstätigkeit als mittlere Angestellte gut nachkommen.

Hier ist die sexuelle Funktionsstörung, die Diagnose ergab einen Vaginismus, deutlich in eine Persönlichkeitsstörung eingebaut. Bei der Persönlichkeitsstörung handelt es sich wohl am ehesten um eine schwere
narzisstische Störung. Den Vorschlag, sich einer Einzelpsychotherapie zu unterziehen, nimmt die Patientin – vor allem im Zusammenhang mit der Diskussion ihrer sonstigen Probleme – sehr gerne an. Die Patientin wird zu
einer psychoanalytischen Psychotherapie (2–3 Sitzungen pro Woche) zugewiesen. Eine Rückmeldung nach einem Jahr ergibt, dass die Patientin der
Überweisung nachgekommen ist und sich eine tragfähige Arbeitsbeziehung,
wenn auch eine sehr schwierige, zwischen ihr und der Therapeutin etabliert
hat.

4. Schlussbemerkungen

Die Liberalisierung der späten siebziger Jahre, zusammen mit dem Einfluss
der Frauenbewegung, hat dazu geholfen, dass Frauen den Problemen im
sexuellen Bereich gegenüber kritischer geworden sind. Das bedeutet, dass sich
die Frauen zwar mitunter als gestört, aber nicht als psychisch oder körperlich
krank oder verändert etikettieren; es bedeutet aber auch, dass den Lebens-
umständen für die Entstehung oder Aufrechterhaltung der sexuellen Störung
eine ursächliche Bedeutung zugeschrieben wird.

Damit verbunden ist auch das zunehmende Abbauen von Schamschran-
ken für traumatisierende sexuelle Erlebnisse, die in der Regel u. a. auch sexuelle Störungen im späteren Leben zur Folge haben, die den Frauen im Laufe

ihres Lebens, häufig in der Kindheit, zugestoßen waren. Dies geschieht sehr zaghaft, aber es geschieht.

Die subjektive Bedeutung, die eine Person der Sexualität zuschreibt, ist eine Sache – wie Sexualität hingegen von derselben Person gelebt wird, ist eine andere, und die Diskrepanz zwischen beiden ist häufig sehr groß.

Die subjektive Bedeutungszuschreibung hängt vom soziokulturellen Hintergrund und der Vorstellung von der Verbindlichkeit des herrschenden Wert- und Normensystems, von sozialen Variablen, wie Bildungsstand, Alter etc. und der individuellen psychosexuellen Entwicklung ab.

Die Bedeutung, welche der Sexualität zugeschrieben wird, prägt den Umgang des jeweiligen Individuums mit seiner Sexualität.

Die Sittengeschichte zeigt, dass es sehr verschiedene Stile gibt, mit Sexualität umzugehen. Ob jemand den Weg in die Prostitution gefunden hat, eine homosexuelle Objektwahl trifft, mit Beziehungen experimentieren zu müssen glaubt, eine monogame Ehe führt, alles dies sind Möglichkeiten, mit der Sexualität umzugehen. Welche Möglichkeit auch immer gewählt wurde – wobei es sich hier kaum um eine freie Wahl handelt, sondern zweifellos ist diese Wahl überdeterminiert –, stellt der Umgang mit der Sexualität für die betroffene Frau einen Kompromiss dar: einen Kompromiss zwischen der persönlichen Lebens-Lerngeschichte, einschließlich den Fantasien einerseits und dem soziokulturellen Umfeld andererseits.

Fast alle Störungen der sexuellen Erregung und Befriedigungsmöglichkeit, also des Orgasmus, sind stark im individuellen Bereich der Wahrnehmung und Interpretation somatischer Reize begründet und oft schwer dem Partner mitteilbar oder auch über den Partner beeinflussbar. Daher ist das Rückgreifen auf individualtherapeutische Methoden immer wieder zwingend notwendig. Jede Beratung oder Psychotherapie spielt sich aber in einem bestimmten Kontext des herrschenden Wert- und Normensystems ab, und auch die Liberalisierung kann bei näherer Betrachtung nicht darüber hinwegtäuschen, dass sich in den Einstellungen von Ärzten und Therapeuten, aber auch der betroffenen Frauen sehr viel von tradierten Strukturen im Zusammenhang mit Sexualität und dem Umgang mit Sexualstörungen widerspiegelt.

Literatur

Angermann I (1980) Sexualtherapeutische Placebos, psychoanalytische Erklärung für Erfolge und Versager. Sexualmedizin 4

Beckmann D (1978) Paardynamik und Gesundheitsverhalten. In: Richter HE, Strotzka H, Willi J (Hrsg) Familie und seelische Krankheit. Rowohlt: Reinbeck

Bergler E (1937) Die psychische Impotenz des Mannes. Huber: Bern

Freud S (1905) Dora, Bruchstücke einer Hysterieanalyse. Gesammelte Werke, Bd V, S. 163–315, Fischer: Frankfurt 1966

Gründzig M, Meyer M (1978) Die fokussierende Beratung. Psyche 32, 2

Krafft-Ebing R v (1886) Aberration of sexual life. The psychopathia sexualis. Panther Books Ltd. (1965)

Mathis I (1981) On shame, women and social conventions. The Scandinavian Psychoanal Review 4, 1

Money J (1969) Körperlich-sexuelle Fehlentwicklungen. Rowohlt: Reinbeck
Sigusch V (1975) Therapie sexueller Störungen. Thieme: Stuttgart
Springer A, Kremser M (1974) Die symptomatische Spirale. Sexualmedizin
Springer-Kremser M (1983) Psychosexualität und Gynäkologie. Deuticke: Wien
Szasz Th (1980) Sex by prescription. Anchor Press: Doubledey, New York
Winnicott DW (1974) Reifungsprozesse und fördernde Umwelt. Kindler: München
Wurmser L (1981) The mask of shame. J Hopkins Univ Press: Baltimore

Das Leiden an der Kontrazeption

K. Leithner und *E. Jandl-Jager*

Die Entscheidung zu Verhütung ist immer eine „vorläufige", aufs Engste verbunden mit der aktuellen Lebenssituation, der individuellen Lebensgeschichte und der psychosexuellen Entwicklung.

Auch wenn die Einführung der Pille in den sechziger Jahren vielen Frauen zu einer uneingeschränkteren Sexualität ohne Angst vor Schwangerschaft verhalf, scheint doch die Entlastung und Erleichterung, die die Einführung der Pille mit sich brachte, einer neuen Skepsis in der gegenwärtigen Generation junger Frauen gewichen zu sein.

Die Gründe für diese neue Skepsis hormoneller Kontrazeption gegenüber sind vielfältig. Ein neues Selbstverständnis und verstärktes Bewusstsein für den eigenen Körper lässt viele junge Frauen vor der Einnahme eines Hormonpräparates mit seinen möglichen Nebenwirkungen und Konsequenzen zurückschrecken. Ein „Medikament" einzunehmen passt nicht zu der herrschenden Ideologie von Gesundheit, Fitness und Wohlbefinden.

Andererseits stellen viele junge Frauen die selbstverständliche Übernahme der Verhütung als „Frauensache" in Frage. Sie erwarten sehr viel bestimmter als noch vor 10 Jahren von ihrem Sexualpartner einen Beitrag zur Verhütung zu leisten. Ein anderer Aspekt scheint die Veränderung des Sexual- und Verhütungsverhaltens aufgrund von Aids. Schwangerschaft ist plötzlich nicht mehr die erschreckendste Konsequenz eines ungeschützten Sexualkontaktes. Bei diesen Überlegungen stellt sich natürlich auch die Frage, inwieweit diese Angst vor einer zum Tod führenden Erkrankung das Erleben von Sexualität bei jungen Frauen, Männern und vor allem bei Jugendlichen grundlegend verändert hat. Einerseits erhalten Werte wie Treue und Partnerschaft eine neue Wichtigkeit, wie das vor allem auch in Jugendstudien zum Sexualverhalten (Schmidt 1992) zum Ausdruck kommt, andererseits hat ein kritischeres Bewusstsein häufig wohl auch eine neue Ängstlichkeit und Unsicherheit zur Folge.

Welche psychologischen Faktoren kommen bei der *Anwendung* von unterschiedlichen Verhütungsmitteln zum Tragen?

In Abb. 1 soll zuerst ein Überblick über die verschiedenen Interventions-möglichkeiten bei Empfängnisverhütung und Geburtenkontrolle gegeben werden. In den beiden Ästen des Ypsilon sind die kontrazeptiven Möglich-keiten jeweils für Frau und Mann aufgezeigt. Wo die beiden Äste zusam-menstoßen, sind jene Methoden angeführt, die ein Zusammenkommen von Sperma und Ei verhindern. Die Methoden am Stamm des Ypsilon kommen nach dem Zusammenkommen von Sperma und Ei zur Anwendung.

Die Hypothalamus-Releasing-Hormone werden hier sowohl wegen ihrer Steuerungsfunktion für alle anderen hormonellen Prozesse, im Zusammen-hang mit der Fruchtbarkeit als auch weil sie in der Zukunft als Interven-tionspunkte für die Kontrazeption in Frage kommen, angeführt. Während die hormonale Kontrazeption für die Frau, die „Pille", seit den sechziger Jahren bekannt ist und angewendet wird, ist ein derartiges Kontrazeptivum für den Mann nach wie vor nicht erfolgreich erprobt worden. Die Abb. 1 zeigt deut-lich, dass die Mehrheit der kontrazeptiven Methoden von der Frau angewen-det werden müssen. Die Möglichkeiten von Männern, Kontrazeption anzu-wenden, sind wesentlich geringer.

Überlegungen zu Trends bei der Entwicklung von Kontrazeptiva für den Mann sollen in Folge diskutiert werden. Ein wenig in Frage gestelltes Thema ist die selbstverständliche Annahme, dass die Übernahme der Verhütung durch den Mann von allen oder zumindest vielen Frauen gewünscht wird. Die Ambivalenzen, die dieses Thema für die Frauen birgt, werden meist überse-hen. Der Wunsch nach Übernahme von Verantwortung bei der Verhütung durch den Partner ist nicht gleichzusetzen mit der tatsächlichen Übernahme der Kontrazeption ohne einer direkten Kontrollmöglichkeit für die Frau, wie z. B. bei der Pille für den Mann, im Gegensatz zum Kondom. Sollte es jemals die Pille für den Mann geben, wären wohl viele Frauen ihre schärfsten Gegnerinnen. Die Verhütung völlig der Verantwortung des Mannes zu über-geben, scheint einerseits aufgrund der biologischen Tatsache, dass wer auch immer die Verhütung übernimmt, die Frau in erster Linie die Konsequenzen trägt, unrealistisch, ein anderer Aspekt ist wohl auch die Tatsache, dass viele Frauen die Entscheidung bzw. die Macht über die Verhütung nicht völlig dem Mann überlassen wollen. Psychologische Faktoren wie Vertrauen in den Partner, aber auch Kontrolle und Macht über die Potenz der Fruchtbarkeit spielen hierbei eine große Rolle.

Seit den sechziger Jahren werden besonders jene Methoden der Empfäng-nisverhütung verstärkt angewandt, die vom eigentlichen Sexualakt möglichst weit entfernt sind (tägliche Pilleneinnahme oder Einsetzen einer Spirale). Dadurch wurden den Bedürfnissen vieler Frauen, Empfängnisverhütung und Sexualakt voneinander zu trennen, Rechnung getragen. Auch darin kann sich die Ambivalenz zur Sexualität und Fortpflanzung ausdrücken. Allen Gebur-

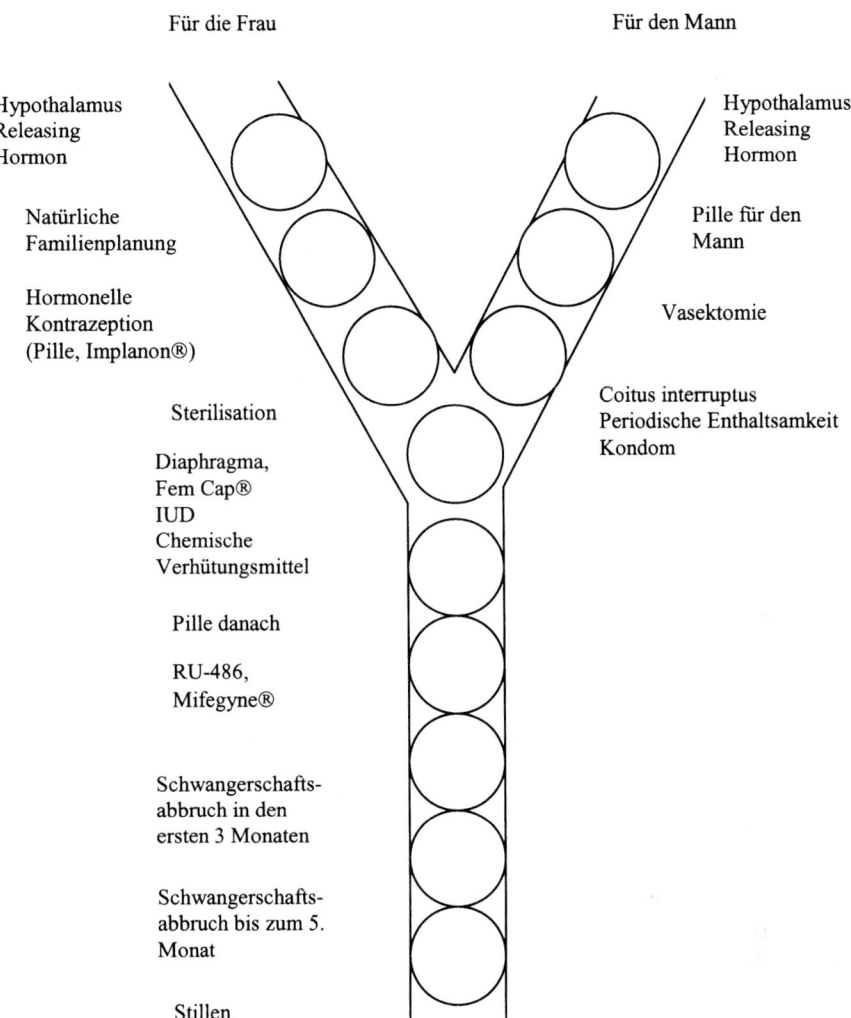

Für die Frau

Für den Mann

Hypothalamus
Releasing
Hormon

Hypothalamus
Releasing
Hormon

Natürliche
Familienplanung

Pille für den
Mann

Hormonelle
Kontrazeption
(Pille, Implanon®)

Vasektomie

Sterilisation

Coitus interruptus
Periodische Enthaltsamkeit
Kondom

Diaphragma,
Fem Cap®
IUD
Chemische
Verhütungsmittel

Pille danach

RU-486,
Mifegyne®

Schwangerschafts-
abbruch in den
ersten 3 Monaten

Schwangerschafts-
abbruch bis zum 5.
Monat

Stillen

Abb. 1. Ansatzpunkte der kontrazeptiven Wirkung. Modifiziertes Schema nach Kane, 1983

tenkontrollmethoden gemeinsam ist, dass sie gezielt angewendet werden müssen, um eine Schwangerschaft zu verhindern, und mit Ausnahme des Stillens haben sie ausschließlich den Zweck der Geburtenkontrolle. Das bedeutet, dass sich die Anwenderin oder der Anwender ganz bewusst für die Verhütung entscheiden müssen. Darin liegen auch einige der Probleme der Kontrazeptiva.

Zur genaueren Information über die einzelnen Methoden wird auf die Literaturangaben am Ende des Kapitels verwiesen.

In Folge soll auf einige psychologische Faktoren bei der Verwendung unterschiedlicher Verhütungsmittel eingegangen werden.

Natürliche Familienplanung

Die *Natürliche Familienplanung* ist eine Methode, bei der die Frau bestimmte Körpersignale beobachtet, die sich im Laufe des Zyklus verändern. Die Vorgänge im eigenen Körper sollen bewusst erlebt werden. Voraussetzung für eine sichere Anwendung ist eine relativ stabile, reife Beziehung und die Bereitschaft beider Partner, an bestimmten Tagen auf Sexualverkehr zu verzichten. In der Hinwendung zum eigenen Körper und mit der Sensibilisierung und Beobachtung von Körpersignalen kommt diese Methode dem herrschenden Zeitgeist von Natürlichkeit und Gesundheit entgegen. Als Verhütungsmethode eingesetzt erfordert sie jedoch ein großes Maß an Verantwortlichkeit und Sicherheit im Umgang mit eigenen bewussten und vor allem unbewussten, ambivalenten Gefühlen dem Partner und einer möglichen Schwangerschaft gegenüber. Bei Unvorhersehbarkeit und Unaufschiebbarkeit von Sexualität wie auch Unsicherheiten in der sexuellen Identität und häufig wechselnden Sexualpartnern – alles Charakteristika jugendlichen Sexualverhaltens – stellt die natürliche Familienplanung kein geeignetes Verhütungsmittel dar.

Hormonelle Kontrazeption

Kaum eine Verhütungsmethode hat in den letzten Jahren eine solche Veränderung in der Einschätzung durchgemacht. Anfangs als Befreiung für die Frau und ihre Sexualität angesehen, bekommt die „Pille" immer mehr das Image eines mit vielen gesundheitlichen Risiken einhergehenden Medikaments, das in den natürlichen Kreislauf des weiblichen Körpers massiv eingreift. Diese hormonelle Steuerung von „außen" wird von vielen Frauen als beängstigend erlebt, einerseits aus Angst vor möglichen Nebenwirkungen, über die in den letzten Jahren sehr viel mehr berichtet wird, andererseits haben hierbei wohl auch psychologische Faktoren wie Angst vor Kontrollverlust über den eigenen Körper eine große Bedeutung. Hinter dieser Angst vor Kontrollverlust stehen häufig unbewusste Befürchtungen, die mit der Phantasie von ungehemmten Möglichkeiten, Sexualität ausleben zu können verbunden sind. Auch wenn Einschränkungen durch religiöse Gebote heute für viele Frauen eine geringere Bedeutung haben und wir in einer Ideologie von „alles ist okay, wenn es gefällt" leben, erzeugt nach wie vor die Vorstellung jederzeit, mit jedem Mann auf welche Weise auch immer, Sexualität haben zu können unbewusste Konflikte und Schuldgefühle, die ihren Ausdruck dann in Angst vor bedrohlichen Nebenwirkungen finden. Neben allen realen Gefahren, die hormonelle Kontrazeption beinhaltet, symbolisieren die Ängste vor den einzelnen Nebenwirkungen wie z. B. Angst vor Gewichtszunahme, Thrombose, Wasser im Gewebe – alles Symptome, die in jeder Schwangerschaft auftreten können, auf einer unbewussten Ebene Angst vor Schwangerschaft als Strafe für ungehemmte Sexualität.

Auch Ängste vor Frigidität oder Verlust der Libido oder die Angst, durch die Einnahme von hormonellen Verhütungsmitteln später keine Kinder mehr bekommen zu können, zeugen von diesen unbewussten Ängsten vor Strafe. Medizinische Kontraindikationen für hormonelle Kontrazeptiva sind natürlich von psychologischen Faktoren, die eine Einnahme der Pille für eine bestimmte Frau schwierig oder sogar unmöglichen machen zu differenzieren.

Diaphragma

Das Diaphragma ist eine Verhütungsmethode, die bei richtiger und konsequenter Anwendung eine sehr hohe Sicherheit bietet und auch keinen Eingriff in den Organismus darstellt. Unbewusste Schwangerschaftswünsche wie auch Konfliktsituationen in der Partnerschaft bedeuten jedoch wie auch bei der natürlichen Familienplanung ein großes Risiko.

Spirale

Die Spirale ist im Gegensatz zur Pille mit keinem Eingriff in den Hormonhaushalt verbunden, das Einsetzen der Spirale bedeutet jedoch das Einlegen eines Fremdkörpers durch den Frauenarzt oder die Frauenärztin in die Gebärmutter. Die Vorstellung einen Fremdkörper in der Gebärmutter zu haben, wird von manchen Frauen als unangenehm und abschreckend erlebt, unbewusst können diese Vorstellung mit Phantasien von Schwangerschaft assoziiert sein. Auf einer tieferen Ebene bedeutet dann Schwangerschaft die Strafe für den Wunsch nach uneingeschränkter Sexualität, Ausdruck dafür können Ängste vor Eileiterschwangerschaft und den damit verbundenen bedrohlichen Konsequenzen sein.

Die Entwicklung immer länger haltbarer Spiralen, bis zu 10 Jahren, zeigt den Trend, Verhütung zu etwas zu machen, an das man nicht jeden Tag denken muss und das man nicht vergessen kann – dieses Faktum kann die Spirale in den unbewussten Phantasien zu einem Verhütungsmittel machen, das Konflikte mit Sexualität unschwer vergessen und verdrängen lässt.

Kondom

In den letzten Jahren, vor allem seit dem Aufkommen von Aids hat das Kondom eine neue Bedeutung erlangt. Die Vorteile und Nachteile dieser Verhütungsmethode sind hinreichend bekannt. Es soll nur auf einige psychologische Aspekte bei der Verwendung von Kondomen eingegangen werden. Die meisten Menschen – sowohl Männer als auch Frauen empfinden Kondome als störend, der Sexualakt muss unterbrochen werden, das taktile Empfinden wie auch das Geruchsempfinden wird verändert. Beim Mann kann das Überstreifen des Kondoms unbewusst Phantasien und Ängste aktivieren, was zu einem Verschwinden der Erektion führen kann. Die Barriere, die das Kondom darstellt, kann jedoch auch als Schutz vor völliger Verschmelzung oder auch vor allzu intensivem Kontakt gesehen werden. Vielleicht kommt das Kondom durch die Verhinderung eines direkten Kontaktes in mancher Beziehung auch einer Entwicklung von zunehmender Beziehungsproblematik und Kontaktlosigkeit in einer eher narzisstisch orientierten Gesellschaft entgegen.

Welche Faktoren kommen nun bei der Nichtanwendung von Kontrazeption zum Tragen?

Obwohl die Hindernisse für die Anwendung von Kontrazeption vielfältig und auch individuell sehr verschieden sind, lassen sich vor allem vier Punkte herausstellen:
1. Psychosoziale Aspekte der Erreichbarkeit;
2. Reale und phantasierte Nebenwirkungen;
3. Unterschätzung der Unannehmlichkeiten aller Methoden;
4. Psychologische Ursachen für die Nichtanwendung.

1. Psychosoziale Aspekte der Erreichbarkeit

Die psychosozialen Aspekte der Verteilung von Kontrazeptiva, wie z. B. die Rezeptpflicht für die Pille, die Kosten der Kontrazeption sowie die mangelnde Erreichbarkeit nicht rezeptpflichtiger Kontrazeptiva, gehören hier ebenso dazu wie z. B. die Notwendigkeit eines Krankenscheins für den Besuch bei der GynäkologIn, den Jugendliche nur über die Eltern oder die Arbeitsstätte bekommen. Darüber hinaus gibt es im ländlichen Raum die Schwierigkeit, vielleicht dem örtlichen Apotheker bekannt zu sein und sich deshalb zu genieren, Verhütungsmittel zu kaufen. In der Überblicksdarstellung über die verschiedenen Kontrazeptiva wurde gezeigt, wie vielfältig die Möglichkeiten sind. Aus verschiedenen Untersuchungen ist bekannt, dass nach wie vor nicht alle Methoden gleich gut bekannt sind. Es lässt sich daher sagen, dass die mangelnde Information über alle Methoden, mit ein Grund für die mangelnde Erreichbarkeit der Verhütungsmittel ist. Der psychosoziale Aspekt der Erreichbarkeit wird häufig unterschätzt. Gerade jedoch bei Jugendlichen, die sowohl von der Information her wie auch vom Kostenfaktor und durch Schwierigkeiten und Unsicherheiten mit der Sexualität, die dazu führen, dass Kontrazeption nicht besprechbar ist, benachteiligt sind, erhält der psychosoziale Aspekt der Erreichbarkeit eine große Bedeutung auch wenn sich diesbezüglich vor allem in den Großstädten durch jugendgerechte Beratungseinrichtungen, die eine niederschwellige Hilfe anbieten, die Versorgungssituation verbessert hat. In ländlichen Gebieten gibt es jedoch weiterhin kaum jugendspezifische Einrichtungen.

2. Reale und phantasierte Nebenwirkungen

Eng im Zusammenhang mit der Art der Methode, die zur Kontrazeption gewählt wird, stehen die realisierten und phantasierten Nebenwirkungen von Kontrazeptiva. Im Laufe der letzten Jahre ist die Öffentlichkeitswirksamkeit derartiger Nebenwirkungen deutlich in den Vordergrund getreten. Die Nebenwirkungen werden auch häufig zur Begründung für die Nicht-anwendung von Kontrazeption genannt. Je länger die Anwendung eines Medikaments oder einer speziellen Methode dauert, um so genauer sind die Nebenwirkungen bekannt. Dieser Faktor kommt auch bei der Pille und anderen Geburtenkontrollmethoden zur Anwendung.

3. Unterschätzung der Unannehmlichkeiten aller Methoden der Kontrazeption

Ein Aspekt der Kontrazeption, der sehr häufig von FamilienplanerInnen und GynäkologInnen übersehen wird, besteht darin, dass alle Kontrazeptiva in der Anwendung auch unangenehme Aspekte haben. Die Forderung an die Frau, Kontrazeptiva zu verwenden, wenn eine Schwangerschaft nicht erwünscht ist, ist in unserer Gesellschaft sehr deutlich zu spüren. Bei der Kontrazep-tionsberatung muss aber der Aspekt der Unerfreulichkeit jeder Kontrazeption im Auge behalten werden. Eine Frau oder ein Paar, das schon mit mehreren Formen der Kontrazeption experimentiert hat und mehr oder weniger schlechte Erfahrungen gesammelt hat, können in dieser Hinsicht schwierige Klienten sein. Jugendliche, denen diese Erfahrung noch fehlt, sollten auf die zu erwartenden Unannehmlichkeiten hingewiesen werden. Es ist bekannt, dass ein wegen seiner Unannehmlichkeit mangelhaft oder falsch verwendetes kontrazeptives Mittel das Vertrauen zur ÄrztIn, die es empfohlen hat, zerstört und möglicherweise Folgen für die weitere Anwendung von Kontrazeption hat.

4. Psychologische Ursachen für die Nichtanwendung von Verhütung

Im Folgenden sollen jene psychologischen Gründe genauer besprochen wer-den, die dazu führen können, dass Kontrazeption nicht angewendet wird, obwohl eine Schwangerschaft nicht erwünscht ist.

Verleugnung

Eine der häufigsten Gründe, Kontrazeptiva nicht anzuwenden, ist dadurch gegeben, dass die Realität einer möglichen Schwangerschaft nicht akzeptiert wird. Bei den ersten sexuellen Erfahrungen von Jugendlichen kann dies sehr deutlich zum Tragen kommen. Es kann sich dabei um die Verneinung handeln, dass es überhaupt zu einem Koitus kommen wird, die dann im entscheidenden Moment vergessen wird. Es kann sich aber auch um die Verneinung der Möglichkeit, überhaupt schwanger zu werden, handeln, eine Art Glaube an die eigene Unverletzlichkeit. Oder es wird auch verneint, dass Kontrazeption die gewünschte Wirkung hat. Daher sei es sinnlos, sich darüber zu bemühen. Dies drückt sich dann in Sätzen aus wie „alle meine Freundinnen, die Kontrazeptiva verwenden, wurden schwanger". Die Ambivalenz, die darin besteht, das Gewissen beruhigen zu wollen, während gleichzeitig Bedürfnisse befriedigt werden sollen, die dem zuwiderlaufen, wird in dieser und ähnlichen Aussagen deutlich.

Sexualität als Mittel zur sozialen Verankerung

Sehr häufig ist das Gefühl, keine Gelegenheit zum Koitus zu haben, der Grund, keine Kontrazeptiva anzuwenden. Tatsächlich tauchen dann oft unerwartete Wünsche auf, z. B. eine Beziehung neu zu beginnen oder fortzusetzen, einem Druck aus dem Freundeskreis nachzugeben, akzeptiert zu werden und Ähnliches. In vielen solchen Fällen entsteht subjektiv das Gefühl, nicht warten zu können, bis Kontrazeptiva verfügbar sind.

„Einfangen"

Das „Einfangen" durch Schwangerschaft, weil Kontrazeptiva gar nicht oder nur uneffektiv verwendet werden, hat immer weniger Wirkung, einerseits durch die Änderung der moralischen Einstellung und andererseits dadurch, dass immer weniger Frauen dies auch benützen. Aber trotzdem bleibt dies ein Hintergrund, um Kontrazeptiva nicht zu verwenden. Es kann durch eine Schwangerschaft noch immer die häufig unbewusste Absicht bestehen, den Partner in eine Ehe zu zwingen oder eine festere Beziehung herzustellen, oder auch der unbewusste Wunsch, Konflikte in der Partnerschaft durch eine Schwangerschaft zu lösen.

Liebe

„Keine Verhütung im Namen der *Liebe*" kann ein weiterer Grund für die Nichtanwendung von Kontrazeption sein.

Die Übernahme von Risiko und Selbstaufopferung wird in unserer Gesellschaft häufig sowohl als romantische wie auch realistische Demonstration von Liebe füreinander angesehen. Die Risikobereitschaft erstreckt sich auf das absichtlich eingegangene Risiko der Schwangerschaft. Eine solche Demonstration kann beidseitig meist unbewusst angeboten und vollkommen geteilt werden. Häufiger allerdings wird sie nur von einem angeboten. Diese Demonstration kann unbewusst sehr befriedigend und erfüllend für den Geber wie den Nehmer sein. Bei einer anderen Gelegenheit wird das bloße Risiko nicht in Betracht gezogen. Das tatsächliche Geschenk der Schwangerschaft kann mit oder ohne Wissen oder das Verlangen des

Partners gegeben werden. Das Geschenk einer Schwangerschaft kann einem Mann offeriert werden, um ihm zu erlauben, seine Virilität zu demonstrieren, oder es kann auch mit dem tatsächlichen Geschenk eines Kindes verbunden sein. Ein spontaner Koitus wird dann als die Konsequenz von Liebe angesehen. Der Erwerb von Kontrazeptiva kann dann bedeuten, dass eine unromantische Akzentuierung für die eigenen sexuellen Bedürfnisse eingestanden wird.

Sexuelle Identitätskonflikte

Das Selbstwertgefühl steht in enger Beziehung mit der Einstellung zur eigenen sexuellen Identität. Selbstwert und positive Selbsteinschätzung werden häufig auf der Basis von Virilität und Feminität, die dann durch Fruchtbarkeit demonstriert wird, eingeschätzt. Derartige Demonstrationen sind um so weniger nötig, je größer die Anzahl und die Bedeutung von anderen Fähigkeiten in anderen Lebensbereichen ist. Wenn die Ich-Belohnungen im Leben sehr gering sind und die Selbsteinschätzung durch andere Versuche und Bemühungen weder aufgebaut noch erhalten werden kann, muss die kreative und produktive Fähigkeit der Schwangerschaft und Reproduktion unbewusst kompensatorisch eingesetzt werden. Die Geburt eines Kindes ist dabei nicht unbedingt nötig. Die Demonstration der Fähigkeit zur Schwangerschaft, die eventuell dann abortiert wird, kann ausreichen.

Die Fragilität der sexuellen Ich-Stärke kann auch beim unsicheren Mann gesehen werden, der seine sexuelle Aktivität dazu verwendet, um sein schwaches Selbstwertgefühl zu verstärken. Er könnte fürchten, dass die Verwendung von Kontrazeptiva die Bedürfnisse der Partnerin verstärkt oder auch verringert und damit seine sexuelle Befriedigungsmöglichkeit beeinträchtigt.

Wenn man von einem Partner zurückgewiesen wird, verstärken sich ebenfalls die Gefühle der Unsicherheit, des niedrigen Selbstwertes und der sexuellen Unangemessenheit. Eine Wiederherstellung des Selbstwertes könnte verlangen, dass die sexuelle Fähigkeit oder die Attraktivität durch sexuelle Aktivität mit einem oder mehreren Partnern wiederhergestellt wird.

Feindschaft und Feindseligkeit

Weiters können auch unbewusste Gefühle von Feindschaft und Feindseligkeit dem oder der PartnerIn gegenüber ihren Ausdruck in der Ablehnung von Kontrazeption und in Konsequenz dazu in der Ablehnung von Sexualität mit dem oder der PartnerIn überhaupt finden.

Schuld

Die Fähigkeit, zu allen Zeiten Sexualverkehr haben zu können, kann unbewusst die Bedeutung von Prostitution und Promiskuität annehmen oder als eine offene Einladung verstanden werden, verwendet oder vergewaltigt zu werden, anstatt zur romantischen Liebe verführt. Sexualität mit Kontrazeption kann dann als „reine Wollust" verstanden werden.

Die Möglichkeit zur Schwangerschaft muss bestehen, indem auf Verhütung bewusst oder unbewusst verzichtet wird, um jedes Gefühl von Schuld, das aus der Lust erwachsen könnte, abzudecken. Eine tatsächliche, meist unbewusste Strafe durch eine Schwangerschaft kann nötig sein.

Scham

Scham bedeutet, dass die Verwendung von Kontrazeptiva ausgeschlossen wird. Diese Scham kann sich sowohl auf die Kontrazeption beziehen wie auf Sexualität oder sexuelle Aktivität überhaupt. Verlegenheit kann auch dadurch aufkommen, dass Eltern, Verwandte, Kinder, Freunde oder andere entdecken könnten, dass Verhütungsmittel gekauft und benutzt werden. Besonders häufig sind Jugendliche diesen Ängsten ausgesetzt.

Masochismus

Feindseligkeit kann bei manchen Menschen in solch einem Ausmaß nach innen gerichtet sein, dass sie sich als unbewusstes selbstbestrafendes Verhalten äußert. Offener Ausdruck solcher psychologischer Kräfte kann das Herbeiführen einer potentiell selbstzerstörerischen Gefahr sein. Weniger starke Kräfte können verlangen, dass man sich selbst bestraft, indem man zulässt, dass man sexuell verwendet wird. Die ständige Nichtverwendung von Kontrazeptiva kann die Gefahr der ungewünschten Schwangerschaft als weitere Selbstbestrafung hinzufügen.

Erotizismus

Eine andere Motivation, Kontrazeptiva nicht zu verwenden, ist bei Personen zu beobachten, die ein starkes Bedürfnis nach Selbstverwöhnung haben und sexuelles Vergnügen durch Risikobereitschaft erhöhen. Im sexuellen Bereich kann dies durch sexuellen Kontakt an einem halböffentlichen Ort erfolgen, wo die Neuigkeit der Örtlichkeit und das Teilen eines erotischen Geheimnisses ebenso wie die Gefahr der Entdeckung erregend wirken. Es könnte auch bedeuten, Koitus in einer gefährlichen Umgebung zu haben, wo das Risiko tatsächlich die Gefahr der körperlichen Verletzung bezweckt. Auf eine wesentlich subtilere Art kann die erotische Sensualisierung dadurch erreicht werden, dass das Risiko einer Schwangerschaft durch die Nichtverwendung von Kontrazeption erreicht wird. Ein Risiko einzugehen provoziert Angst, zu gewinnen ist erregend, und die Erregung ist im allgemeinen proportional zum Grad der ursprünglichen Angst.

Nihilismus

Gefühle der Apathie, Hoffnungslosigkeit und unüberwindliche Armut sind nicht dazu angetan, Aktivitäten zu setzten, auch nicht die der Verhinderung einer Schwangerschaft. Ausreichend schwerer emotioneller und intellektueller Nihilismus kann zu einem Aufhören sexueller Aktivität führen, ist aber meist nur bei schweren Depressionen der Fall. Obwohl eine Schwangerschaft selten erwünscht ist, wird auch gar kein Versuch gemacht, sie zu verhindern. Die hoffnungslose Schwärze des gestrigen Tages wird auf den Morgen projeziert. Kontrazeption hat nichts zu bieten, nichts wird sich ändern, ob sie jetzt benützt wird oder nicht. Ein neues Kind, das durch rationalisiertes Nichtverwenden von Kontrazeptiva oder unbewusste Sabotage der verwendeten Methode entstanden ist, kann die affektive Armut nicht eliminieren.

Iatrogenese

Rat und Meinung der ÄrztIn werden meist wesentlich mehr gesucht als ihre diagnostischen und therapeutischen Fähigkeiten. Daher ist seine/ihre Meinung auf dem Gebiet der Kontrazeption sehr einflussreich. Die Einstellung des Arztes oder der Ärztin zu Kontrazeption wird durch seine/ihre eigene moralische, religiöse oder sozialphilosophische Haltung gefärbt, und oft bezieht sich der Rat mehr auf eine persönliche Vorstellung und nicht so sehr auf die Bedürfnisse der Patientin. Die einschüchternde und pronatalistische Einstellung mancher ÄrztInnen, das Desinteresse anderer, die Verlegenheit, die Ambivalenz, die Straforientiertheit verhindern eine sinnvolle Verwendung der Kontrazeptiva durch die Patientinnen. Genau so häufig besteht der Aspekt des Übersehens. Viele ÄrztInnen geben zum Beispiel keine Empfehlung alternativer kontrazeptiver Methoden, wenn sie eine Unterbrechung der derzeit verwendeten Methode anraten.

Zusammenfassend kann gesagt werden, dass die Verwendung von Kontrazeption genau so wie die Nichtverwendung ambivalenten Gefühlen unterliegt. Die bewusste Kontrolle der eigenen Fertilität kann eine Überforderung der Betroffenen sein, eine unerwünschte Schwangerschaft bedeutet jedoch andererseits immer eine große Belastung und meist eine langfristige psychische Problematik für die betroffene Frau. Aus dem Dilemma der Kontrazeption gibt es keinen dauerhaften Ausweg, sondern nur einen Balanceakt, der immer wieder neu überlegt werden muss.

Literatur

Boston Women's Health Collective (1999) Unser Körper – unser Leben, ein Handbuch von Frauen für Frauen. Rowohlt: Hamburg
Kane P (1983) Birth Control. Hodder & Stoughton Ltd: London
Schmidt G, Klusmann D, Zeitzschel U (1992) Veränderungen der Jugendsexualität zwischen 1970 und 1990. Z Sexualforschung 5: 191–218
Springer-Kremser M (1984) Emotionale Einflüsse auf Kontrazeption. In: Frick-Bruder F, Platz P (Hrsg) Psychosomatische Probleme in der Gynäkologie und Geburtshilfe. Springer: Heidelberg 99–104
Teichmann A (1996) Empfängnisverhütung. Thieme: Stuttgart

Das Leiden an der Unfruchtbarkeit

Das Leiden am Motivationsdruck – das Leiden an der Behandlung

M. Springer-Kremser

Einleitung

Der Fruchtbarkeit wird in unserer Gesellschaft nach wie vor eine hohe Priorität zugeschrieben, und grundsätzlich nimmt jeder von sich primär an, fruchtbar zu sein, und die Diagnose der Unfruchtbarkeit stempelt das Paar oder einen der Partner zu einer schrecklichen Ausnahme. Die Anbetung der Elternschaft und der Horror der Kinderlosigkeit hat Wurzeln in der judaisch-christlichen Tradtion: Den ersten Menschen wurde von ihrem Schöpfer empfohlen: „Wachset und vemehret euch ..." (Genesis 1: 27, 28). Kinder wurden als ein Segen des Himmels und Kinderlosigkeit als ein Fluch empfunden. Auch dafür gibt es ein Beispiel in der Bibel: Jakobs Frau Rachel wurde wegen ihrer Kinderlosigkeit geschmäht. Sehr viel hat sich nicht geändert seit damals. Das erfährt man von den Frauen, welche sich wegen Kinderlosigkeit in Behandlung begeben und über die Kommentare und Reaktionen von Freunden und Bekannten erzählen: Neugier, Mitleid und Verachtung herrschen vor, der Weg durch Straßen und Geschäfte eines kleinen Ortes wird für die unfreiwillig Kinderlose zum Spießrutenlauf. Das kinderlose Paar, aber meist mehr noch die Frau, wird als gerechtfertigt bestraft angesehen für Egoismus, Verantwortungslosigkeit oder für sexuelle Ausschweifungen.

Diese Mythologisierung der Fruchtbarkeit, die soviel Leid für die ungewollt Kinderlosen mit sich bringt, ist auch ein Hinweis dafür, welch vielfältige und wichtige Funktionen Kinder haben. Kinder werden als Beweis der Männlichkeit des Vaters angesehen, sie dienen der Phantasie von der Unsterblichkeit. Für viele Frauen sind Schwangerschaft und das Aufziehen von Kindern eine oder die einzige Möglichkeit, ihre weibliche Identität zu spüren oder zu demonstrieren. Schwangerschaft und Mutterschaft können als Chance dafür gesehen werden, die Abhängigkeit von der eigenen Mutter zu mildern, sich besser abgrenzen zu können. Auch können Schwangerschaft und Mutterschaft unbewusst dazu benützt werden, Sexualität zu vermeiden.

1. Motivation

Ungewollte kinderlose Paare, insbesondere aber Frauen, unterwerfen sich oft einem demütigenden, schmerzhaften und auch kostspieligen medizinischen Procedere – um, ja warum eigentlich? Um schwanger zu werden, um ein Kind aufzuziehen? Oder um eine Vorstellung von gesellschaftlicher Forderung zu erfüllen, oder um dem Mann ein Kind zu schenken?

Schon 1977 beklagte der Demograph Morsa die Begrenztheit des Forschungsstandes zur Frage der Motivation. Er beklagte insbesondere die Tatsache, dass die wissenschaftlichen Untersuchungen sich fast ausschließlich um die bewusste Motivation kümmern, wo doch in der psychoanalytischen Theorie als wichtige Psychologie vom Mensch Motivation zumindest teilweise unbewusst ist.

Morsa beklagte auch die übliche Praxis, sich nur auf den Wunsch der Frau zu konzentrieren. Seiner Meinung nach ist der Mann genauso bedeutend, seine Wünsche mögen völlig verschieden von denen seiner Frau sein und die Faktoren, welche seine Entscheidung beeinflussen, sind nicht notwendigerweise dieselben, welche auch die Entscheidung der Frau beeinflussen, der Kinderwunsch des Paares und die Entscheidung, welche das Paar trifft – z. B. für eine IVF –, wird das Ergebnis eines Kompromisses sein. Der Mangel an Kommunikation, welcher zwischen zukünftigen Ehepaaren bezüglich ihres Kinderwunsches herrscht, wird durch Daten aus dem „Belgian National Fertility Survey" (1975) verdeutlicht: Der Prozentsatz von Frauen unter dem 35. Lebensjahr, die vor ihrer Eheschließung mit ihren zukünftigen Männern nicht über die Zahl der gewünschten Kinder gesprochen hat, war höher als 40%.

Gerade bei der „unexplained" oder idiopathischen oder psychogenen Sterilität spielen Motivationskonflikte eine große Rolle. Dieser Konflikt kann sich dramatisch manifestieren: Wir kennen mehrere Patientinnen, die nach langer Kinderwunschbehandlung schwanger geworden, dann weinend, verzweifelt die psychosomatische Ambulanz der II. Frauenklinik in Wien aufsuchten, mit der Frage „... und was soll ich jetzt tun?" Um die Mutterrolle allmählich annehmen zu können, ist oft psychotherapeutische Hilfe notwendig.

Astor und Pawson (1986) betonen, dass die üblicherweise auch in gut kontrollierten Studien verwendeten psychometrischen Tests nicht ausreichend erhellende Informationen über den Motivationskonflikt liefern können. Die Autoren fordern das Einbeziehen psychodynamisch orientierter Interviews in die Routineuntersuchung von Paaren und/oder Frauen mit Kinderwunsch, insbesondere bei unexplained infertility.

Was versteht man unter Konflikt?

In der psychoanalytischen Theorie spricht man von Konflikt, wenn sich in einer Person gegensätzliche innere Forderungen einander gegenüber stehen. Der Konflikt kann manifest sein (z. B. zwischen einem Wunsch und einer moralischen Forderung oder zwischen zwei sich widersprechenden Gefühlen), er kann aber auch unbewusst sein und in entstellter Form im manifesten

Konflikt zur Darstellung kommen oder sich als Symptombildung, Verhaltensstörung, Charakterstörung etc. äußern. Ein Konflikt lässt sich auf zwei getrennten Ebenen erklären: auf der topischen Ebene als Konflikt zwischen den Systemen oder Instanzen Es-Ich – Über-Ich und auf der ökonomisch-dynamischen Ebene als Konflikt zwischen Trieben (Laplanche und Pontalis 1972). Ein Konflikt, der bei Kinderwunsch-Patienten/innen immer wieder aufspürbar ist, ist ein innerer Konflikt in einer bestimmten Instanz, dem Über-Ich: der Konflikt zwischen dem väterlichen und mütterlichen Indentifizierungspol.

2. Die diagnostisch-therapeutische Begleitung der Kinderwunschpatientin

Bei den folgenden Ausführungen geht es nicht nur um eine Form der Psychotherapie nach Ausschluss möglicher organischer Ursachen der Sterilität, sondern um eine Grundhaltung, die das Procedere von Diagnosestellung und Therapieplanung sowie Durchführung der Therapie begleitet.

Wenn nun die organischen Untersuchungen keine körperlichen Ursachen für die Infertilität ergeben (was bei ca. 15% der untersuchten Paare der Fall ist, wie z. B. van Hall 1983 schreibt), so kompliziert sich die Situation. Denn jetzt muss an die Möglichkeit der Mitbeteiligung psychosozialer Faktoren an Entstehung und Aufrechterhaltung der Infertilität gedacht werden. Zusätzlich muss immer damit gerechnet werden, dass der komplizierte diagnostische Prozess und später auch der Behandlungsprozess (Insemination oder IVF) das Sichtbarwerden von psychologischen Symptomen, die sich z. B. hinter einer Scheincompliance verbergen können, fördern kann. Aus dem eben Gesagten ist klar, dass ein umfassendes Konzept für das Management der Infertilitätspatienten/Infertilitätspaar notwendig ist.

Derartige Konzepte gibt es bereits in verschiedenen Institutionen, z. B. an der Frauenklinik in Leiden. Der wesentliche Punkt diese Konzeptes ist, dass immer der emotionaler Aspekt der Infertilität genauso berücksichtigt werden muss wie körperliche Symptome oder Behandlungskonsequenzen.

In den folgenden Ausführungen wird versucht darzustellen, wie wichtig die Beachtung dieses emotionalen Aspektes im Verlauf der Sterilitätsberatung und –behandlung ist und auf welche Art und Weise die Beachtung der Emotionalität integriert werden kann. Diese Frage soll anhand eines 3-Stufen-Modells diskutiert werden.

3. Das 3-Stufen-Modell der Sterilitätsberatung

Die erste Stufe dieses Modells stellt die Situation des infertilen Paares in der gynäkologischen Sprechstunde dar. Die Situation des unfreiwillig kinderlosen Paares, der Frau, ist durch Verletzlichkeit und Kränkbarkeit charakterisiert, wie von Pohlman (1979), Stauber (1978) und Mazor (1979) dargestellt.

Denn die Fruchtbarkeit wird ja überhaupt nicht in Frage gestellt, erst die Konfrontation mit der Tatsache, dass sich der Kinderwunsch oder der Lebensplan sich nicht ohne ärztliche Hilfe zu erfüllen scheint, macht darauf aufmerksam. In dieser Situation ist also die Frau oder das Paar bei dem ersten Kontakt, wenn eine Kinderwunschbehandlung gewünscht wird. Wir plädieren sehr dafür, das erste ausführliche Gespräch mit dem Paar zu führen.

Das hat folgende Vorteile:

- Das Solidaritätsgefühl zwischen den Partnern wird gestärkt,
- sowohl die Konsequenz der weiblichen Infertilität als auch die männliche Infertilität können von Mann und Frau besser wahrgenommen und verstanden werden,
- die Gefahr, dass sich eine Vater-Tochter-ähnliche Beziehung zwischen der weiblichen Patientin und dem Arzt entwickelt, wird vermieden und somit die Verantwortlichkeit und das Selbstwertgefühl der Frau gestärkt.
- die möglicherweise manchmal auftauchende zwiespältigen Gefühle des männlichen Partners dem Arzt gegenüber, der für die Schwangerschaft „verantwortlich gemacht" wird, werden vermieden oder zumindest gemildert und verständlicher, und schließlich wird für das Paar und auch für den Arzt der Umgang mit Therapieversagern einfacher, weniger verletzend und der soziale Druck kann besser abgefangen werden, die Emanzipation des Paares ist erleichtert.

Aus der Psychotherapie mit einem männlichen Patienten, dessen Frau sich einer Sterilitätsbehandlung unterziehen ließ, erhielt die Autorin Information darüber, wie verwirrend und kränkend für ihn die Tatsache war, dass er von der Interaktion zwischen dem Gynäkologen und seiner Frau völlig ausgeschlossen wurde, und trotz seines Ersuchens, mit einbezogen zu werden (seine Frau hatte nichts dagegen), wurde dieses Ersuchen vom Arzt abgelehnt.

Die erste Stufe beinhaltet auch sachliche und exakte Informationen über das diagnostische Vorgehen, über die Technik der Methode und den Sinn der Methode. Diese Informationen sollen in einem Dialog vermittelt werden, die Patientin/das Paar zum Fragen ermutigt werden.

Als zweite Stufe beschreiben wir das gynäkologisch-medizinische Diagnosevorgehen sowie organmedizinische (z. B. hormonelle) Behandlungsversuche, ohne dass ein organisch nachweisbares Substrat der Kinderlosigkeit besteht.

Es ist nicht leicht für einen Arzt, sich klarzumachen, dass eine große Diskrepanz besteht zwischen dem Verschreiben einer Untersuchung/einer Behandlung einerseits und diese Behandlung oder Untersuchung über sich ergehen zu lassen andererseits. Das bezieht sich auf die gynäkologische Untersuchung, auf postkoitale Tests verschiedener Art, die sowohl das soziale als auch das sexuelle Leben beeinflussen.

So stellt die Hysterosalpingographie eine Untersuchungstechnik dar, die meist in einer kalten technischen Atmosphäre vorgenommen wird und letztlich mit Erniedrigung, Angst und Schmerzen verbunden ist. Laparoskopie bedeutet Hospitalisierung und Anästhesie usw., wobei noch eine zwiespältige Erwartungsangst dazuzurechnen ist, einerseits der Wunsch, es möge ein organisches Substrat gefunden werden, das man vielleicht leicht beseitigen kann, andererseits besteht aber wieder die Angst davor, nicht normal zu sein.

Auf dieser Stufe soll auch der systematische Aufbau der Untersuchung diskutiert werden. Dies erlaubt der Frau/dem Paar zwischen den einzelnen Untersuchungsgängen, wenn dies medizinisch möglich ist, wenn also nicht zu gravierende Abnormalitäten gefunden werden, jeweils Erholungspausen einzulegen. Unter diesen Bedingungen wird allgemein in der Literatur angegeben, dass immer wieder spontane Schwangerschaften vorkommen, bei ca. 40% der Patientinnen innerhalb von sechs Monaten nach HSG und bei 30% innerhalb eines Jahres folgend auf die Laparoskopie, wenn diese Prozedur kleinere oder keine Abnormalitäten zeigen.

Die Bedeutung dieser spontanen Schwangerschaften, die letztlich ohne medizinische Beteiligung entstehen, sind ungeheuer wichtig, und das aus zwei Gründen:
1. Sie zeigen, dass medizinisches Eingreifen nicht notwendig ist und möglicherweise schaden kann, und
2. eine spontane Schwangerschaft ist viel eher die eigene Schwangerschaft des Paares.

Die erste Stufe, um es nochmals zusammenzufassen, bedarf der Beachtung des Intimitätsbedürfnisses der Patientinnen sowie der Idealisierungsneigung und der Übertragungsfallen (der Arzt als der bessere Vater, der gute Vater, der alles gewährt und möglich macht, oder aber der bessere Ehemann und Liebhaber) und das Beachten der Zwiespältigkeit.

Die zweite Stufe beinhaltet die Begleitung der Patientin während des diagnostischen Procederes.

Die dritte Stufe unseres Modells beinhaltet die Fokussuche bei diagnostizierter funktioneller Sterilität.

Der Begriff „fokussieren" ist der Psychotherapie entlehnt und beschreibt eine taktische Form von Aktivität des Beraters oder Therapeuten, nämlich eine Aktivität, welche die Patientin mittels selektiver Aufmerksamkeit, selektiver Interpretation und selektiver Vernachlässigung durch die Sitzung führt. Für diese Vorgangsweise wurde der metaphorische Begriff „Fokus" eingeführt. Der Fokus selbst wird von der Patientin mit dem Berater gemeinsam definiert.

Die in der Folge zu beschreibenden „Szenen des Leidens" können einen derartigen Fokus darstellen.

4. Die Szenen des Leidens

Die klinischen Erfahrungen mit den Kinderwunschpatientinnen in der psychosomatischen Frauenambulanz, einer Liaisoneinrichtung der Klinik für Tiefenpsychologie und Psychotherapie der Universität Wien an der Wiener Universitätsfrauenklinik verhalfen dazu, einzelne Konfliktkonstellationen oder „Szenen des Leidens" zu identifizieren:
• das mütterliche Verbot;
• Schwangerschaft; Geburt und Wochenbett als Katastrophe;

- das Inzestverbot;
- die Angst vor dem Autonomieverlust;
- das „geheime Kind".

Das mütterliche Verbot: Durch eine Schwangerschaft wird in jeder Frau die Beziehung zur eigenen Mutter wiederbelebt. Dieses Wiederbeleben ist in der Regel von zwiespältigen Gefühlen begleitet: Die Vorstellung „so zu werden wie die eigene Mutter" hat für viele Frauen auch bedrohlichen Charakter. Explizite oder implizite Botschaften der Mutter an die Tochter über Fruchtbarkeit, Sexualität werden wiederbelebt: Geschichten über ungewollte Schwangerschaften, über Schwangerschaftsabbrüchen, über körperliche und seelische Belastungen durch Schwangerschaften, über schmerzhafte Geburten. Die Tatsache, dass die Frau selbst Mutter werden oder sein möchte und ihre Mutter Großmutter wird, kann sehr viele latent vorhandenen Konflikte aktivieren. Alte Kindheitskonflikte können sich auf Schuldgefühle, Wut, Reue mit Wiedergutmachungswünschen der Mutter gegenüber, beziehen. Auf Seiten der Mutter kann der Kinderwunsch der Tochter auch deren Selbstwahrnehmung betreffen: Die zukünftige Großmutter kann ihre Tochter als gleichwertig akzeptieren, sie nicht mehr als Kind sehen, sie kann aber auch konkurrierend werden und zu beweisen trachten, dass sie selbst eine bessere Mutter ist oder war oder sie kann es überhaupt nicht leicht ertragen, selber auf ihr Alter verwiesen zu werden und kann ärgerlich und eifersüchtig auf die Tochter werden. Vorgegeben und bewusst kann sie die Wünsche der Tochter nach einem eigenen Kind unterstützen; im Unbewussten gibt es aber Gegenströmungen dagegen, dass die Tochter ein eigenes Kind haben soll: Diese Gegenströmungen äußern sich oft in Handlungsweisen, Bemerkungen der Mutter, die verhüllte Signale enthalten und der Tochter gar nicht offen zeigen, dass die Mutter den Kinderwunsch der Tochter eigentlich ablehnt.

Eine kurze Fallvignette soll dies erklären:

Eine junge Frau mit Kinderwunsch, die nach außen hin das Gefühl hat, dass ihr Wunsch von ihrer Herkunftsfamilie sowohl respektiert als auch unterstützt wird, hat einen Hund der Rasse Rottweiler. Zur Zeit als die Patientin in Kinderwunschbehandlung war, waren mehrmals Meldungen in den Tageszeitungen darüber, dass Hunde dieser Rasse kleine Kinder anfallen, schwer verletzen oder sogar zu Tode beißen. Die Besitzer eines solchen Hundes waren gleichzeitig Eltern des Babys, das zu Tode gebissen wurde. Die Patientin erwähnte, dass sie selbstverständlich, wenn sie schwanger sei, diesen Hund weggeben würde. Mit ihrem Mann war sie darüber einig: Ihre Mutter hingegen hätte ihr erklärt, man könne doch nicht den armen Hund in ein Tierasyl geben. Die Tochter war darüber sehr betroffen, wagte aber längere Zeit nicht, diese Botschaft für sich zu entschlüsseln. Was ist der Mutter wichtiger: dass der Wunsch ihrer Tochter in Erfüllung geht oder dass der Hund nicht in ein Tierschutzhaus oder wo auch immer hinkommt? Erst die vorsichtige Interpretation der Äußerung der Mutter dahingehend, dass sie vielleicht doch Vorbehalte gegen eine Schwangerschaft der Tochter hätte, verhalfen der Tochter, sich damit auseinanderzusetzen, dass es sich um ihren Wunsch handelt, um den Wunsch, den sie mit ihrem Partner teilt und den sie möglicherweise auch gegen unbewusste Vorbehalte der Mutter sich erfüllen möchte. Bald darauf wurde sie schwanger.

Schwangerschaft, Geburt und Wochenbett als Katastrophe: Die oben erwähnte Akzentuierung der Mutterbeziehung im Zusammenhang mit Kinderwunsch und Schwangerschaft verleiht natürlich auch allen Berichten der Mutter über ihre Probleme im Zusammenhang mit der Reproduktion ein besonderes Gewicht. Die Vorstellung „so zu werden wie die Mutter" impliziert ja auch die Phantasien, „so leiden zu müssen wie die Mutter". In einer anderen Untersuchung (Springer-Kremser et al. 1986) haben wir über einige Gemeinsamkeiten berichtet, welche bei den Kinderwunschpatientinnen gefunden wurden. Diese Gemeinsamkeiten bezogen sich unter anderem darauf, dass die Biographie aller Frauen, Mütter aufweisen, die ebenfalls Probleme mit der Reproduktion hatten, entweder zu viele Kinder, zu viele Schwangerschaftsunterbrechungen usw. Auch Erfahrungen, persönliche Erfahrungen, die eine Kinderwunschpatientin mit einer vorangegangenen Schwangerschaft, Geburt oder Totgeburt gemacht hat, können ihren Kinderwunsch in Richtung auf eine Zwiespältigkeit beeinflussen. Der Wunsch ist gleichzeitig von der Angst der möglichen Unerfüllbarkeit begleitet, diese Angst wird von der Patientin auch als Signal dahingehend erlebt, sich nicht neuerlich wieder einer Enttäuschung auszusetzen.

Das Inzestverbot: Im Zusammenhang mit Sexualität und Fruchtbarkeit gibt es für Frauen und Männer viele Möglichkeiten, die ödipale Triangulierungssituation in der Phantasie neu zu beleben. Wenn die Beziehung zum Vater eine besonders intensive war, sei es durch liebevolle Bindung oder aber auch durch Bindung in Hass und Zwiespältigkeit, so kann das Sexualleben und die Fruchtbarkeit oder eines von beiden gestört sein. Es kann dann die Realisierung des Kinderwunsches in der Phantasie in Verbindung gebracht werden mit dem alten ödipalen Wunsch einer besonderen Nähe und Intimität mit dem Vater. Dieser Wunsch ist natürlich ein Wunsch, der nicht standhalten kann vor der Zensur des bewussten Ich und schon gar nicht vor der Zensur des Gewissens: Er muss heftig abgelehnt werden. Die Intensität der Ablehnung kann dann eben so aussehen, dass sich die Frau eine Schwangerschaft aus diesen Gründen überhaupt nicht erlauben kann.

Die Angst vor dem Autonomieverlust: Die Entwicklung eines individuellen weiblichen Körpergefühls, verbunden mit der Vorstellung „ich bin und werde immer eine Frau sein" (Lichtenstein 1961), ist das Ergebnis eines komplizierten Entwicklungsvorganges. Das Identitätsgefühl entwickelt sich kontinuierlich aus der symbiotischen Beziehung des Säuglings mit der Mutter über Trennung und Wiederannäherung in den ersten zwei Lebensjahren, Erlangung einer gewissen Autonomie vor Einsetzen der Pubertät und endgültigen Ablösung von der Herkunftsfamilie am Ende der Adoleszenz. Die Fähigkeit, sich als eigenständige Person wahrzunehmen, sich abzugrenzen von anderen, die Empfindungen von Verletzlichkeit oder Integrität spielen dabei eine wesentliche Rolle. Die Tatsache, dass Mutter und Tochter das gleiche Geschlecht haben, kann in der Mutter eine Phantasie von Gleichheit oder

Wiederholung der eigenen Existenz auslösen, die ihre Entsprechung in bewusstem oder unbewusstem Verhalten der Mutter hat. „Ich war ein Mädchen, du bist ein Mädchen, ich weiß daher, was für dich gut ist", ist eine mögliche Formulierung dieser Vorstellungen. Die Mutter teilt ihrer Tochter durch tägliche Andeutungen mit, was sie sich von ihr wünscht, was sie sich von ihrer Tochter erwartet und was sie glaubt, was Tochter vielleicht werden könnte. Viele Frauen haben mühsam diese Bindung, die letztlich die Kraft von Stahlseilen hat, gelöst, sich eine eigene Existenz aufgebaut. Sehr häufig ist das mit großen – auch finanziellen – Opfern verbunden gewesen. Die Vorstellung einer Schwangerschaft kann bedeuten, wieder in Abhängigkeit zurückgeworfen zu werden, zum Beispiel in die Abhängigkeit einer Ehe, aus der man sich gelöst hat und nun selbständig und berufstätig ist, oder aber auch die Abhängigkeit von der Herkunftsfamilie, der eigenen Mutter. Die Angst vor dem Autonomieverlust ist sicher immer vorhanden, Schwangerschaft ist eine reale Möglichkeit, ein Stück Autonomie wieder zu verlieren. Man ist auf die Hilfe anderer angewiesen. Diese reale Möglichkeit kann in der Phantasie zu einem unüberwindlichen Hindernis werden.

Das „geheime" Kind: Die biographische Anamnese einer Kinderwunschpatientin bringt Folgendes: Die Patientin wurde knapp nach der Geburt von der Mutter zur Großmutter gebracht und wurde von den Großeltern aufgezogen. Die Mutter kam sie am Wochenende besuchen, nicht regelmäßig, da sie relativ bald nach der Geburt der Patientin einen anderen Mann kennenlernte und mit diesem einen gemeinsamen Haushalt führte. Die ältere Schwester der Patientin durfte bei der Mutter bleiben. Von diesem Mann ließ sich die Mutter der Patientin bald scheiden, heiratete wieder und nahm dann die Patientin zu sich. Der Stiefvater wird von der Patientin als sehr bemüht und freundlich geschildert. Die eigene Mutter hingegen nach wie vor kalt und distanziert. Als die Patientin schon in der späten Adoleszenz war, wurde ihr jüngerer Stiefbruder geboren. Sie selbst war dazu auserkoren, diesen Stiefbruder aufzuziehen. Die Mutter kümmerte sich kaum um ihn; der Stiefbruder, der jetzt noch sehr an der Patientin hängt, war ihr Kind. Sie hat die Delegation dieser Aufgabe übernommen. Später lernte sie dann ihren Mann kennen, heiratete, und der Stiefbruder war immer ein gern gesehener Gast in der neuen Familie. Er wird auch von ihrem Mann akzeptiert. Mit der Patientin selbst wurde folgender Fokus herausgearbeitet: inwieweit werden durch den Wunsch schwanger zu werden, die Gefühle der eigenen Mutter gegenüber aktiviert, alte kindliche Empfindungen, vor allem welchen Einfluss hat die Tatsache, dass sie selbst ihre Mutter als so kalt und distanziert erlebt hat und zur Zeit kaum Kontakt zu ihr hat, auf ihre eigene Vorstellung von Mütterlichkeit, welche Befürchtungen können dahinterstehen, dass ihr möglicherweise ähnliches zustoßen könnte wie der eigenen Mutter, nämlich, dass sie ihr Kind so behandelt, wie sie behandelt wurde? Und zweitens hat sie nicht schon ein Kind gehabt, das sie, ohne schwanger zu werden, erfolgreich aufgezogen hat?

Dieser Fokus wurde in der zweiten Sitzung mit der Patientin erarbeitet.

In der dritten Sitzung, die 14 Tage später erfolgte, konnte sie dann darüber sprechen, dass sie sich gekränkt fühlt, dass ihr Mann eine Adoption nicht wünscht; möglicherweise hat er sich doch nur ihr zuliebe oder indirekt gezwungen, mit der häufigen Anwesenheit des jüngeren Stiefbruders abgefunden! Vielleicht gibt es da eine Kommunikationslücke zwischen den beiden Ehepartnern? In einer weiteren Sitzung, nachdem die Patientin zu Hause ein Gespräch mit ihrem Mann gehabt hat, musste sie Trauerarbeit leisten: Der Mann hat ihr doch gesagt, dass er den Stiefbruder ihr zuliebe angenommen hatte, dass er ihn nicht sozusagen als sein Kind sehen könne. Der Verlust dieser Illusion war für die Patientin schmerzlich und mühsam, aber es scheint so, als ob diese Trauerarbeit über den Verlust einer Illusion eine notwendige Bedingung gewesen wäre, denn zwei Monate später wurde die Patientin schwanger, und jetzt hoffen wir alle, dass dies gutgehen möge.

Wenn nun der Kinderwunsch offensichtlich eine Bedeutung auf einer symbolischen Ebene hat und mit anderer psychologischen Symptomatik wie zum Beispiel extremer Abhängigkeit in Beziehungen gekoppelt ist, so kann die fokussierende Beratung es der Patientin erleichtern, die Überweisung in eine Psychotherapie zu akzeptieren und der Gynäkologie diese Überweisung so gestalten, dass sie von der Patientin als echte Hilfeleistung erlebt werden kann.

Literatur

Astor J, Pawson M (1966) The value of psychometric testing in the investigation of infertility. J Psychosom Obstet Gynaecol 5, 2

Hall E van (1983) Psychosocial and emotional aspects of infertility. J Psychosom Obstet Gynaecol 2–4

Laplache J, Pontalis JB (1973) Das Vokabular der Psychoanalyse. Suhrkamp: Frankfurt

Lichtenstein H (1961) Identity and sexuality. J Am Psychol Assoc 9

Mazor MD (1979) The problem of infertility. In: Notman MT, Nadelson CC (eds) The woman patient. Plenum Press: New York

Morsa J (1979) Socio-economic factors affecting fertility and motivation for parenthood. Population Studies No. 3, Council of Europe: Strassbourg

Pohlman E (1979) Childlessness, intentional and unintentional. J Nerv Ment Dis 1951, 1, 1970

Springer-Kremser M, Eder A, Scherer G, Kemeter P (1986) Ein integriertes Behandlungskonzept bei Zyklusstörungen. Fertilität 2, 2

Stauber M (1978) Der Wunsch nach Refertilisierung. Therapiewoche 49

Das Klimakterium/Die Menopause
Die sich selbst erfüllenden Prophezeiungen und die Wirklichkeit der Frauen

M. Springer-Kremser

Negative Stereotype und Erwartungen prägen noch immer das Bild des Klimakteriums in unserem Kulturkreis (Kaufert P 1982). Polarisierende theoretische Positionen und methodische Probleme haben die Forschung über diesen Lebensabschnitt beeinträchtigt. Häufig wurden entweder biologische oder soziokulturelle Erklärungsmodelle herangezogen. Methodologische Probleme schließen außerdem die Schwierigkeit der Definition des Klimakteriums, weiters die Frage nach geeigneten Messinstrumenten für die physiologischen Veränderungen und den Einfluss stereotyper Vorstellungen beim Erfassen von Symptomen mit ein.

In der Folge wird synonym für Klimakterium der im englischen Sprachraum gebräuchliche Begriff „Menopause" verwendet. Die WHO-Definition für Menopause „Funktionsloser Eierstock" enthält – abgesehen von den endokrinologischen – eine Fülle von individuellen und sozialen Konnotationen, welche das subjektive Erleben der Frau beeinflusst. Die Inhalte der Erwartungsängste, die sich häufig in Symptombildungen bemerkbar machen, sind mit der persönlichen Lebenslerngeschichte einerseits und ihrer Stellung in der Gesellschaft andererseits verbunden. Bei den Erwartungsängsten handelt es sich teils um reale Befürchtungen, wie z. B. den Verlust der Fruchtbarkeit, teils um Vorurteile und Mythenbildungen, welche mit den Sozialisationsbedingungen und den Rollenzuschreibungen der Frau zusammenhängen.

Das Klimakterium umschreibt die peri- und postmenopausalen Lebensabschnitte der Frau. „Menopause" bezeichnet die terminale Menstruationsblutung; der Zeitraum von einem Jahr nach diesem Ergebnis wird als Postmenopause beschrieben.

Sowohl in der Frauenheilkunde als auch in der Psychiatrie besteht die Tendenz, die „normative Krise" Menopause mit psychopathologischen Etiketten zu versehen, zum Unglück der betroffenen Frauen. Amerikanische Autoren (Haller und Haller 1975) haben Einstellungen von Frauenärzten zum Klimakterium gesammelt. So wird z. B. mit besonderen Beschwerden in der Menopause als Strafe für aktives Sexualleben oder mangelnde Anpassung gedroht. Es heißt: ... „The woman who transgressed natures law will find menopause a veritable Pandora's box of ills and may well look forward to it with apprehensions and foreboding." Es muss also in der Ansicht mancher Frauenärzte ein wahrer Rubikon überschritten werden im Leben der Frau.

Wie sehen die Frauen selber diesen Lebensabschnitt?

Bis vor der Jahrhundertwende erreichten weniger als 30% aller Frauen das durchschnittliche Menopausealter von 51 Jahren. Heute ist in den Industrieländern mehr als ein Drittel der Frauen über 50 Jahre alt und hat eine mittlere Lebenserwartung von 78 Jahren. In Österreich leben zur Zeit ca. 680.000 Frauen zwischen 45 und 60 Jahren (Demogr. Jahrbuch 1989, Verlag Österr. Staatsdruckerei, Wien 1990).

In der Bundesrepublik Deutschland gibt es ca. 7,5 Mill. Frauen zwischen 45 und 60 Jahren (Jürgensen O 1989).

Als Quellen für die Darstellung dieses einen Lebensabschnittes durch die Frauen werden zwei Untersuchungen herangezogen, eine englische Untersuchung von M. S. Hunter von 1990 und eine australische Untersuchung von L. Dennerstein et al. 1997.

Myra S. Hunter (1990) hat eine prospektiv Studie durchgeführt. 1983 wurden 56 Frauen, die damals alle *prämenopausal* waren, untersucht, und 36 von diesen Frauen wurden 1986 nochmals mit demselben Instrumentarium untersucht (Women's Health Questionnaire), welches folgende Fragen enthält:

Körperliche Symptome (8 Items): Übelkeit, Brechreiz, Dämmerattacken, Kribbeln in Händen und Füßen, Rückenschmerzen, Gliederschmerzen, häufiger Harndrang, Müdigkeit, Kopfschmerzen;

Depressive Verstimmungen (7 Items): Interesseverlust, Freudlosigkeit, Reizbarkeit, Gefühle von Lustlosigkeit und Traurigkeit, vermindertes Wohlbefinden, Appetitlosigkeit, „das Leben nicht als lebenswert empfinden";

Vasomotorische Symptome (2 Items): Hitzewallungen, nächtliches Schwitzen;

Angst (5 Items): Panikattacken, sich gespannt fühlen, Angst haben, alleine das Haus zu verlassen, Herzklopfen, Angst vor dem Alter;

Sexualität: (3 Items): wenig sexuelles Interesse, trockene Scheide, Unzufriedenheit mit der Beziehung;

Probleme mit dem Schlaf (3 Items): Einschlafstörungen, Durchschlafstörungen mit zu frühem Aufwachen, Ruhelosigkeit.

Außerdem wurden die Frauen damals ersucht, offene Fragen, die generelle Stereotype widerspiegeln, zu beantworten:

„Was glauben Sie, was die meisten Freuen zur Zeit der Menopause durchmachen? Welche Veränderungen – wenn überhaupt – erwarten Sie für sich selbst, wenn Sie in die Menopause kommen?"

Die Ergebnisse zeigten einen leicht signifikanten Anstieg der vasomotorischen Symptome, der Schlafprobleme und der depressiven Verstimmung bei den jetzt peri- oder postmenopausalen Frauen, im Vergleich zur Erstuntersuchung. Andere körperliche Symptome oder auch Angst oder phobische

Reaktionen stiegen nicht signifikant an, auch sexuelle Probleme nicht. 1983 wurde die Verstimmung nur einer Frau aus der untersuchten Gruppe als klinisch relevant eingeschätzt; 1986 waren es sechs Frauen. Die peri- bzw. postmenopausalen Frauen schätzten sich in etwa gleich gestresst ein, als dies die prämenopausalen Frauen taten.

Stress vor der Menopause sowie hypochondrische Befürchtungen, insbesondere betreffend den eigenen Körper und möglicherweise zu erwartende Erkrankungen sowie körperliche Passivität waren am ehesten assoziiert mit Depression in der Menopause. Ebenso waren Frauen, die eine Fülle von negativen Stereotypen betreffend die Menopause allgemein angaben, später häufiger depressiver Verstimmung ausgesetzt. Weiters zeigten sich Zusammenhänge zwischen niedrigem sozioökonomischen Status, Arbeitslosigkeit und einer damit verbundenen leicht depressiven Verstimmung vor der Menopause einerseits und auffälliger, also klinisch relevanter depressiver Verstimmung in der Menopause andererseits – bei unverändertem Sozialststatus und weiterbestehender Arbeitslosigkeit.

Im Rahmen des „Melbourne Women's Midlife Project" wurden seit Oktober 1991 438 Frauen untersucht, um positive und negative Affekte von Frauen in den fünf Menopausestadien zu erheben: Prämenopause, frühe Perimenopause, späte Perimenopause, 1–2 Jahre nach der Menopause und länger als 2 Jahre nach der Menopause (Dennerstein et al. 1997).

Die Untersucher konnten keinen Zusammenhang zwischen dem Östradiol-und FSH-Spiegel und der subjektiven Befindlichkeit der Frauen finden. Auffallend war ein Überwiegen des positiven Affektes in der Prämenopause und nach der Menopause.

Diese Forschungsergebnisse wurden wegen ihrer Bedeutung für das Management der klimakterischen Patientinnen so ausführlich wiedergegeben: Eine Östrogensubstitution ist nicht antidepressiv wirksam bei Frauen in der Menopause. Östrogene können auf Grund ihrer Wirkung auf die vasomotorischen Beschwerden einen allgemein positiven Effekt auf die Stimmung haben, keineswegs bedeutet dies aber, dass ein reduzierter Blutspiegel dieses Hormons Depression bei menopausalen Frauen verursacht.

Für welche der menopausalen Beschwerden kann eine Hormonbehandlung nun eine Besserung bringen?

- Mit Sicherheit für Hitzewallungen und Schweißausbrüche, da der postmenopausale FSH-Anstieg das zentrale Temperaturregulationszentrum beeinflusst.
- Ebenso können Schlafstörungen in der Menopause zentral mitbedingt sein: Die relative Zunahme von Noradrenalin bewirkt eine Häufung der REM-Phase zu ungunsten des Tiefschlafes. Weiters bewirken Hitzewellen vermehrte Aufwachphasen (Jürgensen O 1989).

Sexualität und Klimakterium

All die möglichen oben beschriebenen Stressoren dieser Lebensphase, die realen oder ideellen Verluste, oft schwierige Interaktionen in Partnerbeziehungen, sind nicht gerade lustfördernd. Zwei hormonell bedingte Veränderungen beeinflussen ebenfalls die sexuelle Appetenz und Genussfähigkeit: erstens die zunehmende Atrophie der Scheidenschleimhaut (gut durch lokal applizierte Hormoncremes beeinflussbar) und zweitens der relative Androstendionüberschuss. Dieses wird in der Menopause im ovariellen Stroma produziert, aber auch im Fettgewebe, in der Leber, der Haut, und wird partiell in Östron umgewandelt. Es kann daher zu einem relativen Überschuss der Androgene kommen und dieser kann zu einer Intensivierung klitoritaler Empfindungen führen. Diese Empfindungen können subjektiv fremd, ungewöhnlich erlebt werden. Sie werden daher unterdrückt oder als „Juckreiz" uminterpretiert. Da man aber sexuelle Empfindungen nicht aufspalten und nur einen Teil unterdrücken kann, so kann auf diese Weise die sexuelle Appetenz unabsichtlich unbewusst werden und die Folge ist ein Libidoverlust.

Depressive Verstimmung als Reaktion auf psychosoziale Faktoren, Rollenzuschreibungen und Stress

In der Studie von Hunter zeigte sich ein deutlicher Zusammenhang zwischen den Stereotypen, den Mythenbildungen über die Menopause, wie sie von den noch als prämenopausal untersuchten Frauen angegeben wurden, und einer depressiven Verstimmung, als die Frauen dann in die Menopause kamen. Diese Ergebnisse bestätigen zahlreiche andere Studien, unter anderem die von Greene und Cooke (1981), welche diesen Faktoren sowie dem sozioökonomischen Status der Frau einen relevanten Einfluss auf die Stimmung in der Menopause zuschreiben. McKinlay et al. (1987) zeigten, dass Frauen, die depressiv waren, eher auch verwitwet oder geschieden waren, oder getrennt, einen niedrigeren Bildungsstatus hatten und massive Sorgen mit einem Familienmitglied. Die Untersuchung hat auch noch einen anderen Mythos entschleiert: Üblicherweise wird alleinstehenden Frauen und Frauen, die keine Kinder geboren haben, unterstellt, dass sie mehr unter der Menopause zu leiden hätten als andere. Diese Gruppe von Frauen war aber in der beschriebenen Untersuchung wesentlich weniger gefährdet in Richtung einer Depression.

Depression in der Menopause kann also keineswegs als biologisch determiniert angesehen werden. Es gibt eine Unzahl von Variationen in den möglichen Ursachen für Stress während dieser Lebensphase. Viele dieser Ursachen sind noch ungeklärt. Die Vorstellungen der Frauen über die Menopause, vergangene, gegenwärtige, emotionale und soziale Probleme sowie Arbeitslosigkeit und Verluste spielen eine wichtige Rolle. Ganz wichtig sind Informationen an die Frauen über die Art und Impliktionen der menopausalen Veränderung.

Die normale Trauer um den „funktionslosen Eierstock" als Life-event

Die Ergebnisse der Studie von Myra S. Hunter wiesen deutlich auf die Rolle von Stressoren, also psychogenen und auch sozial mitbedingten Belastungen bei der Entstehung der depressiven Verstimmungen in dieser Lebensphase hin. Es handelt sich also um einen Leidenszustand, der auch als Folge äußerer Ereignisse eintritt. Derartige äußere Ereignisse werden als „live-events" bezeichnet. An verschiedenen eingreifenden Lebensveränderungen konnte gezeigt werden, dass mit diesen ein erhöhtes Morbiditätsrisiko verbunden ist. In zahlreichen Publikationen werden mögliche Zusammenhänge zwischen depressiver Verstimmung und kritischen Lebensereignissen (= Live-events) diskutiert. Alle psychologischen Ansätze, die der Klärung von Genese und Struktur depressiver Störungen dienen, beziehen sich auf psychogene Depressionsformen. Es wird aber in allen Arbeiten betont, dass sich das breite Spektrum depressiver Störungen auf einem Kontinuum abbilden lässt, welches sich von vorklinisch dysphorischer Verstimmung bis zu schwer klinischen Depressionen erstreckt. So konnten mehrere Autoren nachweisen, dass in einem bestimmten Zeitraum mehr kritische Lebensereignisse bei Personen, die an Depressionen erkrankten, auftraten als bei nicht depressiven Personen (Paykel et al. 1969, Brown und Harris 1978).

Lebensereignisse, die als „exits from the social field" (Verluste von sozialen Bereichen/Aktivitäten) beschrieben werden können, finden sich bei Depressiven häufiger als andere Lebensereignisse. Verluste, egal ob reale oder ideelle, wirken also eher „pathogen" als andere Lebensereignisse.

Das Klimakterium bringt schon per definitionem Verluste mit sich. Die Erfahrung, dass die Funktion eines Organs bzw. Organsystems unwiederbringlich verloren ist (WHO-Definition „funktionsloser Eierstock" für Menopause), bedeutet Verlust und Verzicht. Auch wenn Frauen in dieser Lebensphase in der Regel nicht mehr schwanger werden wollen, so ist ein grundsätzlicher Unterschied darin zu sehen, ob etwas sicher nicht mehr gewollt wird oder ob die Wahlmöglichkeit verloren ist. Bei den meisten Frauen fällt die Menopause zeitlich mit der Ablösung der adoleszenten Kinder zusammen. Es stehen nun die Reaktionen der Frauen auf den Verlust der eigenen Reproduktionsfähigkeit, verbunden mit der Vorstellung von Verlust oder Einbußen der sexuellen Attraktivität und die Ablösung der Kinder und deren erste sexuellen Erlebnisse in zeitlichem Zusammenhang. Die Einstellung der Frauen zu den Ablösungsversuchen ihrer Kinder und der Trennung von ihrer eigenen Reproduktion ist beeinflusst von ihrer persönlichen Erfahrung bezüglich Trennung und Individuation.

Eine Frau, bei der die Individuation nie stattgefunden hat, die sich nie erlaubt hat, ein Leben zu führen, das nicht unbedingt dem entspricht, was die Frau glaubt, dass ihre Mutter von ihr erwartet oder was von der Mutter gutgeheißen wird, wird jede Art von Trennung als Katastrophe erleben. Die unausgesprochene Botschaft der Mutter lautete: „Trennung ist Verrat", und somit hat sie selber es nie geschafft, sich von der Mutter zu trennen und wird

auch den Versuch anderer Personen, sich von ihr zu trennen, genauso als
Verrat empfinden und somit zu verhindern versuchen. Solche Frauen leben
meist auch in einer symbiotischen Partnerbeziehung. In einer solchen
Beziehung ist der Partner immer überfordert, da die Erwartungen, die an ihn
gerichtet werden, irrational und unerfüllbar sind. Häufig kommt es zur Zeit
der Menopause auch zu einer Krise in einer derart strukturierten Partnerschaft.

Wie S. Freud schon in „Trauer und Melancholie" (1916/1969) beschrieben
hat, ist Melancholie oder Depression lediglich eine verstärkte Form der physiologischen Trauer oder auch ein Ausdruck der Unfähigkeit, trauern zu können, also echte Trauerarbeit zu leisten. Depressive Reaktion ist in diesem Fall
die verhinderte oder „verbotene" Trauer bzw. Kränkung über den Verlust
einer bestimmten Fähigkeit, welche eine Rolle und Position im Leben mit sich
brachte. Die depressiven Reaktionen sind natürlich bei den Frauen unterschiedlich stark. Im Prinzip sind sie bei jeder Frau vorhanden, aber eine Frau,
die gelernt hat, ihr eigenes Leben zu führen, wird in der Regel eher Strategien
zur Verfügung haben, mit diesen Reaktionen fertig zu werden.

Jene Frauen hingegen, die ihre Selbstbestätigung immer nur über Dritte, sei
es über die Mutter oder über den Mann, erfahren haben, werden mit diesem
Verlust schwieriger umgehen können. Gefühle von Hilflosigkeit und Feindseligkeit gegenüber jenen Personen, an die sie sich gebunden und von denen
sie sich abhängig fühlt, und gleichzeitig Schuldbewusstsein ob dieser ihrer
Wut, werden manche Frauen länger in der depressiven Reaktion festhalten.

Soziokulturelle und ökonomische Hintergründe

In der Studie von Myra S. Hunter wurde ebenfalls auf die Bedeutung von
sozialen Faktoren wie die Frage von Arbeitslosigkeit und Einkommen hingewiesen. Dowty (1972) und Bart (1971) haben transkulturelle Studien durchgeführt. Sie fanden, dass Frauen in Übergangskulturen am meisten unter klimakterischen Beschwerden leiden. Zu ähnlichen Ergebnissen kamen wir in
einer eigenen Untersuchung an Patientinnen mit Cyclusstörungen und Kinderwunsch (Springer-Kremser et al. 1986). Diese Frauen haben die Privilegien,
welche die traditionelle Frauenrolle in manchen Kulturen mit sich bringt (z. B.
die Schwiegermutter als Lehrmeisterin der Schwiegertochter bei türkischen
Frauen), meist schon verloren und die Begünstigungen, welche in vielen
Industrieländern eine partielle Emanzipation mit sich gebracht hat (selbst-
ständige Berufstätigkeit außer Haus, Trennung von Sexualität und Reproduktion durch die Verwendung von Kontrazeptiva, Bildungsstatus), noch nicht
erreicht. Diese Frauen haben also die Probleme beider Gruppen und die
Vorteile keiner – wie das bei Migrantinnen so oft der Fall ist. Statusverlust und
Rollenverlust korrelieren eindeutig mit depressiven Verstimmungen.

Zur Behandlung der klimakterischen Beschwerden

Der psychosomatische Zugang, also die Berücksichtigung körperlicher, emotionaler und sozialer Faktoren für die Entstehung und Aufrechterhaltung der

klimakterischen Beschwerden ermöglicht einen adäquaten therapeutischen Zugang: Das Reduzieren auf die biologische Funktion ist genauso abzulehnen wie ein alleiniges Psychologisieren der klimakterischen Beschwerden. Die folgenden Maßnahmen sind zu empfehlen:

- Sachliche, genaue Aufklärung über die veränderten körperlichen Funktionen und das Entschleiern der Mythen hat hohe Priorität. Wissen hilft immer, Angst zu reduzieren, vor allem in einer Phase des Zweifels und der Neuorientierung. Zusätzlich brauchen die Frauen Hilfe, um eigene Ressourcen zu mobilisieren. Beschwichtigen, Beschönigen oder Ratschläge aus eigener Lebenserfahrung sind von den Frauen meist unerwünscht; die Technik des nondirektiv-counselling ist hilfreich. Wichtig ist es die Frau dabei zu unterstützen, für sich selbst herauszufinden, welche Bewältigungsstrategien ihr zur Verfügung stehen, inkl. Ernährungsumstellung, etc. Damit bleibt ihre Autonomie unangetastet, was wiederum für die Selbstwertregulation von Bedeutung ist.
- Die Frage einer hormonellen Substitution oder einer Osteoporoseprophylaxe oder -behandlung erfolgt nach einer Hormonanalyse und muss genau mit der Patientin abgesprochen werden: Sie muss wissen, wie diese Medikamente wirken und vor allem auf welche der Beschwerden sie einen Einfluss haben. Am zielführendsten ist es, die Vorstellung der Patientin über die Wirkungsweise dieser Substanzen im Körper herauszufinden – jeder Mensch hat eine Vorstellung davon, wie Medikamente wirken, er/sie muss nur ermutigt werden, auch als Laie diese Vorstellungen auch auszusprechen. Dann kann der verschreibende Arzt die Vorstellungen der Frau vorsichtig korrigieren, und somit kann die Patientin viel eher die Einnahme dieser Substanz zu ihrer eigenen Sache machen und die Compliance ist damit eher gesichert (Springer-Kremser 1987).

Dasselbe gilt auch für eine mitunter notwendige medikamentöse Behandlung mit Antidepressiva.

Besondere Hilfe benötigen jene Frauen, die eher zu selbstzerstörerischen Strategien greifen: Alkoholmissbrauch, Medikamentenmissbrauch und Suizidneigung sind als solche zu definieren. Diese Frauen benötigen neben der medikamentösen Therapie psychotherapeutische Hilfe. Die Verschreibung von Tranquilizern muss unter strenge Indikation gestellt und gut kontrolliert werden, damit die oftmals resultierende fatale Abhängigkeit, wie in dem Lied „Mother's little helpers", (Jagger 1965) besungen, sich gar nicht entwickeln kann.

Literatur

Bart PB, Grossmann M (1978) Menopause. In: Notman MT, Nadelson CC (eds) The woman patient, Vol 1. Plenum Press: New York

Brown GW, Harris I (eds) (1978) Social origins of depression. Tavistock: London

Cooke DJ, Greene JG (1981) Types of life events in relation to symptoms at the climacterium. J Psychosom Res 25: 5–11

Dowty N (1972) To be a woman in Israel. School Review 80

Freud S (1916) Trauer und Melancholie. Ges. Werke, Band 10. Fischer: Frankfurt

Frick-Bruder V (1983) Das Klimakterium der Frau. Psychosoziales Umfeld – Präsentation der Ergebnisse einer Befragung zum Klimakterium. In: Schneider HPG (Hrsg) Klimakterium der Frau. Schering: Berlin, S 31–37

Haller JS jr, Haller RM (1975) The physician and sexuality in Victorian America. University of Illinois Press: Urbana

Hunter MS (1990) Somatic experience of the menopause: A prospective study. Psychosom Med 52: 357–367

Jagger M (1965) Mother's little helpers. In: Aftermath, SKL 4786, London

Jürgensen O (1989) Menopause und Aspekte des Alterns. In: Söllner W et al (Hrsg) Soziopsycho-somatik. Springer: Berlin, Heidelberg, New York

Kaufert B (1982) Myth and menopause. Sociology of Health & Illness 4 (2): 141–166

Klaiber EL, Brovermann DM, Vogel W, Karbayashi V (1979) Oestrogen for severe persistent depression in women. Arch Gen Psychiatry 36: 550–554

McKinlay M, McKinlay JB (1986) Health status and health care utilization by menopausal women. In: Notelovitz M, van Keep P (eds) The climacteric in perspective. Proceedings of the 4th International Congress on the Menopause. MTP Press: Lancaster, pp 59–75

McKinlay JB, McKinlay SM, Brambilla D (1987) The contributions of endocrine changes and social to degression in mid-aged woman. J Health Soc Behav 28: 345–363

Sherwin BB (1988) Affective changes with oestrogen and androgen replacement therapy in surgically menopausal woman. J Affect Disord 14: 177–187

Springer-Kremser M (1987) Psychiatrische Aspekte der klimakterischen Depression. Therapie-woche Schweiz 3: 653–656

Schwangerschaft, Geburt und Wochenbett

M. Ringler

Einleitung

Schwangerschaft wird vorwiegend als private, intime Erfahrung im Leben einer Frau betrachtet, eine Übergangserfahrung, die sie zur Mutter macht. Dem steht gegenüber, dass sich die soziale Umwelt nur dann nicht für die Bedingungen des Zustandekommens der Schwangerschaft interessiert und sie nicht sanktioniert, wenn keine kulturellen und sexuellen Normen bei ihrem Zustandekommen verletzt wurden. In früheren Zeiten galt dies ausschließlich für den Fall der Zeugung in der Ehe, derzeit werden vielerorts nicht verheiratete Frauen mit eingeschlossen. Schwangerschaft und Mutterschaft ohne den Mann, der das Kind gezeugt hat, sind gesellschaftsfähig geworden. Elternschaft ohne Partner ist psychisch und ökonomisch dennoch sehr mühsam, auch wenn soziale Sanktionen fehlen. Zugleich ist in der katholischen Religion die Zeugung ohne Partner ein religiöses Ideal, das allerdings Gott vorbehalten ist. Aus diesem Kontext erklärt sich die unerhörte Publizität, die alle Verfahren der Reproduktionstechnologie betreffen. Hier werden nämlich sexuelle, zwischenmenschliche und Macht-Tabus verletzt, also zentrale Konfliktthemen der menschlichen Existenz. Könnten wir ersteren Aspekt noch aus der Neugierde begreifen, die provoziert wird, so dürfen wir nicht vergessen, dass massive gesellschaftliche Interessen (biologische Abstammung, Erbschaftsfragen, Namengebung, etc.) berührt werden. Dies erklärt die zu beobachtende Mischung aus Neugier und Abscheu gegenüber den modernen Reproduktionstechnologien. Gleichzeitig sind viele Regierungen um die Geburtenrate besorgt und versuchen diese mit verschiedensten Anreizen anzuheben; ein wesentlicher Motor ist nicht zuletzt die Sicherung der Altersversorgung durch Pensionen. Alte und junge Menschen sind wechselseitig voneinander abhängig.

Jede Frau ist somit in dieser intimen und privaten Erfahrung mit vielfältigen gesellschaftlichen Normen konfrontiert und erfährt das gesellschaftliche Interesse an ihrem körperlichen Zustand. Dies alles bleibt nicht ohne Auswirkungen auf ihren Wunsch nach einer Schwangerschaft und deren Erleben. Ein weiterer wichtiger Einflussfaktor hat sich aus der wachsenden medizinischen Betreuung und Überwachung von Schwangerschaften ergeben, die dem privaten und gesellschaftlichen Wohle von Mutter und Kind gelten.

Ziel der folgenden Abschnitte wird es sein, die Vernetzung sozial-kultureller mit individuellen Prozessen aufzuzeigen, insbesondere wie sie Erlebnismöglichkeiten befördern, weil dadurch jene Schienen gelegt werden, die zur „Medikalisierung" von Schwangerschaft beitragen. Darunter versteht man die zunehmende Kontrolle des medizinischen Versorgungssystems über den privaten Erfahrungsbereich Schwangerschaft. Diese ist, wie die Diskussionen der letzten Jahre zeigen, nicht nur aus somatischer Hinsicht zu hinterfragen, sondern auch aus einer psychologisch-psychosomatischen Perspektive. Die damit unvermeidbar einhergehende Entmündigung von schwangeren Frauen wird von den Betroffenen zunehmend kritisch diskutiert. Auch sind Gegenbewegungen entstanden, die mögliche medizinisch diagnostisch-therapeutische Hilfsmaßnahmen ebenso unkritisch ablehnen, wie dieselben von anderen unkritisch und unflexibel angewendet werden.

Ein weiteres Ziel der folgenden Abschnitte wird es sein, solche Aspekte aufzuzeigen, die in den gängigen Lehrbüchern meist zu kurz kommen. Daher wird kein statistisches Material präsentiert werden. Vielmehr geht es um das Aufzeigen psychischer Prozesse schwangerer Frauen und ihrer Wünsche im biologischen und sozialen Kontext. Ein tiefgreifendes Verständnis des mütterlichen Erlebens in der Schwangerschaft fördert:
- ein besseres Verständnis der persönlichen Entfaltungsmöglichkeiten und ihrer Grundlagen von Frauen/Müttern, welche wiederum
- die Basis ihrer Beziehung zum sich entwickelnden Säugling und seinen Entwicklungschancen darstellt;
- gedeihlichere Beziehungsmöglichkeiten des Elternpaares,
- ein besseres Verständnis psychosomatischer Schwangerschaftsbeschwerden und bildet so
- die Grundlage der Entwicklung geeigneter präventiver und kurativer Maßnahmen.

Vorsicht ist geboten, den vielbelasteten Müttern weitere Bürden aufzuhalsen. Die psychoanalytische Literatur hat die früheste Mutter-Kind-Beziehung in den Mittelpunkt ihrer Betrachtung gerückt, vor allem die Ichpsychologie und Objektbeziehungstheorien. Diese Beschreibungen erfolgen häufig einseitig aus dem Blickwinkel der Entwicklung des Kindes/Säuglings (Besch-Cornelius 1987).

Der Mutter-Kind-Beziehung wird für die Persönlichkeitsentwicklung des Kindes/Säuglings vielfach eine allmächtige Stellung eingeräumt bei gleichzeitiger Vernachlässigung der Rolle des Vaters. Dabei wird zwischen Idealisierung und Entwertung dieser gefährlichen Mutter-Imago gependelt. Gerade in der praktisch-klinischen Arbeit mit Schwangeren ist es besonders wichtig die idealisierte Mutter-Kind-Einheit in Frage zu stellen.

Denn die Idealisierung der Mutterrolle prädisponiert für psychosomatische Schwangerschaftsbeschwerden und zwar bereits in der Phase der Planung einer Schwangerschaft (Stauber 1979, Kemeter und Lehmann 1989) und in der Schwangerschaft selbst (Ringler und Krizmanits 1983).

Im Folgenden wird versucht, dem weiblichen Begehren im Kontext der Erfahrungsmöglichkeit Schwangerschaft nachzugehen. Dies wird nur gelingen, wenn schwangeren Frauen so wie anderen Menschen zugestanden wird, dass sie aktiv Lust und Unlust sorgsam trennen; folglich auch der zukünftigen Mutter zuzugestehen, dass sie ihren eigenen Triebregungen nachgeht. Dies ist keineswegs leicht. Denn jeder war einst und ist oft noch immer von seiner Mutter extrem abhängig. Jeder Mensch war auch mit einer unvollkommenen Mutter konfrontiert, selbst wenn diese Mutter überwiegend gut war. Jede derartige Erfahrung ist schmerzlich. Daher existiert in allen Menschen eine Idealvorstellung der gebenden, spendierfreudigen, alle andere Objekte hintansetzenden Mutter, um die Angst vor der unvollkommenen Mutter und die Erinnerung des damit verbundenen Schmerzes und die Trauer zu bannen.

1. Schwangerschaft, Geburt und Wochenbett

Schwangerschaft, Geburt und Wochenbett stellen in psychologischer Hinsicht unterschiedliche Ansprüche an eine Frau. Hinzu kommt die notwendige Unterscheidung zwischen Schwangerschaft und Mutterschaft. Schwangerschaft bezieht sich auf den körperlichen Zustand von der Empfängnis bis zur Geburt, wo Mutter und Kind tatsächlich körperlich vereint sind. Mutterschaft/Mütterlichkeit hingegen bezieht sich auf einen psychischen Zustand, der eine Bindung anzeigt, in der die betroffene Frau bemüht ist, die Bedürfnisse des Kindes der jeweiligen Entwicklungsstufe entsprechend wahrzunehmen und zu befriedigen. Dazu muss Getrenntheit wahrgenommen werden können. Konkret bedeutet dies, dass die Mutter zwischen sich und dem Kind zu unterscheiden vermag, indem sie sich selbst nicht mit dem Kind und ihre Bedürfnisse nicht mit jenen des Kindes gleichsetzt. Mutterschaft erfordert von der Mutter eine hohe Toleranz gegenüber gegensätzlichen inneren Strebungen und gegenüber den Bedürfnissen des Kindes. Das Glücken dieser Beziehung wird dadurch bestimmt werden, wie sehr bei Anerkennung der bestehenden Unterschiedlichkeit ein zufriedenstellender Austausch hergestellt werden kann.

2. Schwangerschaft als weibliche Erfahrung

Schwangerschaft ist ausschließlich Frauen zugänglich. In ihr manifestieren sich in vielfältigster Weise der anatomische Geschlechtsunterschied und seine Folgen so deutlich wie zu keinem anderen Zeitpunkt im Leben einer Frau. Daraus ergeben sich bedeutende Konsequenzen für Zustandekommen und Erleben einer Schwangerschaft. Überlegungen zum Thema lassen folgende wiederkehrende Aspekte erkennen:
- Idealisierung der Mutterschaft; eine Frau müsse glücklich sein, wenn sie schwanger werde. Gemeint ist allerdings die mit der Schwangerschaft

gleichgesetzte Mutterschaft. Das Bild der Schwangerschaft als Zeit der „guten Hoffnung" orientiert sich am Kind. Die freudvolle Erwartung des Kindes kontrastiert zu dem gerade in diesen Darstellungen häufig als misslich beschriebenen Zustand der Schwangerschaft und Geburt.

- Gleichermaßen häufig wird die Frau als Opfer ihrer Anatomie gezeichnet. Sie kann ihren Wunsch nach Sexualität und Fruchtbarkeit trotz vorhandener und verfügbarer empfängnisverhütender Mittel nicht trennen.
- Obige Ausführungen kennzeichnet als Gemeinsamkeit der Versuch oder Wunsch, die Frau auf ihre biologischen Möglichkeiten, nämlich das Schwangerwerden und -bleiben, also Mutter zu werden, festzulegen.

Eine solche Perspektive wird Frauen behindern, Lust und Gefallen an ihrem Geschlecht zu entwickeln.

Jede Frau steht vor der Frage, wie sie mit ihrer biologisch vorgegebenen Möglichkeit schwanger zu werden umgehen möchte. Oft erleben Frauen ihre inneren Wahlmöglichkeiten beschränkt. Zur Illustration:

- Frauen fühlen sich gedrängt von dem inneren Wunsch schwanger werden zu wollen, ohne diesem Wunsch konkrete Gratifikationen zuordnen zu können, oder
- viele Frauen werden trotz Kenntnis empfängnisverhütender Mittel schwanger, obwohl sie in der augenblicklichen Lebenssituation kein Kind haben wollten.
- Frauen, die sich erfolglos bemühen schwanger zu werden oder eine/mehrere Fehlgeburten erfahren, leiden extrem und fühlen sich benachteiligt.

Obige Beispiele verdeutlichen, dass die Schwangerschaft als Idee und Realität für keine Frau bedeutungslos oder unproblematisch ist. Nur wenigen Frauen glückt es, ihre Wünsche und Triebregungen in Einklang mit ihrer Lebenssituation und ihrem Körperstatus zu bringen.

Daraus ergeben sich folgende Fragen: Was zieht Frauen am Schwangersein an oder stößt andere auch ab? Weshalb sind die einen glücklich und leiden die anderen?

3. Schwangerschaft und Sexualität

Schwangerschaft ist in vielfacher Hinsicht untrennbar mit Sexualität verknüpft.

- Sie ist das Produkt des Sexualaktes Koitus. Dieser ist mit unterschiedlichen Erfahrungen gemeinsamer Lust und Befriedigung mit dem Kindesvater verbunden. Die Schwangerschaft ermöglicht, die im Koitus erfahrene Lust (Unlust) in der Phantasie anhalten zu lassen, und stellt eine Verbindung mit dem Liebespartner her. Eine lustvolle Vorstellung wird das Schwangerschaftserleben positiv färben, das Gegenteil die Erfahrung trüben.
- Eine stattgehabte Beziehung zu einem Mann – und des Mannes zu einer Frau – wird unweigerlich kundgetan, publik gemacht. Nur in der Schwangerschaft darf das Erleben sexueller Betätigung öffentlich zur

Schau gestellt werden, ohne Tabus zu durchbrechen. Alle dürfen wissen, dass dieser Körper und seine Trägerin von einem Mann begehrt wurde. Nicht nur das, der sich vergrößernde Bauch darf mit schönen Kleidern geschmückt werden, zu einem Zeitpunkt, zu dem die Körperveränderungen für Außenstehende noch nicht wahrnehmbar sind. Diese Veröffentlichung der sexuellen Begierde kann freud- und lustvoll, aber auch ebenso problematisch erlebt werden.

- Der Drang zur Exhibition, aber auch zur Verschleierung des Zeitpunktes der Empfängnis findet seinen Ausdruck in den häufigen Diskussionen um den „genauen, richtigen" Geburtstermin.
- Schwangersein selbst ist somit in vielerlei Hinsicht ein sexueller und psychosexueller Akt. Dies wird im Weiteren ausgeführt.

4. Schwangerschaft aus psychoanalytischer Sicht

Folgende Aspekte müssen reflektiert werden:
- Schwangerschaft, Geburt und Mutterschaft sind hinsichtlich ihrer biologischen Erfahrbarkeit in einem Lebensalter angesiedelt, in dem die Persönlichkeitsentwicklung als weitgehend abgeschlossen betrachtet wird. Wesentliche strukturelle Veränderungen werden nicht erwartet.
- Das Erleben bzw. die Erlebnismöglichkeiten der Schwangerschaft sind in das komplexe Netzwerk der psychischen Erfahrungs- und Empfindungsqualitäten, die sich aus der gesamten bisherigen Lebenserfahrung herausgebildet haben, eingebettet.
- Schwangerschaft und Geburt sind eine biologisch vorgezeichnete Entwicklungslinie des weiblichen Körpers. Sie unterliegen jedoch im Gegensatz zur Menstruation oder dem Eisprung auch dem bewussten Willen und mit ihm verknüpften Handlungen, beispielsweise der Empfängnisverhütung. D. h. eine Frau kann sich bewusst für oder gegen eine Schwangerschaft entscheiden. Frau kann sich für eine Schwangerschaft, auch für die Geburt, aber gegen die Mutterschaft entscheiden, z.B. indem sie ihr Kind zur Adoption frei gibt oder ihr Kind rasch an dritte Personen zur Pflege übergibt. Schwangerschaft ist unvermeidlich Teil der biologischen Mutterschaft, die soziale Mutterschaft unterliegt anderen als körperlichen Kräften.

Im Zentrum psychoanalytischer Fragen steht
- die Herkunft und Richtung der Antriebskräfte,
- das Verhältnis bewusster zu unbewussten Antriebskräften,
- die Bedeutung unbewusster Motive
- und ihre Beziehung zu bewussten Motiven.

Dies bildet den Hintergrund des Verstehens wie eine Frau ihre biologisch vorgezeichnete Erlebnismöglichkeit für
- ihre Beziehungen zum Selbst (Kann sie schwanger werden und bleiben, kann sie sie lustvoll oder muss sie sie leidvoll gestalten?) und
- wichtigen Objekten (Partner, Kinder, soziales Umfeld) benützt (Werden

diese Beziehungen bereichert, oder wirkt die Schwangerschaft eher zerstörerisch, z.B. weil frau gegen den bewussten Willen des Partners schwanger
wurde?).

Das Ergebnis dieser Fragen erlaubt Rückschlüsse auf die Paarbeziehung in
ihren weiteren Entwicklungsmöglichkeiten sowie

- ihre mögliche Objektbeziehung zum Kind (Welche Aufgabe hat das Kind
  bewusst und/oder unbewusst, soll es Ersatz sein für einen Verlust oder soll
  es einen drohenden Verlust abwenden, z. B. einen Partner binden oder sich
  selbst an diesen Partner binden?).

Die oben skizzierte Betrachtungsweise verlangt, jede spezielle Schwangerschaft zu analysieren. Wieso ist frau gerade zu diesem speziellen Zeitpunkt,
mit diesem speziellen Partner schwanger geworden und welche Bedeutung
hat dies im Gesamtzusammenhang ihres bewussten und unbewussten
Lebensplanes?

Psychoanalytische, sozialpsychologische und psychiatrische Autoren sind
sich einig, dass Schwangerschaft, Geburt und Stillen als krisenhaftes Lebens-
ereignis anzusehen sind. Denn diese Lebenserfahrung wird

- alle bisherigen Stufen der psychosexuellen Organisation,
- die bisherigen Identifizierungen und
- die daraus entstandenen Verhaltensformen

wiederbeleben und in Frage stellen (Bibring 1959, Benedek 1960, Lester
und Notman 1986).

Wie in jeder Krise besteht

- die Gefahr von Regression mit weiteren Verdrängungen,
- aber auch die Möglichkeit einer neuen Bearbeitung und des Erreichens
  einer neuen Integrationsebene.

Zu integrierende Aufgaben betreffen

- das veränderte Körperbild
- und seine Beziehung zum Selbst sowie
- eine gänzlich neue Objektbeziehung, die sich aus oft divergierenden
  Selbst- und Objektrepräsentanzen,
- aber auch den realen Anteilen des Kindesvaters zusammensetzt;
- Veränderungen im sozialen Umfeld (Beruf, Wohnung etc.)
- Veränderungen im Beziehungsgefüge zur Herkunftsfamilie.

Wenn Schwangerschaft wie oben beschrieben so viele schwierige Neu-
bearbeitungen der Beziehungsstrukturen erfordert, dann fragt man sich,
warum Frauen schwanger werden, welches weibliche Begehren nach Befriedigung strebt.

4.1 Narzisstische und objektlibidinöse Strebungen

Die psychoanalytische Theoriebildung unterscheidet zwischen narzisstischen
und objektlibidinösen Entwicklungslinien. Diese stehen in einer wechselseitigen Austauschbeziehung.

Narzissmus wird von Freud als ein Zustand definiert, „... bei welchem
das erwachsene Individuum den eigenen Leib mit all den Zärtlichkeiten

bedenkt, die man sonst für ein fremdes Sexualobjekt aufwendet" (Freud 1917, S. 401).

Aus diesem allgemeinen und ursprünglichen Zustand bildet sich erst später die Objektliebe heraus, ohne dass der Narzissmus zu verschwinden braucht. Ichlibido (Selbstliebe) kann unter normalen Umständen ungehindert in Objektlibido (Liebe anderer Menschen) umgesetzt sowie diese wieder ins Ich aufgenommen werden.

Daraus geht hervor, dass ein unbeeinträchtigter Narzissmus eine Grundvoraussetzung für Objektliebe ist. Mangelnde Ichliebe beeinträchtigt die libidinöse Besetzung des Objekts (Lampl-De Groot 1933).

Im Gegensatz zur Alltagssprache ist Narzissmus nicht abwertend gemeint. Letztere benützt den Begriff, um gestörte zwischenmenschliche Beziehungen zu bezeichnen, im Sinne des pathologischen Narzissmus (Kernberg 1978, 1983).

Ein „unbeeinträchtigter Narzissmus" in der Schwangerschaft erlaubt der Frau

- die positive Besetzung des eigenen Körpers in seinen spezifischen Funktionen und Funktionsmöglichkeiten. Dies schließt ein, das eigene sexuelle Begehren achten zu können und dafür die Verantwortung zu übernehmen.
- Erst unter dieser Voraussetzung sind die schwangerschaftsbegleitenden Körperveränderungen und -sensationen (Veränderung der Brust, des Körperumfangs, die Kindesbewegungen) ins Ich integrierbar, wodurch sie wahrnehmbar werden und angemessenes Verhalten auftreten kann
- unter Ausschluss der Angst vor einem Identitätsverlust. Letzteres würde bedeuten, jemand zu sein oder zu werden, der man nicht sein möchte (z. B. so zu werden wie die eigene Mutter).
- Die libidinöse Besetzung des eigenen Körpers in allen seinen Funktionen erlaubt den Veränderungen der Schwangerschaft mit Neugier und lustvollem Erleben zu begegnen, anstatt Angst und Hemmung, der Sorge in der Identität und Körperlichkeit beschädigt zu werden oder gar sich selbst dadurch beschädigen zu müssen.

Ist der eigene Körper libidinös besetzt, dann kann mit ihm liebevoll und sorgsam umgegangen werden. Er kann gepflegt und geschont werden und unnötige Gefährdungen können vermieden werden. Viele Frauen sind dazu oft auch aus sozialen Gründen nicht in der Lage. Dieselben sozialen Gründe haben aber zumeist schon früher die Ichliebe beeinträchtigt. Denn ein Mensch, der seitens seiner Umwelt keine Wertschätzung und Achtung erfährt, wird auch sich selbst schwerer achten und wertschätzen können. Dies gilt auch für den Fall der Störung der aktuellen Partnerbeziehung.

Letzteres illustriert die Verquickung mit den Objektbeziehungen. Das werdende Kind ist nämlich nicht allein ein Produkt der Mutter. Diese Feststellung klingt trivial. Nichtsdestoweniger wird dies in den Phantasien, die sich auf die Zeugung beziehen, nur ungern akzeptiert, also für unvermeidlich wahr gehalten (Brainin 1989). Immer wieder können wir bei Schwangeren Verhaltensweisen beobachten und in der klinischen Arbeit Phantasien entdecken, die darauf schließen lassen, dass die Schwangere, oft aber auch ihr Partner, bemüht sind, die Illusion aufrechtzuerhalten, sie hätten das Kind ganz allein, ohne Zutun des gegengeschlechtlichen Partners gezeugt – es sei nur ihr eigenes, niemandes anderen Kind.

Frau I. hatte wegen bedrängender Angstgefühle in ihrer zweiten Schwangerschaft Hilfe gesucht. Die erste hatte sie zwar ohne Angst überstanden, sie hatte aber in einer „Katastrophengeburt" geendet. Es zeigte sich, dass ihre derzeitige Panik weniger durch die Katastrophengeburt bestimmt war, als vielmehr daher rührte, dass sie beim ersten Kind ein Arrangement gewählt hatte, das es ihr erlaubte „nicht zu wissen", wer der Kindesvater war (sie hatte zu zwei Männern eine sexuelle Beziehung), während dies in der zweiten Schwangerschaft nicht der Fall war.

Soziale Sanktionen und kulturelle Normen sowie medizinisch-technisches Wissen erlauben mittlerweile ohne Partner schwanger zu werden und das Kind großzuziehen. Entweder wird schon bei der Planung der Schwangerschaft, während der Schwangerschaft oder kurz nach der Geburt der Kindesvater aktiv und bewusst verlassen oder ein Partner gewählt, von dem ziemlich klar ist, dass er einen rasch verlassen wird. Da die sozialen Sanktionen für ledige und alleinstehende Mütter und Kinder überwiegend im ökonomischen, kaum aber im sozialen Bereich existieren, zumindest in bestimmten Bevölkerungsgruppen, lässt sich freier darüber sprechen, müssen Motive weniger verdrängt, bewusst und unbewusst heimlich behandelt werden und werden so in Gesprächen viel offensichtlicher. Hier sei angemerkt, dass die derzeit vorhandene Toleranz gegenüber unterschiedlichen Lebensgestaltungen für viele Frauen eine Vorbedingung ist, sich auf Schwangerschaft und Mutterschaft grundsätzlich einlassen zu können. Sie bergen aber die Gefahr, psychischen Konflikten bezüglich Nähe und Distanz, Abhängigkeit und Autonomie durch Manipulation der äußeren Lebenssituationen „entkommen" zu wollen und einer inneren Bearbeitung auszuweichen.

Wie ist dieses Verhalten aus psychoanalytischer Perspektive zu verstehen? Das Kind, der Fetus im Inneren der Mutter ist

- Teil ihrer Selbst und
- Teil des Partners und wen auch immer er in der Übertragung repräsentiert.

Wird dieser Partner geliebt und geachtet, dann wird das Aufnehmen eines Teils seines Selbst, nämlich all dessen, was man glaubt, dass er auf dieses Kind übertragen hat, leichter gelingen. Alle Zweifel und Unsicherheiten, die bestehen, dass der Partner im Stande sei, ein gutes, wertvolles, schönes, kluges Kind zu produzieren, werden Schwierigkeiten heraufbeschwören.

Zu denken, man selbst allein vermöge ein besseres Kind zu produzieren, bedeutet keineswegs, sich seiner eigenen Leistungsfähigkeit sicher zu sein. Im Gegenteil: Nur zu häufig handelt es sich um eine Projektion der eigenen Unsicherheit auf den Partner. D. h. die vielfältigen Annahmen, Vorstellungen, Phantasien, die frau über sich selbst hat, ob ihr Körper so arbeiten wird, wie es für das Gedeihen des Kindes erforderlich ist, spielen eine große Rolle. Mann und Frau, die vielleicht den Zeugungszeitpunkt ihres Kindes planen können, sind ab dem Zeitpunkt der Befruchtung ganz allein auf die körperliche Funktionstüchtigkeit der Schwangeren angewiesen, in ihrem Begehren nach einem „idealen" Kind.

Selbstsicherheit in Bezug auf das eigene Funktionieren ist eng mit der eigenen Lebensgeschichte verwoben. Hier geht es um alle Vorstellungen, selbst etwas Gutes und Wertvolles produzieren, pflegen und weiterentwickeln zu können. Jeder Mensch trägt in sich eine Reihe von Vorstellungen über sich selbst allein, in Interaktion mit anderen Partnern, vertrauensvolle und weniger vertrauensvolle Beziehungen, gute und böse, nährende und zerstörerische Vorstellungen des eigenen Selbst in Beziehungen mit anderen Menschen.

4.2 Triangulierung

Mit jedem Partner sind vielerlei Hoffnungen verknüpft, die mit seiner Person reichlich wenig zu tun haben. Jeder Liebespartner hat für den anderen eine Menge zu leisten. Er soll vergangenen Schmerz genauso vergessen lassen, wie in der Übertragung den Wunsch nach der alleinigen Liebe von Mutter und Vater erfüllen, so dass man endlich besitze, was als kleines Kind so erstrebenswert und unerreichbar schien.

Hier taucht ein Problem auf, das keineswegs allein von der Güte einer Beziehung beeinflusst wird. Denn mit dem zukünftigen Kind wurde ein Dritter im Bunde der trauten Zweierbeziehung geschaffen, der nun das Kräftegleichgewicht verschieben wird. In diesem Beziehungsgefüge der laufend sich verändernden Bündnisse werden alle jene Erinnerungen, die ja auch angstvoll sein können, wieder auftauchen, die mit Vater und Mutter und den Geschwistern erlebt wurden. Dazu gehören Fragen wie bspw., wo gehöre ich hin, zu wem gehöre ich, wie verdränge ich einen Rivalen, sich ausgeschlossen fühlen, etc.

Diese sehr knappen Ausführungen verdeutlichen, wie sehr die Belastbarkeit eines jeden Menschen in der Verquickung von Kinderwunsch, eigener Körperlichkeit und den Objektbeziehungen auf die Probe gestellt wird.

5. Schwangerschaftsmotive

Die Fortpflanzung und in ihrer Folge die Schwangerschaft sind die ursprünglichsten kreativen Akte des Menschen. Etwas Neues, neues Leben, wird aus einem selbst geschaffen, wie in einem Spiegel. Welch Glück verbindet sich damit, das Eigene im Kind wiederzufinden, sei es ein körperliches oder auch ein Charaktermerkmal. Dies immer unter der Voraussetzung, dass diese Eigenschaft vom Betroffenen geschätzt wird.

Der österreichische Autor Erich Hackl (1987) illustriert dies in seinem Roman „Auroras Anlass", indem er eine wahre Begebenheit aus dem Spanien zu Beginn des 20. Jh. recherchiert hat: Die Titelheldin, Aurora Rodriguez, die die Männer und die von ihnen beherrschte Welt verabscheut, sucht sich einen anonymen Partner, der freilich so beschaffen sein muss, dass er ihr das erwünschte „Idealkind" zu garantieren vermag. Dieses kann nur ein Mädchen sein: „Sie wollte einen Ableger von sich, noch eine Aurora, eine glücklichere, eine erfolgreichere. Ich sollte ein freier, großzügiger, mutiger Mensch werden, fähig, die Dinge nach meinen, ihren, Wünschen einzurichten. Ich sollte stark sein, klug, schöpferisch und dabei anziehend, alles was ihr selbst fehlte, weil sie aufgrund ihrer Erziehung nur an die Oberfläche des Bedeutenden stieß, wohl wusste, wie die Welt beschaffen sein sollte, aber nicht die Kraft hatte und die Voraussetzungen, sie nach ihrem Bild umzuformen. Ich sollte ihr das Gefühl geben, dass sie eine wirkliche Verbindung zur Welt hatte"(S. 56) . Der Text klärt übrigens die Unklarheit nicht auf, ob hier die Mutter ihre Hoffnungen präsentiert oder die Tochter diese später niederschreibt.

Als Auroras Projekt, ihre Tochter Hildegart, der Garten der Weisheit, zu scheitern droht, bringt die Mutter die Tochter um; nicht sich selbst, sondern die Tochter. Es ist ein narzisstisches Scheitern. Dem eben erwähnten Beispiel liegt *der Wunsch im Kind weiterzuleben* zugrunde. Dies bedeutet den Versuch, den eigenen Tod zu überwinden bzw. zu verleugnen. Und nicht nur das. Auch eigene unerfüllte ehrgeizige Wünsche können an das Kind delegiert werden. Dies zielt auf den universellen menschlichen Wunsch, doch noch *die erhoffte Vollkommenheit* zu erlangen.

Freud sagt dazu: „Auf den Sohn kann die Mutter den Ehrgeiz übertragen, den sie bei sich unterdrücken musste, von ihm die Befriedigung all dessen erwarten, was ihr vom Männlichkeitskomplex verblieben ist." (Freud 1933, S. 143).

Die eingetretene Schwangerschaft ist ein Beweis für die körperliche Funktionsfähigkeit des inneren weiblichen und männlichen Genitales, somit dessen Vollkommenheit. *Die Schwangerschaft kann somit dazu dienen, vorhandene Zweifel bezüglich der Funktionstüchtigkeit des eigenen Körpers zumindest kurzfristig zu beruhigen.*

Frauen haben größere Schwierigkeiten als Männer, sich ein Bild des eigenen Körpers und seiner Funktionen zu schaffen. Dies ist wesentlich auf die optische Unzugänglichkeit des inneren weiblichen Genitales zurückzuführen. Auch sind Empfindungen im weiblichen Genitale für kleine Mädchen wesentlich schwerer dieser spezifischen Körperregion zuordenbar. Die notwendige Unterscheidung und Trennung von urethralen und analen Sensationen ist durch Hemmungen, Berührungs-, aber auch Sprachtabus (Lerner 1977) stark beeinträchtigt.

Dennoch existiert bereits sehr früh eine psychische Vorstellung (Repräsentanz) des inneren weiblichen Genitales (Müller 1931, Kestenberg 1956, Horney 1933), und zwar bei Mädchen und Knaben. Daraus folgt, dass die Vagina schon früh libidinös besetzt wird und für das kleine Mädchen die wichtigste erogene Zone darstellt, die auch nach Befriedigung strebt. Die Fähigkeit zentrale Triebregungen zu befriedigen bestimmt in hohem Grade das Selbstgefühl jedes Menschen.

Grundsätzlich ist auch anzunehmen, dass ein *Streben nach Vervollständigung des Körperbildes* vorhanden ist. Nach Kestenberg (1956, 1975) regen die frühen vaginalen Sensationen dazu an, diese Körperregion zu erforschen. Diese Erforschung führt im Laufe der Zeit dazu, dass sie mit der Funktion des

Kinderbekommens in Zusammenhang gebracht wird, wodurch der Wunsch nach einer Schwangerschaft entsteht. Hinzu kommen psychologisch determinierte Einstellungen wie die Identifizierung mit der Mutter und der Peniswunsch. Dieser Wunsch, das eigene Körperbild zu vervollständigen, kann im Falle einer Frau mit eingetretener und ausgetragener Schwangerschaft Geburt und Stillen erfolgen und abgeschlossen werden. In diesem Sinne sind Schwangerschaft, Geburt und Stillen notwendige Bestandteile zur Komplettierung des weiblichen Körperbildes. Diese These vertritt letztlich auch Freud (1917, 1933, 1924), wenn er den *Penisneid* als wesentlichen Antrieb für den Wunsch schwanger zu werden bezeichnet. Beim Penisneid handelt es sich um die Phantasie unvollkommen und beschädigt zu sein (Chasseghuet-Smirgel 1964, Cherazi 1988). Ihm zugrunde liegt die Vorstellung des Phallus, als Symbol von Macht, Reichtum und Fruchtbarkeit, eben von Vollkommenheit. In diesem Sinne ist der Phallus ein Symbol der narzisstischen Integrität (Mir kann nichts passieren, ich bin unantastbar, frei von Schmerz und Trauer, unabhängig von Objekten). Um dies zu erreichen, sich diese erstrebte Vollkommenheit zu bestätigen, gehen Menschen äußerst unterschiedliche Wege. Ein wichtiger Weg, weil er so eng an die Körperlichkeit gebunden ist, ist das Schwangerwerden in Phantasie und Realität. Denn Schwangerwerden ermöglicht besser als jede andere Lebenssituation sowohl *alle wichtigen Beziehungsfiguren (Objekte), die man liebt, in sich aufzunehmen,* ja sie sich einzuverleiben, in sich zu behalten und nicht wieder herzugeben, als auch *ein Bild, eine Imago, des inneren weiblichen Genitales zu erfahren.*

Das wichtigste Transportmittel sind alle Körperempfindungen, die mit der Schwangerschaft einhergehen. Die Körperveränderungen und die damit verbundenen Körpersensationen, die mit dem Schwangersein, das Kind zu entwickeln, es zu spüren und zu gebären einhergehen, tragen alle zu dem Ausformen des Körperbildes bei. Ist dabei lustvolles Erleben möglich, bewusst und/oder unbewusst, so kommen viele autoerotische Komponenten ins Spiel. Sie können wiederum lustvoll und bedrohlich werden, wenn verbotene und abgelehnte Masturbationsphantasien belebt werden. *Dies erklärt, weshalb Schwangerschaft eine Möglichkeit darstellt, sich des eigenen Körpers zur Erlangung von sexueller und narzisstischer Triebbefriedigung zu bedienen.*

Die Integration der obigen Strebungen genügt aber keineswegs für einen glücklichen Verlauf der Mutter-Kind-Beziehung. Werden nämlich, aus welchen Gründen immer, die objektlibidinösen Triebregungen abgespalten, wie im Beispiel der Aurora Rodriguez, und wird die Schwangerschaft ausschließlich narzisstisch besetzt, so dient sie der Vervollkommnung der Mutter im Sinne der Aneignung eines Phallus bzw. phallischen Begehrens. Dann muss die Beteiligung des Vaters im Schöpfungsprozess Kind verleugnet werden. Unter diesen Umständen kann die Trennung Mutter und Kind nicht gelingen, weil dieses Kind immer ein Phallus oder Penisersatz ist, der Teil des Selbst ist und bleiben muss. D. h. die Frau, die ihr Kind als Penisäquivalent (Selbstobjekt) betrachtet oder gar als ihren Phallus, d. h. als Objekt ihres Begehrens und als Mittel sexuell und narzisstisch vollkommen zu sein, wird scheitern und hat wie McDougall (1980) betont, wenige ihrer grundlegenden sexuellen und Objektbeziehungsprobleme gelöst und wird kaum vermeiden können, für ihr Kind noch größere zu schaffen.

5.1 Schwangerschaft und Objektbeziehungen

Freud hat als erster darauf verwiesen, dass der Kinderwunsch sehr eng mit den primären Beziehungsfiguren der Kindheit in Zusammenhang steht, dem Vater und der Mutter.

Die Mutter als primäre Beziehungsfigur und damit primäres Identifizierungsobjekt des kleinen Mädchens gibt all das vor, was das kleine Mädchen werden möchte: eine ebenso große, schöne, bewunderungswürdige Frau, die vom Vater begehrt wird und mit ihm Kinder hat. Eben weil sie die Mutter so liebt, möchte sie gleichzeitig auch der Vater sein, der ihr die Kinder macht, denn er wird dem kleinen Mädchen von der Mutter vorgezogen. Eben dieser Wunsch, der ja aus der *Identifizierung mit der Mutter* entsteht, bringt sie mit ihr in Konflikt und bedroht sie in ihrer weiblichen Entwicklung: Sie wird zur Rivalin. Die Konkurrenz erzeugt massive feindselige Gefühle, die aber einem gleichzeitig so geliebten Objekt wie der Mutter gegenüber nicht annehmbar sind, daher verdrängt werden müssen. Den mit der *Rivalität* einhergehenden zerstörerischen Gefühlen und Gedanken wird das kleine Mädchen nur durch *verschiedene Wiedergutmachungen* begegnen können. Diese Wiedergutmachung kann darin bestehen, dass das kleine Mädchen der Mutter ein neues, besseres, braveres Kind zu geben wünscht als jenes unvollkommene, als welches sie sich selbst einst erlebt hat. Dieser Wunsch kann bis ins Erwachsenenalter unbewusst bestehen bleiben. Damit kann sie gleichzeitig die aufgrund der Entwicklung anstehende Trennungsproblematik besser bewältigen, indem der Mutter als Ersatz für sich selbst ein anderes besseres Kind geboren wird. Nun kann sie sich auch schuldfreier dem Vater zuwenden. Diese Thematik findet sich in der klinischen Arbeit mit Schwangeren häufig wieder.

Die unterschiedlichen Wege, die dieser Entwicklungsverlauf nehmen kann, werden letztlich ihr weiteres Schicksal bestimmen, nämlich wie sie als Frau ihre Weiblichkeit zu leben vermag.

Muss sich das kleine Mädchen in dieser Konfliktsituation unwiederbringlich von der Mutter abwenden und sie von nun an vor allem als gutes Objekt verdrängen, so wird sie zwar schwanger werden, aber in ihren mütterlichen Funktionen eingeschränkt sein. Vielleicht wird es ihr ähnlich ergehen wie jener Patientin, die mir über ihre schwierige Schwangerschaft berichtete. „… ich bin da hineingerutscht, … ich hatte keine Ahnung, was es bedeutet ein Kind zu haben, … die ersten Jahre waren die schwersten, … ich habe mir die Beziehung erst langsam erarbeiten müssen, … heute nach 6 Jahren geht es mir ganz gut damit. Das vielbeschworene Mutterglück kenne ich nicht."

Wenn diese Frau, die über ihre Mutter wenig Gutes zu sagen weiß, dennoch selbst Mutter wird, wenngleich sehr ambivalent und mit großen Schwierigkeiten, so bleibt die Frage, warum sie denn Mutter geworden ist und nicht darauf verzichtet hat.

Chasseguet-Smirgel (1987) weist auf die Phantasie von der Vereinigung mit der Mutter als mächtigem Organisator unseres psychosexuellen Lebens hin. Sie setzt diesen Wunsch nach *Urverschmelzung* mit dem Wunsch nach der verlorenen Vollkommenheit gleich und führt aus: Eine Frau kann als Mutter auf einem höheren psychischen Organisationsniveau die Verschmelzung mit der eigenen Mutter wiederbeleben. Dabei geht es sowohl um den Besitz der einst mächtig erlebten Mutter als auch um die Wiederherstellung der primären Einheit Mutter-Kind. Daraus folgt, dass man in der Schwangerschaft und *im Leben mit dem Kind wieder zum Kind werden* kann, das man einst war, womit man sich jene Wünsche erfüllen kann, die einem als Kind vorenthalten wurden.

Die Bilder der eigenen Kindheit und insbesondere der Bemutterung tauchen in jeder Schwangerschaft auf. Dabei geht es einerseits um die Frage, welche Art von Mutter, wie ähnlich, oder wie anders, man werden möchte, sowie auf der anderen Seite darum, das Kind welcher Mutter man sein möchte bzw. sein kann. Ähnliche Fragen tauchen in Bezug auf den Partner auf. Was für ein Vater wird er sein, der den man hatte oder der den man gern gehabt hätte? Daraus leitet sich ab, ob die Idee, wieder Kind zu sein, lustvoll oder unlustvoll erlebt wird.

Immer wieder treffen wir in der Praxis auf Frauen, die in äußerst qualvoller Weise erleben, dass ihr Bedürfnis, ihre Weiblichkeit auch in Form einer Schwangerschaft zu leben, sie in Panik versetzt. Werden sie doch schwanger, so werden sie von der bewusst erlebten Ablehnung dem Kind gegenüber geplagt, wobei die positiven Wünsche nach einer Schwangerschaft nicht erlebt werden dürfen und verdrängt sind. In der Geschichte dieser Frauen findet sich sehr häufig eine negative, aber nichtsdestoweniger sehr enge Mutterbeziehung, in der der Mutter-Tochter Konflikt und die wechselseitigen Provokationen von körperlicher Züchtigung begleitet wurden, ein meist als abwesend oder sehr distanziert erlebter Vater, der bewusst oder unbewusst idealisiert wird und eine abrupte äußere Ablösung in der Spätadoleszenz. Auch sexueller Missbrauch durch Stiefväter oder nahe Verwandte in der Kindheit ist in dieser Konstellation keineswegs selten, wobei die Mutter denselben entweder toleriert hat und/oder in ihren Schutzfunktionen für das kleine Mädchen nicht verfügbar war.

Hieraus wird ersichtlich, dass die Auseinandersetzung mit den Eltern unvermeidbar in jeder Schwangerschaft wiederbelebt wird, auch wenn sie wie gar nicht so selten, von der Idee getragen war, erwachsen zu werden, sich von den Eltern zu lösen, indem man selbst die Elternrolle übernimmt. Gerade dies ist einer der schwierigsten Schritte in der Schwangerschaft, der bewältigt werden muss, nämlich *dass die vermeintliche Loslösung die Bindung wesentlich stärker vor Augen führt und nur zu oft zementiert*. Dies manifestiert sich dann oft in der Übergabe des Kindes an die Großmutter/eigene Mutter als Pflegeperson. Das Einsetzen der Eltern in die Großelternfunktion verläuft für keinen Betroffenen unproblematisch.

Der Penis, den frau/man sich mittels der Schwangerschaft anzueignen wünscht, ist nicht allein Symbol der Vollkommenheit, sondern auch *Symbol des*

Vaters und der Liebe zu ihm. Es ist eine Möglichkeit dieser Liebe Fortbestand zu sichern, aus ihr etwas Wesentliches mitzunehmen, aber auch in der *Identifizierung mit der Mutter* so zu werden wie sie, die den Vater einst besaß oder noch immer besitzt. Gleichzeitig markiert die Schwangerschaft die notwendige Trennung vom Vater, indem ein anderer Mann/Partner an seine Stelle gesetzt wird. Somit ist die Schwangerschaft, die eine neue Objektbeziehung einleitet, gleichzeitig von *Trennungs- und Loyalitätskonflikten* überschattet.

5.2 Schwangerschaft und der anatomische Geschlechtsunterschied

Schwangerschaft demonstriert den Unterschied zwischen Männern und Frauen so deutlich wie kein anderer Entwicklungsabschnitt im Leben der Frau. Im Gegensatz zur Menstruation wird sie unvermeidlich sichtbar mittels des hervorragenden Bauches, der im Gegensatz zum erigierten Penis öffentlich zur Schau gestellt und geschmückt werden darf durch besondere Kleidung. Gleichzeitig ist es aber möglich mittels der Phantasie ein männliches Kind zu tragen, sich als Mann und Frau gleichzeitig zu fühlen (und für alle bedeutet dies Vollkommenheit, Ganzheit), eine Idealvorstellung, die in der Antike durch die Hermaphroditen verkörpert wurde und heute durch Idealisierung von Androgynität.

Die *Phantasie vom männlichen Fetus* erlaubt tatsächlich magisch bisexuell zu sein, und nicht nur das, die phallische Ordnung lässt sich umkehren. Nun produziert die Frau den Mann/Sohn. Die patriachale Ordnung, in der Adam Eva gebiert, ist aufgelöst.

Die *Schwangerschaft als Möglichkeit weiblich und männlich gleichzeitig zu sein*, ist als eine wesentliche intrapsychische Ursache anzusehen, weshalb männliche Kinder von ihren Müttern oft vorgezogen werden, und möglicherweise auch eine der Ursachen, weshalb männliche Kinder länger gestillt werden als weibliche, also die körperliche Nähe und Symbiose mit ihnen länger aufrechterhalten wird.

Bei Schwangeren findet sich häufig die unbewusste Phantasie eines männlichen Fetus, die sich z. B. in deutlich männlichen Kosenamen ausdrückt, selbst bei gleichzeitig bewusstem Wunsch nach einem weiblichen Kind.

Gleichzeitig kann mittels der Phantasie einen Sohn zu tragen sowohl die Liebe zum Vater angezeigt werden als auch die Getrenntheit von der eigenen Mutter leichter aufrecht erhalten werden, die ja in der Schwangerschaft, wie schon ausgeführt, immer zu verschwimmen droht. So kann frau selber leichter Mutter werden, die Gefahr, die in der Identifizierung mit dem weiblichen Fetus liegt, bannen, weil frau nicht wieder zur Tochter wird. Dadurch können die guten Objektrepräsentanzen der Mutter leichter in das Schwangerschaftserleben gerettet werden. Der Wunsch nach einem Knaben ist aus diesem Blickwinkel weniger als Peniswunsch zu verstehen, sondern als Versuch die Beziehung zur eigenen Mutter nicht wiederholen zu müssen. Die heterosexuell phantasierte Schwangerschaft ermöglicht außerdem, sich der homosexuellen Versuchung zu entziehen.

Das bisher Gesagte unterstreicht die These, dass Schwangerschaft eine

Möglichkeit darstellt, sich des eigenen Körpers zur Erlangung von sexueller Triebbefriedigung zu bedienen, und zwar autoerotisch und objektgebunden zugleich. Die Objektliebe ist insofern beeinträchtigt, als das Kind die Quelle der Lust ist, d. h. sehr schnell Verbote ins Spiel kommen. Begreifen wir die Schwangerschaft als einen masturbatorischen Akt, so ist dies für viele Frauen mindestens ebenso gefährlich, wie das Kind als Objekt und Quelle der Lust zu erleben.

5.3 Mütterlichkeit

Die bisherigen Ausführungen verdeutlichen, dass der Kinderwunsch nicht primär durch Mütterlichkeit determiniert ist. Letztere ist vielmehr eine Frage der Identifizierung mit der eigenen Mutter und deren mütterlichen Qualitäten.

Schwangerschaft erfordert, wenn sie zur Mutterschaft hinführt, trotz aller ursprünglich narzisstischen Motive, eine Beziehung, in der die Mutter das Kind liebt und für das Kind – seinem Alter und Entwicklungsstand angemessen – sorgen kann.

Die Fähigkeit der Frau, ihren Körper in seinen spezifischen sexuellen Funktionen und Funktionsmöglichkeiten positiv besetzt zu haben, schafft die Voraussetzung,

- die schwangerschaftsbegleitenden Körpersensationen als Ausdruck des sich entwickelnden Kindes in seiner Getrenntheit zu begreifen
- und eine Objektbeziehung zu ihm zu entwickeln.
- In diesem Erleben von Getrenntheit müssen gute und böse Objektrepräsentanzen Platz finden können.

Dabei baut eben derselbe Motor, nämlich der sich rapide verändernde Körper, das größte Hindernis auf. Dieses besteht darin, trotz des sich rapide verändernden Körper-Ichs eine stabile Identität zu bewahren, was wiederum nur gelingt, wenn der Körper in allen seinen Funktionen zuvor libidinös besetzt werden konnte.

Als weitere Schwierigkeit gesellt sich hinzu: Je mehr die Mutter das Kind getrennt wahrnimmt, desto stärker drängen sich innere Bilder früherer und gegenwärtiger wichtiger Beziehungspartner auf. Dagegen müssen rigide Abwehren aufgebaut werden. Dies ist keineswegs unproblematisch.

Casement (1985, S. 14–17) beschreibt eine Patientin, die im Verlauf der Analyse schwanger wurde. In deren Verlauf litt sie zunehmend unter Kopfschmerzen. Sie hatte die Schwangerschaft als ihre erste Erfahrung wahrer Privatheit von den beständigen Einmischungen der Mutter erlebt. Die Patientin fürchtete, wenn sie die Schwangerschaft ihrer Mutter mitteilte, würde diese ihre Intimsphäre bedrohen. Sie versuchte damit abzuwehren, dass sie das Baby als ebensolchen Eindringling, als den die sie Mutter erlebt, hasst. So als würde das Baby zu diesem erst werden, wenn die Mutter von der Schwangerschaft ihrer Tochter erfährt. Das Symptom Kopfschmerz verschwand, nachdem die Zusammenhänge mit der Patientin bearbeitet worden waren.

Frau M. war von solchem Hass auf die Mutter durchdrungen, dass sie in ihrer Schwangerschaft davon beseelt war, der Mutter zu beweisen, eine wieviel bessere Mutter sie werden würde. Dies nahm in ihren Phantasien großen Raum ein. Auch würde sie es im Gegensatz zur Mutter schaffen, ihrem Kind einen Vater zu geben. Gleichzeitig war sie äußerst unsicher, ob sie ihren Freund heiraten solle bzw. ob er sie heiraten werde und fürchtete genauso in ihren mütterlichen Funktionen zu versagen, wie sie es an der Mutter erlebt hatte. Als ihr Kind mit einem schweren Herzfehler geboren wurde und kurz nach der Geburt starb, machte sie sich langanhaltende Vorwürfe (die sie letztlich in Psychotherapie führten), dass dieser Umstand auf ihre ablehnenden Gefühle dem Kinde gegenüber zurückzuführen sei sowie die gerechte Bestrafung für ihre hasserfüllte und grobe Beziehung zu ihrer eigenen Mutter sei und weil sie sich ein besseres und schöneres Leben anzumaßen gewagt hatte.

Über die Fähigkeit zur Schwangerschaft in Realität und Phantasie können Frauen schöpferische Bedürfnisse real befriedigen. Dabei werden narzisstische und objektlibidinöse Triebregungen befriedigt. Die körperliche Verbundenheit mit dem Schöpfungsprozess bindet die Energien der jungen Mutter für lange Zeit. Denn die Angst, wie sich ihr Produkt, das Kind, weiterentwickelt, bleibt gerade wegen der phallischen Besetzungen eng an Verantwortungsgefühl, aber auch an Größenphantasien gebunden. Die Angst vor dem Verlust der Kontrolle über die Entwicklungsbedingungen des Kindes in der Verqickung mit allen Unsicherheiten bezüglich des eigenen Körpers lässt Frauen sehr wachsam sein, wohin sich ihr Kind weiterentwickelt.

6. Der „schwangere" Mann

In der gesamten Literatur zum Thema Schwangerschaft findet sich eine dramatische Vernachlässigung der Position, der Konflikte und der Rolle der betroffenen Männer. Auch die Einbeziehung der Väter in die Geburtsvorbereitung und ihre zunehmende Anwesenheit bei der Geburt haben daran wenig verändert. So besteht zwar weitreichende Übereinstimmung darin, dass Männer häufig aufgrund einer Schwangerschaft ihrer Partnerin psychische Symptome entwickeln (Trethowan 1972, Pittenger und Pittenger 1977, Ross 1985/86), dennoch bewegen sich die Arbeiten fast ausnahmslos auf dem Niveau psychotherapeutischer und psychoanalytischer Fallgeschichten. Zwischen den Autoren besteht Einigkeit dahingehend, dass die väterlichen Konflikte aus folgenden Bereichen stammen:
• männlicher Neid auf die weiblichen reproduktiven Fähigkeiten,
• Gefühle des Ausgeschlossenseins und der Überflüssigkeit,
• Wiederbelebung einer Fülle von Affekten, Phantasien und Ängsten, die mit der Mutterimago, insbesondere mit dem infantilen Erleben ihrer Omnipotenz, zusammenhängen,
• Idealisierung der Mütterlichkeit, von der aufgrund des Inzesttabus Sexualität abgespalten und verdrängt werden musste,
• pathologischer Narzissmus,

- Rivalität um die mütterliche Fürsorge,
- Auftauchen von passiven Abhängigkeitswünschen, die durch die Rivalität mit dem Säugling wiederbelebt werden und die zuvor an die weibliche Partnerin delegiert werden konnten, die sich aber nun durch die Kraft, die ihr die Schwangerschaft verleiht, unabhängiger und aktiver fühlt,
- das Ausgeliefertsein an die nährende Kontrolle durch die Schwangere in allen Hoffnungen und Wünschen,
- Wiederbelebung der eigenen ödipalen Problematik.

Vor allem mangelnde Einbeziehung der Väter / Partner bei Schwangerschaftskomplikationen ist äußerst problematisch. Ihre Rolle als notwendige Stütze für die Schwangere, die es erlaubt den Gefühlen von Ausgeschlossenheit, Überflüssigkeit und Kontrollverlust entgegenzuwirken, wird dadurch untergraben (Lerner 1979). Der häufig zu beobachtende Rückzug der Partner wird so unterstützt und damit jenes Bild des Mannes, das wir häufig bei Frauen antreffen, verfestigt, nämlich dass von Männern in Zusammenhang mit Kindern ohnedies nichts zu erwarten sei.

Bei Frau G., die zur Beratung kam, weil sie in der Untersuchungssituation aufgrund ihrer körperlichen Verspannung nicht untersuchbar war, erwies das Gespräch, dass ihr Mann im Verlauf der Schwangerschaft massive psychische Probleme entwickelt hatte. Aus diesem Grund hatte er selbst psychiatrische Hilfe gesucht. Im diagnostischen Paargespräch wurde deutlich, dass Herrn G's bisherige Rolle in der Zweierbeziehung aufgrund der Schwangerschaft seiner Frau ins Schwanken geraten war. Konnte er bislang die Position des Kindes einnehmen, keiner geregelten Beschäftigung nachgehen und seinen Hobbys frönen, mit denen er zuweilen auch Geld verdiente, so fühlte sich Frau G. nun überfordert, ihren Part als „Familienvater" weiterhin auszufüllen. Sie selbst wollte nun auch gerne umsorgt und verwöhnt werden und wünschte sich Zeit für sich selbst und das Baby, ohne auch noch für den finanziellen Rückhalt aufkommen zu müssen. Herr G. konnte in wenigen Gesprächen seine Rivalität mit dem Kind und seine Bedürfnisse, von einer guten Mutter umsorgt zu werden, erkennen und Verantwortung für sich und seine Familie tragen lernen.

Dennoch besteht die Gefahr, die Väter auf ihre supportiven Funktionen zu reduzieren. Dies gilt sowohl hinsichtlich ihrer Rolle in der Schwangerschaft als auch bei der Geburt und postpartal.

Mangelnde Unterstützung durch den Kindesvater/Partner ist als Risikofaktor gut belegt, wie auch aus den bisherigen Ausführungen deutlich wurde. Daher ist es wichtig hervorzustreichen, dass wir uns ernsthaft der Frage zuwenden sollten, was es für die Väter zu gewinnen gibt, außer dass sie auf ihre supportiven Fähigkeiten stolz sein können. Natürlich fühlen sich Männer in ihrer prokreativen Potenz bestärkt, sind aber wiederum auf ihre Partnerinnen angewiesen, zu welchem Produkt sie dieselbe „verarbeiten". Meiner Erfahrung nach gelingt jenen Männern der Umgang mit den aufkeimenden und begleitenden Konflikten am besten, die sich gestatten können mittels der Schwangerschaft ihrer Frau, eigene infantile Sexualneugier zu befriedigen, und via der Identifizierung mit den mütterlichen Aspekten der Partnerin, sich

ein Stück der eigenen, verloren geglaubten Mutter organisieren können. Diese
Männer unterstützen dann ihre Frauen nicht im Sinne einer Reaktionsbildung,
um Hass und Aggressivität abzuwehren, sondern um sich selbst Lust zu verschaffen. Das Paradox liegt darin, dass sie uneingeschränkter zur Verfügung
stehen können, ihre Hilfe als weniger anstrengend erleben, im Extremfall aber
auch Gefahr laufen, die „besseren Mütter" sein zu wollen oder von den
Partnerinnen so erlebt werden. Da diese Rolle sozial noch keineswegs unwi-
dersprochen anerkannt ist, rutschen viele Väter in sie hinein und erleben so
spontan durch ihre Teilnahme an der Schwangerschaft und Geburt, dass sie
selbst bereichert wurden.

Die Schwangere benötigt den Partner, der es sich zu gestatten vermag, ihr
teilnehmend und mitfühlend äußere und unvorhergesehene Ereignisse fern-
zuhalten, wodurch es der Mutter möglich wird, sich ganz auf sich zu konzentrieren (Winnicott 1957, 1965). Dies bildet eine Voraussetzung, dass die
Schwangere zum Kind eine gedeihliche Objektbeziehung herzustellen vermag. Diese ruhen auf einem Partner, der, seine mütterlichen bzw. bisexuellen
Ressourcen entfaltend, weder mit der schwangeren Partnerin hinsichtlich
deren mütterlichen Fähigkeiten, noch mit dem Fetus um die Bemutterung
konkurrieren muss.

Dazu ist es notwendig, die unaufhebbare Getrenntheit vom anderen
ebenso anzuerkennen wie den Neid und die Eifersucht auf die Fähigkeiten
des Gegengeschlechts und die Vorteile, die sich ihm/ihr damit scheinbar verbinden und die einem selbst versagt sind, sowie die daraus entstehenden
Affekte wie Wut und Lust zu zerstören. Bezogen auf die Schwangerschaft
beinhaltet das, dem Partner dankbar sein zu können, von ihm das Kind empfangen zu haben, ihn in dieser Funktion anzuerkennen, ihn an der
Schwangerschaft teilhaben zu lassen und ihn nicht auszugrenzen. Dies bildet
die Voraussetzung, das Kind als Quelle der eigenen Lust anzuerkennen, ohne
die Inzestschranken zu überschreiten, weil die Anerkennung der Generationengrenze die elterliche Sexualität neben der sich anbahnenden Triangulierung weiter bestehen lässt.

Mit diesem „Schutzschild" versehen, kann die Schwangere die bedrohlichen Selbst- und Objektrepräsentanzen abwehren und den Fetus libidinös
besetzen.

7. Schwangerschaft und die Beziehung zum Kind

Die Beziehung zum Kind ist vielfach schon vorhanden, bevor eine
Schwangerschaft eingetreten ist. Es handelt sich um die Phantasie der Eltern
bezüglich ihrer Elternrolle, wie sie in vielfältigen Gestalten geübt wird. Von
hier aus erfährt die Beziehung unterschiedliche Schicksale, die dennoch im
konkreten Fall davon bestimmt werden, ob eine Schwangerschaft bewusst
und/oder unbewusst geplant und/oder erwünscht oder unerwünscht ist und
welche Funktion sie in der augenblicklichen Lebensituation der Eltern für
beide zu erfüllen hat. Die Möglichkeit, den Zeitpunkt der Elternschaft mitbe-

stimmen zu können, bedeutet nicht nur Entlastung, sondern auch eine zusätzliche Bürde, vor allem dann, wenn die Elternfunktion und das Kind mit Idealforderungen überfrachtet sind oder die Schwangerschaft mit vielen Opfern verbunden ist.

Folgende Aspekte sind zu beachten, wenn wir uns mit der Beziehung der Schwangeren zu ihrem Kind befassen:

- Die zu beschreibende Beziehung umschließt mindestens drei Menschen, den Fetus, die Schwangere, den Kindesvater. Letztere sind zugleich Repräsentanten ihrer jeweiligen Herkunftsfamilien.
- Einer von ihnen, das Kind, existiert nicht in der äußeren physischen Realität. Daher kann die Beziehung in keinem visuellen Bild festgehalten werden.
- Das Bindeglied der Beziehung bilden die Körpersensationen der Mutter sowie die als „fremd" wahrgenommenen Reize, die dem Fetus zugeordnet werden. „Eigenes" und „Fremdes" unterscheiden zu können und zu wollen ist ein entscheidender Aspekt, an dem sich Beziehungsmodus und -qualität entwickeln.
- Zwar ist der Fetus von der Mutter physisch nicht getrennt, dennoch ist er durch vielerlei Vorstellungen und Wünsche, die seine Eltern mit seiner Ankunft verbinden, oft lange vor seiner Zeugung, in ihrer Phantasiewelt gegenwärtig.
- Die Eltern sind vornehmlich die Vertreter ihrer „guten Hoffnungen", also Wünsche. Als soziale Wesen sind sie aber Teil zweier Herkunftsfamilien, eines Freundes- und Bekanntenkreises und nicht zuletzt einer Gesellschaft, die soziale Normen, Loyalitäten und legistische Rahmenbedingungen vorgibt.

Der Fetus ist in der Schwangerschaft untrennbar mit den Eltern verbunden, insbesondere mit der Mutter, und zwar hinsichtlich aller ihrer Anteile, guter wie schlechter. Die Beziehung und das Bild vom Kind entwickeln sich allmählich, einerseits genährt von auf das Kind gerichteten Hoffnungen und Phantasien, andererseits in der körperlichen Symbiose mit der Mutter via die schwangerschaftsbegleitenden Körpersensationen. Die psychische Möglichkeit den eigenen Körper, seine Veränderungen und Funktionen positiv besetzen zu können sowie auf seine Funktionsweise neugierig zu sein und auf seine Funktionsfähigkeit vertrauen zu können, bildet eine Grundvoraussetzung zum Fetus eine positive, möglichst ambivalenzfreie Beziehung aufzubauen. Daraus wird die Bedeutung eines störungsfreien Schwangerschaftsverlaufs ersichtlich.

Die Qualität dieser Objektbeziehung wird außerdem beeinflusst von den vielfältigsten Vorstellungen vom eigenen Selbst und wichtigen Beziehungspersonen der Vergangenheit und Gegenwart. Über das Gelingen in der aktuellen Situation entscheidet nicht zuletzt die Qualität der Beziehung zum Ehepartner und Kindesvater.

Wichtig sind hier die Vorstellungen selbst etwas Gutes und Wertvolles produzieren zu können, aber auch eben diese Vorstellungen, Hoffnungen und Befürchtungen, dass der Partner/Kindesvater dies vermag bzw. seine guten

Anteile einbringen kann. Und warum sollte es beim Kinderkriegen anders
sein als sonst im Leben, wenn es um Leistung geht. Jeder weiß, wie schwer es
ist, anderen zu vertrauen, dass sie ihre Arbeit gut machen, und kennen wiederholt aufkeimende Ideen, dass frau/man es selbst ganz allein besser
machen würde.

Der Partner der Schwangeren ist hinsichtlich seiner Wünsche, ein gesundes Baby zu bekommen, ab dem Augenblick der Befruchtung auf seine
schwangere Frau angewiesen, die nun nicht nur ihre eigenen Wünsche zu
erfüllen trachten muss, sondern auch jene des Partners. Hierfür gibt es einen
einzigen vergleichbaren Vorläufer, die Abhängigkeit von der eigenen Mutter.
So wird die Partnerin zur unbeeinflussbaren Erfüllungsgehilfin der geheimen,
meist unbewussten Wünsche.

Eine Vorstellung dieser Wünsche vermittelt ein Brief des Riesenvaters
Gargantua an seinen Sohn Pantagruel (Rabelais):

„In Dir und durch Dich bleibe ich in meiner sichtbaren Gestalt in dieser
Welt, lebendig, sehend, sprechend ... Ich habe Dir geholfen, als ob ich keinen
anderen Schatz auf dieser Welt hätte als Dich dereinst in meinem Leben vollkommen und vollendet zu sehen in Tugend und Ehre (....), und Dich nach meinem Tod zu hinterlassen als einen Spiegel, der meine Person – die Person
Deines Vaters – repräsentiert."

Dieser Vater spricht ausschließlich davon, dass alle guten und ehrbaren
Eigenschaften im Kinde wiederkehren sollen. Die eigenen negativen
Eigenschaften haben hier keinen Platz, sie sind von den als wertvoll erachte-
ten geschieden, oder in psychoanalytischer Terminologie ausgedrückt: abgespalten oder verdrängt.

Folgende Geburtsanzeige illustriert das soeben Gesagte auf dem Niveau
österreichischer bürgerlicher Durchschnittseltern. „Wir erlauben uns, unseren
Sohn, Nachfolger, Lieblingsneffen, Freizeitgestalter und zukünftigen Weid-
mann, Opernballdebütanten, Steuerzahler etc. Max(i) vorzustellen." Auf dieser Anzeige fehlten bereits die Namen der Eltern, der Sohn Max – der Große –
aber ist in seiner künftigen Gestalt als familiäres und gesellschaftliches
Mitglied dargestellt.

Eine Grundvoraussetzung, dass sich diese Wunschvorstellungen realisieren können, ist die Funktionstüchtigkeit der Reproduktionsfähigkeit der
schwangeren Partnerin. Ist das Vertrauen in ihre Funktionstüchtigkeit er-
schüttert, sei es aufgrund der Psychodynamik der Lebensgeschichte und/
oder einer Schwangerschaftskomplikation als Auslöser, so können daraus
weitreichende Partnerprobleme und -spannungen resultieren, wie wir sie in
den Beziehungen von Eltern mit stark behinderten Kindern fast regelmäßig
finden und wofür einige Beispiele folgen werden.

Im Zeitalter der pränatalen Diagnostik sind unterschiedliche Facetten
beobachtbar. Zwei besonders häufige seien kurz skizziert. Die erste betrifft die
Schwangere, die wiederholt unnötige Untersuchungen verlangt, wie beispielsweise häufige Ultraschallbefunde, fast schon im Sinne eines „süchtigen"
Verhaltens. Jeder Befund vermag sie bestenfalls kurzfristig zu beruhigen. Die
dahinter liegenden Körper- und Beziehungsängste können nicht artikuliert

werden, nämlich die Angst, für ein gesundes Kind zu unvollkommen zu sein und dafür gegenüber Mann und Familie die Verantwortung zu tragen.

Der zweite Typus blieb früher eher verborgen. Im Rahmen der Geburtshilfe, die die Väter in die Betreuung mit einzubeziehen trachtet, wird er jedoch gut sichtbar. Das sind jene Partner, die die Schwangerschaften ihrer Frauen zu kontrollieren versuchen.

Herr W. geht zu vielen Untersuchungen mit bzw. lässt sich ganz genau von ihnen berichten. Für seine Frau wählt er den behandelnden Arzt ebenso aus, wie er diesem sein diagnostisches Vorgehen vorzuschreiben versucht bzw. seine Vorgangsweisen im Gespräch mit 4. und 5. Personen zu überprüfen trachtet. Dass es dem behandelnden Gynäkologen damit nicht sehr gut geht, ist leicht nachvollziehbar.

Frau W. verhält sich komplementär, d. h. sie unterstützt ihren Mann in seinen Bestrebungen, gerät in Zorn und große Aufregung, als ihr aufgrund der fehlenden Indikation die Amniozentese verweigert wird.

Auch bleibt der Fetus nicht von vielfältigen Übertragungsphänomenen verschont. So kann er wie in dem erwähnten Beispiel von Casement (1985) unbewusst als eben solcher Eindringling gehasst werden, wie die Mutter der Schwangeren von derselben erlebt wird. Auch werden sehr häufig vielfältige Rivalitätsgefühle, die mit Geschwistern der Eltern verbunden werden, wiederbelebt. Dies vermag zu intensiver Angst vor der Wiederholung des eigenen Hasses und der Wut diesen Geschwistern gegenüber führen und die Bindungsprozesse bei gleichzeitigem Wunsch nach einem Kind massiv beeinträchtigen. Als weitere Komplikation gesellt sich in diesen Fällen hinzu, dass die Schwangerschaft unbewusst auch als Wiedergutmachung an eben jenen Geschwistern gedacht ist. Sehr oft sind diese Aspekte vordergründig leichter zu erfahren als die dahinter liegende ödipale Problematik, die in jeder Schwangerschaft erneut aufgerollt wird.

8. Pränatal diagnostische Maßnahmen und Schwangerschaftserleben

Die Vielfalt der diagnostischen und therapeutischen Möglichkeiten unterstützt Vorstellungen, dass die perfekte Schwangerschaft, also jene, die der idealisierten Norm entspricht, ebenso machbar geworden sei, wie die trügerische, aber nichtsdestoweniger um so grandiosere Hoffnung, Vater oder Mutter eines „perfekten Kindes" werden zu können. Zumindest die schlimmsten Befürchtungen, die Eltern bezüglich ihrer Kinder hegen, könnten vermieden werden. Jede Abweichung ist aus dieser Perspektive nicht mehr Lebensschicksal, sondern eigenes und/oder medizinisches Versagen, oder wie es Fresco und Silvestre (1982) ausdrücken: „the medical child".

Pränatal diagnostische Methoden bilden heute einen festen Bestandteil der Schwangerenvorsorge. Zum Teil sind sie sogar legistisch festgehalten. Schwangere über dem 35. Lebensjahr haben über die Möglichkeiten von Chromosenbestimmungen aufgeklärt zu werden. Derzeit werden sie auch bei einem gemeinsamen elterlichen Lebensalter von mehr als 70 Jahren empfohlen. In der BRD gibt es diesbezüglich einen Musterprozess zur Alimentationspflicht. In den vorgenannten Fällen werden die Kosten der Untersuchung von der Krankenversicherung bezahlt.

Zu den pränatalen diagnostischen Maßnahmen zählen alle Untersuchungsvorgänge, die sich hochentwickelter technologischer Instrumente bedienen und über die körperliche Intaktheit und Gesundheit insbesondere des Fetus, aber auch der Mutter mit einer relativ großen Sicherheit Aufschluss geben. In der Reproduktionsmedizin findet sie bereits vor der Implantierung der befruchteten Eizelle im Uterus statt, in spontanen Schwangerschaften gehören hierzu Ultraschall, Chorionbiopsie und Amniozentese und in der Spätschwangerschaft und unter der Geburt die Kardiotokographie. Diese diagnostischen Verfahren sind im Stande eine große Zahl von Abweichungen von der Norm darzustellen. Die Bedeutung dieser Abweichungen ist nicht immer bekannt. Auch können Diagnosen gestellt werden, für die es keine Therapie gibt. Es werden Geräte mit immer besserem Auflösungsvermögen entwickelt und immer genauere Aussagen über das Kind getroffen. Die Folgen einer „positiven" Diagnose werden nur ungern deutlich ausgesprochen (Endres 1987, Katz-Rothman 1986). Gerade daher ist es wichtig , sich mit der ethischen und psychologischen Potenz dieser Methoden zu befassen, denn sowohl eine positive Diagnose, lang anhaltende Angst und ein möglicher Schwangerschaftsabbruch müssen als traumatische Erfahrungen gewertet werden.

Die öffentliche Diskussion für und wider Einsatz hochdifferenzierter diagnostischer Instrumente erhitzte sich in den 80-er Jahren interessanterweise an der vergleichsweise harmlosen Kardiotokographie, wohl deshalb, weil sie vorwiegend unter der Geburt angewendet wird, wo diagnostische Vorgangsweisen als direkter Eingriff in die Enge der Mutter-Kind-Beziehung unmittelbarer erlebt werden. Dabei hat eine „positive" Diagnose im Schwangerschaftsverlauf auf allen Ebenen des Erlebens für alle Beteiligten auch langfristig äußerst einschneidende Auswirkungen. Diese beziehen sich auf

- das Selbstbild der Schwangeren,
- ihre Partnerbeziehung und
- soziale Beziehungen im weitesten Sinne,
- auf die Mutter-Kind-Vater-Beziehung,
- die Klinik-Patientin-Beziehung, schafft aber ebenso
- spezifische Konflikte im System Klinik.

8.1 Zur Akzeptanz pränataler diagnostischer Methoden

Die Akzeptanz dieser Methoden ist sehr hoch. Ultraschalluntersuchungen und Kardiotokographie weisen mittlerweile eine nahezu 100% Anwendungs- und Akzeptanzrate auf. Diese Methoden sind minimal invasiv. Amniozentese, Chorionvillisampling/Plazentapunktion und Chordozentese sind dagegen invasive Methoden, bei denen gezielt nach genetischen Defekten gesucht wird. Die Abortusrate liegt nach wie vor zwischen 0,5% (AC) und 4% (CVS)

(Langer 1999). Die Anzahl der möglichen Methoden erweitert sich laufend. Alpha-Fetoproteinscreening, Triple-Screening bergen zwar das Risiko von falsch-positiven Befunden, sind aber nicht invasiv. „Fehlt die Schwelle der Invasivität, wird es für den Arzt, den Partner oder die Gesellschaft möglicherweise leichter, die Untersuchung zu verlangen, worin manche einen Schritt zur Pflicht-PND sehen" (Langer 1999, S. 210).

Endres (1987) berichtet über ein starkes Stadt-Land Gefälle und eine durchschnittliche Akzeptanz von 30% aller über 35-jährigen Frauen im Freistaat Bayern für die Akzeptanz von Amniozentese. Da alle Methoden einen festen Platz in den Schwangerenvorsorgeuntersuchungen einnehmen, bildet die Ablehnung ein psychologisches und gesellschaftliches Problem, weil die Schwangere unter Rechtfertigungsdruck gerät.

In einer eigenen Studie zum Erleben der Sonographie (Ringler et al. 1985) fand sich eine durchgehend positive Bewertung derselben. Die Methode Ultraschall wird als beruhigend, wichtig, bequem, sicher, informativ, erleichternd, interessant, unverzichtbar, gut, gesund, vertrauenerweckend und stärkend eingeschätzt. Während der Ultraschalluntersuchung fühlten sich die Frauen eher entspannt, sie waren fasziniert, fühlten sich eher sicher, beruhigt, geborgen, informiert, stark, nicht peinlich berührt, beteiligt, kontrollierbar und selbstbewusst. Diese Ergebnisse stimmen mit denen anderer Untersuchungen überein. Dennoch nur unter einer Voraussetzung: nämlich, dass die Frau vor und während der Ultraschalluntersuchung laufend über den Vorgang, das Vorgehen und seine Ergebnisse informiert wird (Campbell et al. 1982, Field et al. 1985).

Es gibt noch keine Studien, die sich mit der Ablehnung von Chorionbiopsie oder Amniozentese befassen. Berichte (z. B. Katz-Rothman 1986) weisen daraufhin, dass es sich um Personen mit starker religiöser Gebundenheit handelt, die einen Schwangerschaftsabbruch aus moralischen Erwägungen grundsätzlich ablehnen, weiters Eltern mit geringem sozialem Aufstiegsehrgeiz, Paare, die meinen, dass es „ihnen" nicht passieren würde, und nach eigener Beobachtung einem stark verdrängten unbewussten Todeswunsch und Ablehnung gegenüber dem Kind, wobei die genetische Untersuchung die Verdrängungsleistung aufzuheben droht.

8.2 Informiertheit

Das Ergebnis, dass Informiertheit so wichtig ist, entspricht, wie S. Campbell et al. (1982) so schön formuliert haben, zwar dem Hausverstand, aber nicht der allgemeinen Praxis (common sense is not common practice).

Auf das Problem der Information, des Erklärens von dem, was man sucht, und dem, was man bei der Untersuchung findet und herausfindet, kann nicht oft genug hingewiesen werden. So haben sich in unserer Untersuchung bei kontrollierter High-Feedback-Bedingung vier Frauen laut Fragebogen doch nicht voll informiert gefühlt, was nur zeigt, wie schwer diese Bedingung tatsächlich herzustellen ist (Ringler et al. 1985) und weshalb wiederholtes Rückfragen notwendig ist.

Gleichzeitig ist zu bedenken, dass Patienten nicht nur hören und sehen, was gezeigt wird und wahrgenommen werden soll, sondern oft auch viele Randbedingungen, denen der Untersucher selbst kein Augenmerk zuwendet. Das hört sich auch ohne entsprechende Bemerkungen des Arztes dann seitens der Patientin oft so an, dass der Kopf des Kindes zu klein oder zu groß sei und das Becken zu eng, etc. Diese Beispiele zeigen, dass PatientInnen sich immer Phantasien über das Gesehene und Gehörte bilden. Sie denken sehr viel mehr und stellen unterschiedlichste Verbindungen und Bedeutungszusammenhänge her, die dem Untersucher keineswegs zugänglich sind. In ganz anderem Kontext ist dies bei Verres (1986) überaus eindrucksvoll nachzulesen.

So war Frau A. aufgrund der Ultraschalluntersuchung der felsenfesten Überzeugung, dass der Kopf ihres Babys riesig sei – de facto war seine Größe unter der Norm für das entsprechende Gestationsalter. Daraus folgerte sie, dass er keinesfalls mehr wachsen dürfe, da sie einen birnenförmigen Uterus habe. Diese Information hatte ihr derselbe Gynäkologe lange vor der eingetretenen Schwangerschaft gegeben. Daraus folgerte sie weiter, dass sie ehestens entbinden müsse. Weder besprach ihr Arzt mit ihr die Herkunft der entsprechenden Vorstellungen, noch konnte er sie korrigieren, da er von denselben nichts wusste. Er kannte nur ihren Wunsch, möglichst rasch entbunden zu werden. Die dahinter liegenden Körperängste, nämlich selbst durch die Geburt am Genitale verstümmelt zu werden und in der ohnedies als schwierig erlebten sexuellen Erlebnisfähigkeit beeinträchtigt zu werden, blieben ihm verborgen.

8.3 Pränatale Diagnostik und Angst

Der Ultraschall kann das unsichtbare Baby zumindest in seinen Umrissen, aber auch bis zu seinem Geschlecht sichtbar werden lassen. Daher stellt sich die Frage, ob und welchen Einfluss er besitzt. Unsere Arbeitsgruppe kam zu folgenden Ergebnissen (Langer et al. 1988). Nach der Ultraschalluntersuchung beurteilten 60 Schwangere ihre Vorstellung vom Kind als klarer, stärker, aktiver, beweglicher, frischer, besser, schöner, bekannter und fairer. Aber auch ihren eigenen Körper, über dessen Funktiontüchtigkeit ja immer auch Zweifel bestehen, vermochten die Frauen anders zu beurteilen, nämlich als erfreulicher, offener, angstloser, stärker, entspannter, vertrauenswürdiger, leerer.

Diese Ergebnisse sind als erfreuliche Nebenwirkungen zu betrachten. Wir könnten damit zufrieden sein und es dabei bewenden lassen.

Aber gleichzeitig mit den vielen positiven Wirkungen für die Betroffenen und den Geburtshelfer, der in seinem professionellen Selbstwertgefühl bestärkt wird, laufen auch andere, weniger leicht sichtbare Prozesse ab. Sie werden in der Folge skizziert.

Das Aufatmen, die Vermehrung der Selbstsicherheit gelten ausschließlich für jene Fälle, in denen der Mutter, dem Vater eine positive Nachricht überbracht werden kann, und zwar eine uneingeschränkt positive Nachricht. Dies wird zwar bei der weitaus überwiegenden Zahl der Untersuchten eintreffen, aber eben doch nicht bei allen. Wie leicht sagt sich „Alles ist in Ordnung", „wunderbar", oder welche Worte der Arzt in diesen Fällen zu benützen pflegt. Aber der leiseste Verdacht einer Unregelmäßigkeit löst Zögern, Suchen, Nachdenken, Wiederholen des Untersuchungsvorganges etc. aus. Plötzlich fehlen die Worte, das nonverbale Verhalten des Untersuchers ändert sich und signalisiert der Schwangeren, dass etwas nicht in Ordnung ist, selbst wenn der Untersucher gar nichts spricht.

Die vielfältigen Berichte Betroffener belehren, dass es keine Möglichkeit gibt, den Schrecken zu verbergen, sowie alle weiteren Untersuchungsanordnungen bestenfalls dem Arzt die Hoffnung geben, dass er sich vielleicht geirrt hat. Aber selbst wenn er sich tatsächlich geirrt hat, ab diesem Zeitpunkt bleibt der Schwangeren ein ständiges Misstrauen dem Arzt und sich selbst gegenüber erhalten, bis zum Beweis des Gegenteils, und das ist frühestens die Geburt.

Frau K., die noch in der postpartalen Periode wegen ihrer Verstimmtheit auffiel, meinte, dass sie sich zwar allmählich sicherer fühle, dass ihr Baby gesund sei, aber „glauben werde ich es erst, wenn sie läuft und spricht".

Es besteht keinerlei Zweifel darüber, dass pränatale diagnostische Untersuchungen den Schwangeren eine schwere Last abzunehmen vermögen. Es ist nunmehr möglich, gewisse Parameter der fetalen Gesundheit objektiv zu überprüfen und zweifelnde Eltern zu beruhigen. Der Angstpegel bei RisikopatientInnen ist enorm hoch und für sie stellen die zur Verfügung stehenden Methoden eine große Erleichterung dar, trotz der damit verbundenen Konflikte.

Die angstreduzierende Wirkung von Ultraschall (Tsoi et al. 1987) und Amniozentese (Robinson et al. 1984) ist für Risikogruppen gut belegt. Das Ausmaß von Angst, das hingegen von einem von der Norm abweichenden Befund hervorgerufen wird, ist in keiner Arbeit mit so schönen Tabellen belegbar. Nicht etwa weil diese Angst nicht auftritt, sondern weil es unethisch und den Betroffenen nicht zumutbar wäre, in dieser Situation psychologische Tests, die eine Quantifizierung ermöglichen, zu beantworten, sowie die Wahrscheinlichkeit reliable Daten zu bekommen, äußerst gering ist.

Wie in Abschnitt 9 eingehender ausgeführt wird, stellen Schwangerschaftskomplikationen immer einen Identitäts- und Objektverlust dar (Ringler 1989). Die Schwangere fühlt sich immer in ihren weiblichen und mütterlichen Fähigkeiten bedroht, wenn auch nur eine geringe Unregelmäßigkeit auftritt. Diese Bedeutungszuordnungen werden durch aussagekräftige Methoden verstärkt. Was die Schwangere verliert bzw. wobei sie hart auf die Probe gestellt wird, sind alle ihre Hoffnungen auf das gesündeste, schönste Kind, das sich ja jeder werdende Elternteil erträumt. Die pränatale Diagnostik vermag scheinbar alle diese Ängste aus dem Weg zu räumen. Dabei werden alle Gedanken, die mit der negativen Erfahrung „positive Diagnose" verknüpft sind, gerne beiseite geschoben. So wollten laut Endres (1987) nur 14 % der Befragten im Beratungsgespräch über den Schwangerschaftsabbruch sprechen. Auch daran lässt sich Angst ablesen, und es ist äußerst fragwürdig, ob ein Nachgeben einen guten Dienst für die Betroffenen bedeutet, die im Falle einer „positiven" Diagnose unter Schock eine eigenverantwortliche Entscheidung treffen müssen, damit das Ereignis dauerhaft bewältigt werden kann.

Auch der Untersuchungsvorgang selbst löst Ängste aus. Eine fast regelmäßig vorgebrachte Frage lautet, ob das Kind nicht durch die Punktionsnadel verletzt werden könne. Beruhigung erfahren diese Ängste nur, wenn der Mutter die Möglichkeit geboten wird, den Punktionsvorgang am Ultraschallmonitor mitzuverfolgen und der Vorgang entsprechend erklärt wird.

Ein solches Vorgehen birgt noch viele andere Vorteile, weil bspw. der Frau und ihrem Partner sehr viel über die Funktionsweise und -tüchtigkeit ihres Körpers nahegebracht werden kann, wodurch eigenverantwortliches Handeln verstärkt wird. Insgesamt wird die Wirksamkeit erklärenden und aufklärenden medizinischen Handelns hinsichtlich seiner Zeitaufwendigkeit überschätzt und hinsichtlich seiner entängstigenden Wirkungen unterschätzt.

8.4 Pränatale Diagnostik und die Beziehung zum Kind

Die Fähigkeit, den eigenen Körpervorgängen zu vertrauen, ist bei Frauen, die bewusst und willentlich nach fetalen „Defekten" suchen, bereits gestört. Der eigene Körper wird als unverlässlich erlebt und daher zum potentiellen Feind, bei Frau W. (Kap. 7) ist er ein „Brutkasten", der ständig „gewartet" werden muss. In der Projektion werden der Kindesvater, aber auch der Arzt dann in das Feindbild mit eingeschlossen, wenn besonders sie durch Wünsche und Hinweise auf die Amniozentese diejenigen sind, die der Frau „misstrauen", ein gesundes Kind produzieren zu können. Der Fetus wird dadurch zum Feind, weil er der direkte Auslöser ist, der die körperliche Funktionstüchtigkeit in Frage stellt, und die Mutter ihm durch die körperliche Verbundenheit nicht ausweichen kann. Die Psychodynamik und die daraus resultierende Interaktion zwischen Herrn und Frau W. führten letztlich zu vorzeitigen Wehen bei Frau W. Sie können als unbewusster Konfliktlösungsversuch verstanden werden, nämlich sich von den anstehenden Problemen mit Mann, Arzt und Kind zu befreien.

Die Schwangere wünscht gleichermaßen das Beste für sich selbst, ihren Partner, das werdende Kind und die weitere Familie. Dieser Wunsch beinhaltet paradoxerweise auch den Tod für ein möglicherweise krankes Kind. Sie vermeinen, sich selbst und anderen mögliche Leiden ersparen zu können.

Daraus resultiert der Wunsch nach Amniozentese und Chorionsampling. Ein Problem entsteht dann, wenn die Untersuchung „konsumiert" wird. Sie bildet heutzutage bereits oft einen festen Bestandteil bei der Planung der Schwangerschaft.

Diese Eltern leben entweder bereits im Planungsstadium der Schwangerschaft oder ab dem Zeitpunkt der Information durch den Arzt und ihrer Entscheidung zum genetischen Screening, mit der potentiellen Möglichkeit, diese Schwangerschaft wieder zu verlieren und glücklos zu beenden („schwanger auf Abruf"). Der Schwangerschaftsabbruch ist ein mögliches eingeplantes Ereignis, wenngleich nicht völlig bewusst. Daraus ergibt sich ein äußerst schwer erträglicher Zustand für die betroffenen Frauen. Sie sind in ihren Bindungswünschen stark behindert (Ringler 1989). Lässt frau sich auf die Bindung ein, so erlebt sie die Bedrohung des Verlustes. Dieser ist kaum zu ertragen über den langen Zeitraum, der bis zur endgültigen Diagnose vergeht.

Da die Bindungsprozesse in jedem Fall stattfinden und über einen so langen Zeitraum nicht völlig ausgesetzt werden können, so sind die Frauen durch das beständige Oszillieren zwischen Bindung und Verlust stark beeinträchtigt. Weiters ist zu bedenken, dass diese Prozesse in einer Phase der Schwangerschaft ablaufen, in der es zu einer Konsolidierung der Identität der Frau als Schwangerer und als Mutter kommen sollte, dieser Prozess somit gestört wird.

Die Verleugnung der Konsequenzen lässt sich nicht dauerhaft aufrecht erhalten, ansonsten müsste die Schwangere die Möglichkeit der Amniozentese ablehnen. Auch die Tatsache der Schwangerschaft lässt sich nicht leugnen, wenngleich die Kindesbewegungen von der überwiegenden Mehrzahl erst nach dem Erhalt des Amniozentesebefundes als solche wahrgenommen werden (Katz-Rothman 1986). Die übrigen Körperveränderungen zwingen zum Tragen von Umstandskleidung und auch in sozialer Hinsicht muss die Schwangerschaft bekannt gemacht werden. Es ist eben derselbe Zeitpunkt, zu dem nach Condon (1985) das Bild vom werdenden Kind stärker als zu jedem anderen Zeitpunkt der Schwangerschaft aufgebaut wird.

Den spezifischen Stress der pränatalen Diagnostik können wir an Frau O. erkennen. Frau O. wurde in ihrer zweiten Schwangerschaft aus Altersgründen eine Amniozentese empfohlen. Die erste Punktion konnte nicht ausgewertet werden, weil das Fruchtwasser verunreinigt worden war. Daher wurde ihr angeboten, die Punktion zu wiederholen. Sie war wütend und verzweifelt. In ihren Überlegungen, was sie nun tun solle, äußerte sie: „Ich halte es nicht länger aus, mich wieder und immer wieder verabschieden zu müssen! Mir reicht's! Ich will endlich eine normale Schwangerschaft haben! Ich möchte mich endlich freuen können. Es ist mir gleich, ich mache das nicht weiter mit, ich nehme nun jedes Kind!"

Amniozentese und Chorionsampling provozieren, wie zuvor dargelegt, eine ganz spezifische Belastung. Um sie ertragen zu können, muss der Abwehrmechanismus der Spaltung mobilisiert werden. Darunter versteht man, dass parallel und bewusst nebeneinander zwei entgegengesetzte Einstellungen existieren, die einander ausschließen und daher nur abwechselnd wirksam sind. Es gibt in diesem Fall eine „gute Mutter" und eine „schlechte Mutter". Die „gute Mutter" sorgt für ihr Kind, z. B. indem sie ihre Lebensweise der Schwangerschaft anpasst und regelmäßig beim Arzt das Wohlergehen ihres Kindes überprüfen lässt. Die „schlechte Mutter" verweigert demselben Kind die Beziehung bzw. macht Liebe und Zuwendung von seiner „Gesundheit" abhängig. Katz-Rothman (1986) zitiert einen Ehemann in der Beratungssituation: „Wir wünschen uns wirklich dieses Baby". Und seine Frau setzt fort: „… und wenn es gesund sein sollte, hasse ich den Gedanken, diese Person möglicherweise zu verlieren." Das Beispiel illustriert die Spaltung eingehender. Bereits die Entscheidung zur Amniozentese installiert die Spaltung „gesunder Fetus" gleich „guter Fetus" gleich „gute Mutter" gleich „Mensch". Der „defekte Fetus" wird fäkalisiert und entlibidinisiert, er existiert aus der Perspektive des schwangeren Ich tot im Körper der Mutter, bereit ausgestoßen zu werden (Grunberger 1988). Die Beziehung zu ihm muss verleugnet werden. Man kann ihn rasch loswerden, Trauer ist nicht angebracht. Trauer ist den gesunden Babys vorbehalten.

Im Gegensatz zu anderen Schwangerschaftsabbrüchen wird aber nicht jegliche Beziehungsmöglichkeit verneint, sondern nur jene zum unvollkommenen Produkt. Dies wird noch deutlicher in jenen Fällen, wo die Missbildungsdiagnostik ein zufälliges Untersuchungsergebnis darstellt, wie es beim Ultraschallen vorkommt. Diese Frauen waren bis zum Zeitpunkt der Diagnoseerstellung meist eng an das werdende Kind gebunden. Es war in ihrer Phantasie als zukünftiger Lebenspartner äußerst präsent und lebendig. Auf die Diagnosemitteilung reagieren sie mit einem substuporösen Zustandsbild. Motorisch verlangsamt und affektiv erstarrt, wehren sie die unvermeidliche Kränkung durch Empfindungslosigkeit ab.

Das schuldhafte Erleben der sehr wohl wahrgenommenen eigenen Perfektionsansprüche wird nun auf den eigenen körperlichen Mangel oder einen des Kindesvaters verschoben. Die Frauen trauern dann um sich selbst und ihre mangelnde körperliche Funktionstüchtigkeit, so wie Frau F., die nach ihrem zweiten Schwangerschaftsabbruch wegen Trisomie 21 sagte: „Das bedeutet, dass ich ein Kind bekommen nicht kann!" Aus Angst vor den Affekten, die die Trauer begleiten, wie Schmerz, Schuldgefühle und Wut, wird Empfindungslosigkeit vorgeschoben. Daraus entstehen leicht die bekannten Phänomene chronischer Trauer (Blumberg et al. 1975, Worden 1987).

In den Nachgesprächen berichteten die meisten Frauen, dass sie unmittelbar als Folge der positiven Diagnose jeglichen Austausch mit dem Kind eingestellt hätten. Auch ihre Partner beendeten den Vater-Kind-Dialog. Die Frauen nahmen dies insofern wahr, als ihre Partner plötzlich alle jene Zärtlichkeiten einstellten, die dem schwangeren Leib der Partnerin gegolten hatten, wie das Berühren und Streicheln des Bauches oder das namentliche Benennen des Babys. Ist dieses Verhalten auch als Zeichen der Betroffenheit der Väter zu werten, so wurde es nur allzuoft von den Frauen als Zurückweisung ihrer Person erlebt. Die beschriebenen Verhaltensweisen, und das ist wohl das Tragischste, treten auch bei sehr sensiblen und einfühlenden Partnern auf.

Über die Chorionbiopsie, die ja zu einem wesentlich früheren Zeitpunkt der Schwangerschaft stattfindet, gibt es diesbezüglich noch wenige Aussagen und Erfahrungen. Das Ergebnis der Untersuchung steht zumeist in der 10.–11. SSW fest. Manche Autoren (z.B. Endres 1987) meinen, dass sie wegen ihres erhöhten Abortrisikos von den ambivalenteren Schwangeren vorgezogen würden. Tatsächlich ist das Abortrisiko höher, koinzidiert aber mit einem Schwangerschaftszeitraum, in dem Aborte insgesamt noch häufig auftreten. Zusätzlich ist zu bedenken, dass die Ambivalenzkonflikte in dieser Phase der Schwangerschaft naturgemäß sehr hoch sind und keineswegs abgeschlossen sein müssen. Eine mögliche Fehlgeburt nach Chorionbiopsie wird von niemandem, weder Frau noch Arzt, eindeutig zugeordnet werden können.

Welche innerpsychischen Konflikte daraus resultieren bzw. welche besonders befördert werden, ist den vorliegenden Untersuchungen nicht zu entnehmen.

8.5 Die Reaktionen von Eltern bei „positivem Befund"

Wir besitzen heute eine Reihe von Arbeiten über die Schwierigkeiten von Eltern bei Diagnose fetale Missbildung oder auch genetischen Abweichungen (Robinson et al. 1984, Lloyd und Laurence 1985, Jörgensen et al. 1985), die zu einem Schwangerschaftsabbruch berechtigen und führen.

Diese Reaktionen werden in erheblichem Ausmaß auch von der ganz persönlichen Lebensgeschichte beeinflusst. So vermag sowohl ein möglicherweise bestehendes genetisches Risiko als auch eine diagnostizierte fetale Missbildung oder Erkrankung zum Kristallisationspunkt neurotischer Konflikte zu werden (Endres 1990). In diesen Fällen ist eine psychotherapeutische bzw. psychoanalytische Beratung/Behandlung angezeigt. Unabhängig davon provoziert die Diagnose aber ganz spezielle Reaktionen, die keineswegs als pathologisch zu betrachten sind, sondern als „normale" Reaktionen auf eine traumatische Erfahrung. Zu ihrer Bewältigung bedürfen die Eltern in jedem Fall einer Hilfe, um negative Folgen für die Zukunft zu minimieren (Ringler 1989b, Ringler und Langer 1990).

Folgende Phänomene sind regelmäßig zu beobachten:
- Auf die Diagnosemitteilung, dass der Fetus krank ist, folgt unmittelbar ein schwerer Schockzustand, in dem die Betroffene kaum artikulationsfähig ist, in ihren Denk- und Wahrnehmungsprozessen stark eingeschränkt ist (substuporöses Bild), somit in der augenblicklichen Situation nicht zu autonomen, eigenverantwortlichen Entscheidungen fähig ist.
- Alle Bindungsvorgänge mit dem Kind werden unmittelbar eingestellt. Dies mag eine vollzogene Trennung vortäuschen, ist aber als Ergebnis der unverarbeiteten Kränkung anzusehen.
- Ein weiteres entscheidendes Problem betrifft die Frage, wer das gegenwärtige Problem verursacht hat bzw. wer verantwortlich und schuldig ist, dass das ersehnte und erwünschte Kind genetisch oder gesundheitlich defekt und unvollkommen ist. In den allermeisten Fällen gibt es aus medizinischer Sicht ohnedies keine sichere Antwort.

Hier wird regelmäßig deutlich, dass nicht nur „vernünftigen" Fragen nachgegangen wird bzw. „vernünftige Erklärungen" angestrebt werden, sondern unmittelbar alle aus der persönlichen Psychodynamik verfügbaren Bedeutungszusammenhänge aktiviert werden, insbesondere alle jene, die mit einer Schuldproblematik verknüpft sind. Die Scham, versagt zu haben, und die Verquickung mit Schuldfragen lassen hier leicht einen circulus vitiosus entstehen, der die Aufarbeitung der Erfahrung hemmt, folglich zu chronischen depressiven Verstimmungen durch unaufgelöste Trauer disponiert (Blumberg et al. 1975, Worden 1987).

So auch bei Herrn und Frau T., in deren zweiten Schwangerschaft sich die fetale Missbildung der ersten Schwangerschaft wiederholte, für die niemand eine Erklärung wusste und deren Wiederholung für unmöglich gehalten worden war. Auf der Suche nach dem Warum, eine Frage, die immer sehr rasch aufgeworfen wird, erklärte dies Frau T. letztlich mit der „unreifen" Beziehung zwischen sich und ihrem Partner. Zwar war sie außer Stande die „Unreife" zu konkretisieren, fühlte sich aber nicht in der Lage die Last der Verantwortung alleine zu tragen. So war in den gemeinsamen Gesprächen zu beobachten, wie ihr sehr liebevoll imponierender Mann sich zunehmend zurückzog. Die Selbstentwertung durch die fetale Fehlbildung drohte die bislang als befriedigend erlebte Beziehung projektiv zu entwerten und zu zerstören.

Es wäre aber ein Irrtum anzunehmen, dass die Eltern nur „reale" Gründe erforschen würden. Dies gilt sogar für jene Fälle, wo die Frage nach der Verursachung eindeutig beantwortet werden kann. Frau D., die selbst Trägerin einer balancierten Trisomie 21 war, hatte große Schuldgefühle gegenüber ihrem Mann, diese Erkrankung in sich zu tragen. Aus diesem Grunde wollte sie ihm auch ersparen, sie beim Schwangerschaftsabbruch zu begleiten. Sie sprach über das Thema so wenig wie nur möglich und arrangierte den diagnostischen Prozess sowie die notwendige Betreuung der gesunden kleinen Tochter während des Klinikaufenthaltes ganz allein. Zudem gingen ihr ununterbrochen alle möglichen Gedanken durch den Kopf, wie sie es hätte vermeiden können, mit einem mongoloiden Kind schwanger zu werden, z. B. „Wenn ich gleich im Anschluss an die erste Schwangerschaft wieder schwanger geworden wäre, nicht so selbstsüchtig gewesen wäre zu warten, bis Anna in den Kindergarten geht", oder „Vielleicht habe ich in den letzten Monaten zuviel gearbeitet" (sie hatte gerade ihre unterbrochene Berufstätigkeit wieder aufgenommen und an dieser viel Freude), oder: „Das ist, weil es ein Bub ist. Ich wusste, mit einem Mädchen würde mir das nicht passieren". Diese kurzen Sequenzen demonstrieren, dass die Schuldgefühle unterschiedlichster psychogenetischer Herkunft sind und unmittelbar aktiviert werden.

Innere Bedeutungszuordnungen sind selbst unter Schock leichter verfügbar als äußere Informationen, die durch die psychische Einengung kaum wahrgenommen und verstanden werden können. Außerdem kommen sie dem latenten Strafbedürfnis stärker entgegen. Daraus ergibt sich die Notwendigkeit einer kontinuierlichen Begleitung betroffener Eltern. Richtlinien dafür sind im „Wiener Modell" festgelegt (Ringler und Langer 1991b).

Die Schuldfrage löst unter den betroffenen Eltern, wie die obigen Beispiele illustrieren, massive Konflikte aus und stellt die Partnerschaft auf Probe. Dies kann dazu führen, dass sich Frauen in dieser schwierigen Lebenssituation von ihren Partnern nicht begleiten lassen können, weil sie sich schuldig fühlen. Sie meinen, den Partner „schonen" zu müssen. Gleichzeitig hoffen sie, das beschämende Ereignis ungeschehen machen zu können sowie ihre Fehlerhaftigkeit zu verleugnen und den damit verbundenen drohenden Verlust zu vermeiden.

Erfolgen die Betreuungsrichtlinien des medizinischen Systems nicht unter Einbeziehung der beschriebenen Dynamik, indem es Zeit für autonome Entscheidungen gibt, der Partner und andere wichtige Bezugspersonen mit einbezogen werden, so unterstützt es indirekt die mangelnde Kommunikation eines Paares und macht sich zum Komplizen der Ängste der Patientin gegen deren Interessen.

8.6 Probleme des Arztes und des Systems Klinik

Häusler (1989) hat meisterhaft dargestellt, mit wie vielen zwiespältigen Empfindungen die pränatale Diagnostik für den Arzt verbunden ist.

Der Arzt ist gegenüber positiven Befunden, die ja für die Schwangere eine schlechte Nachricht bedeuten, ihn selbst aber in seiner fachlichen Kompetenz bestätigen und daher für ihn ein freudiges Ereignis darstellen, naturgemäß ambivalent. Erst diese positiven Befunde bestätigen ihn in seinem professionellen Selbstverständnis, als Arzt in der Schwangerschaft gebraucht zu werden. Auch bedarf er der Kenntnis einer Vielzahl von Abweichungen, damit er eine Richtlinie erwirbt, an der er die Norm zu messen vermag.

Dennoch treten auch beim medizinischen Personal eine Reihe irrationaler Konnotationen auf, die sich nicht nur auf die Schwangere beziehen. So finden wir manchmal auch beim Arzt Schuldgefühle, zwar nicht der Verursacher der fetalen Erkrankung zu sein, aber doch irgend etwas unterlassen zu haben, was diese hätte verhindern können. Dies führt dazu, dass auf elterliche Wünsche oft unkritisch reagiert wird. Das betroffene Paar konfrontiert das medizinische System sowohl mit seiner Hilflosigkeit derartigen Phänomenen gegenüber wie zugleich mit allen begleitenden ethisch-moralischen Konflikten. Daraus resultiert nur zu oft Rückzug auf eine eng umschriebene Position, was durch ein hoch differenziertes arbeitsteiliges System erleichtert wird.

Auch treten eine Reihe von Affekten auf, die mit der „Helferrolle" nicht in Einklang zu stehen scheinen und daher verdrängt werden müssen. Es sind dies Abscheu und Ekel vor einer Missbildung, gepaart mit Neugier ob der Kuriosität, unbewusste Verachtung und Perfektionsansprüche sowie vor allem bei jungen Menschen, die Angst, selbst betroffen werden zu können, bzw. Erleichterung, dass es jemand anderen getroffen hat (Ringler und Langer, 1988, Langer und Ringler, 1989/90).

Es gibt reichhaltige Literatur zum Schwangerschaftsabbruch aufgrund einer fetalen Indikation. Eine einzige Arbeit beschreibt den Leidensweg von Eltern, wo die Diagnose nicht Anlass zur Beendigung der Schwangerschaft war (Dincer et al. 1989). Die Betreuungsarbeit eines solchen Paares an der Universitätsfrauenklinik in München ist deswegen beeindruckend, weil tatsächlich die Eltern sehr engmaschig und kontinuierlich betreut wurden, was in diesen Fällen unerlässlich ist, aber den Betreuer ungeheuer fordert.

Folgende Phänomene sind regelmäßig zu beobachten:
- Der unbeschreibliche Druck und die Spannung des betroffenen Paares greifen rapide auf alle beteiligten Personen über. Dies liegt insbesondere an den vielfältigen prognostischen Unsicherheiten.
- Daher wagt auch kaum jemand mit diesen Eltern wirklich offen zu sprechen. Es gibt keine Hoffnungen, die vermittelt werden könnten, nur Angst.
- Es ist außerordentlich schwierig, diese Eltern zu gewinnen, sich und ihre

Kräfte in den Dienst dieser Noch-Nicht-Geborenen zu stellen, die Ablehnung überwiegt bei weitem.

- Der Betreuungsprozess wird um so schwieriger, je unerwünschter die Schwangerschaft war.

- Für diese Eltern, denen kaum glaubwürdige Prognosen gemacht werden können, beginnt jede Hoffnung wegzuschwimmen. Ich erlebe sie häufig in einem hilflosen Kampf gegen die übermächtigen, akute Hilfe verweigernd erlebten Ärzte, die sie auf später, d. h. die Zeit nach der Geburt, vertrösten, statt ihr Leid zu beenden.

- Von nun an ist die Schwangere mit ihrem Bauch allein, ihr fehlt jenes Lächeln, jene warmen Berührungen der samtigen Babyhaut, die allemal auch über große Ängste hinwegzutrösten vermögen und damit die Mutter in ihren mütterlichen Fähigkeiten zu bestärken vermag. Meiner Erfahrung nach ist von diesen Eltern der Entschluss, sich vom Kind nach der Geburt sehr rasch zu trennen, sehr schnell gefasst. Er wird obendrein noch unterstützt von einem neonatologischen Betreuungssystem, das Mutter und Kind trennt, wo die Mutter zur Besucherin ihres Neugeborenen wird.

Ärzte fühlen sich verantwortlich für die Gesundheit von Mutter und Kind. Der Arzt läuft Gefahr, Vertreter gesellschaftlicher Ansprüche zu werden, eines Systems, das möglichst nur gesunde und gescheite Kinder haben will, die möglichst keine Kosten verursachen. Kann er sich dieser Aufgabe nicht entziehen, so wird er Überwachungsfunktionen übernehmen, bei denen die Grenze zwischen Patientenwohl, normativen Ansprüchen und Staatswohl unscharf sind (Wolff 1989).

8.7 Generelle Auswirkungen der pränatalen Diagnostik

Seit mehr als 10 Jahren hat keine Schwangere die Möglichkeit, sich den Fragen/Problemen, die die pränatale Diagnostik aufwirft, zu entziehen.

Entweder gehört die Schwangere zur Gruppe jener, der lege artis pränatale Diagnostik über das Mindestmaß hinaus angeboten werden muss, oder sie gehört zur Gruppe jener, der diese, zumindest auf Krankenschein, verweigert wird. Sie kann dies gelassen ertragen, aber auch sich fragen, wieso ihr eigentlich dieses Risiko zugemutet wird. Dieses Problem wiegt um so schwerer, weil die allgemeine Verfügbarkeit der pränatalen diagnostischen Methoden indirekt suggeriert, dass nur der Arzt tatsächlich weiß und wissen kann, wie es der Schwangeren und ihrem Baby geht, und impliziert, dass auf ihr persönliches Empfinden kein Verlass ist.

Das Ausmaß an Gelassenheit gegenüber diesen Fragen hängt sicher mit einer Vielzahl von Faktoren zusammen: unmittelbare Betroffenheit mit Behinderung oder schwerer körperlicher Erkrankung in Freundeskreis und Familie; bestimmte Berufsgruppen (Kindergärtnerinnen, Krankenschwestern, etc.) sind besonders betroffen, also Einflüsse des sozialen Umfeldes. Trotzdem gibt es aber eine Gruppe von Frauen, die mit glaubwürdiger Sicherheit behaupten, nie große Angst oder die Idee entwickelt zu haben, dass ihr werdendes Kind nicht gesund sein könnte.

Woher kommt nun diese Sicherheit, die ja, wie wir wissen, leider zu oft tatsächlich kein Garant für ein gesundes Kind ist ? Was unterscheidet sie von den Frauen, die nicht genug Sicherheiten haben können und zu diesem Zwecke auch Untersuchungen außerhalb der Routine auf sich nehmen und bezahlen ? Nicht alle diese Untersuchungen sind als harmlos zu bezeichnen, oft beinhalten sie ein Abortrisiko, wie z.B. die Amniozentese oder das Chorionsampling. Die wesentlichsten Punkte sind wohl das Bedürfnis, für sich jegliches Risiko ausschalten zu müssen, die eigene Welt mit einem möglichst idealen Kind zu bereichern, und starke Ängste, der eigene Körper könnte bei dieser Aufgabe versagen.

Der Schnittpunkt des Wechselspiels zwischen schwangeren Eltern und medizinischem System, an dem die Medikalisierung der Schwangerschaft einsetzt, liegt dort, wo das Wohlbefinden einer Schwangeren nicht mehr in ihr selbst zu ruhen vermag, sondern sie und ihr Arzt darin von Untersuchungsbefunden abhängig werden.

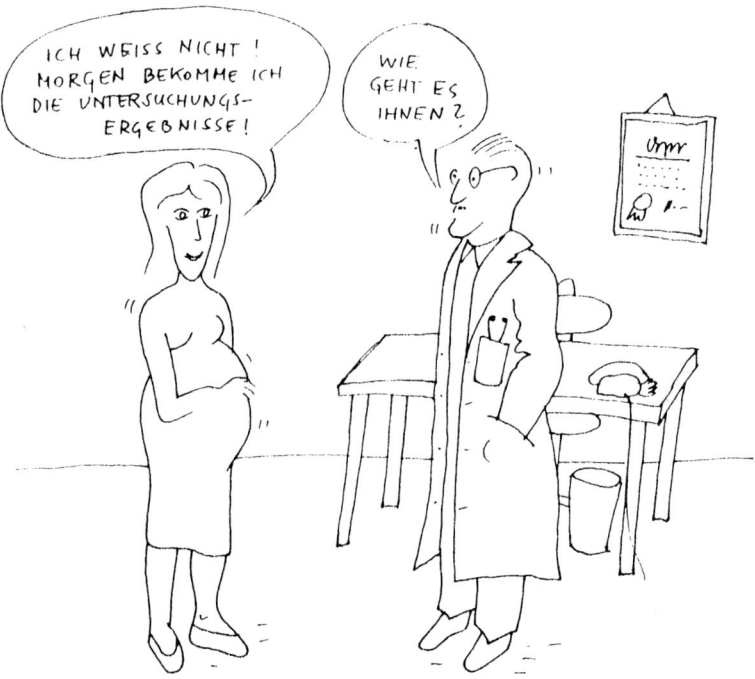

Die im Cartoon dargestellte Unsicherheit, die mangelnde Wahrnehmungsbereitschaft und Fähigkeit, sich auf den Augenblick einzulassen, werfen die Frage auf, ob dies nur für Schwangere gilt und nicht auch für Ärzte. Denn darf ein Arzt mit all den teuren und komplizierten Diagnosemöglichkeiten ausgestattet, sich auf die einfache zwischenmenschliche Einschätzung verlassen, die er aus einem Gespräch zu gewinnen vermag? Natürlich nicht, er muss sich auf beides stützen. Aber hier ist wohl einer der Kritikpunkte derer, die sich gegen die gesamte sog. „Apparatemedizin" wehren, nämlich dass Untersuchungen selbst und Untersuchungsbefunde das Gespräch zwischen Arzt und Patient verhindern, weil kein Gespräch dieselbe Sicherheit an Aussagekraft hat. Natürlich handelt es sich um Scheingegensätze.

Selbstverständlich ist es sinnvoll, sich eines Ultraschallmonitors zu bedienen, wenn man eine Patientin damit von gewissen Ängsten zu befreien vermag, wenn man ihr demonstrieren kann, dass ihr Kind wohlauf ist, ihr zumindest im Augenblick mit Sicherheit mitgeteilt werden kann, dass die Katastrophe der letzten Schwangerschaft sich nicht zu wiederholen droht.

Wir begegnen aber heute in der Praxis bereits Frauen und ihren Partnern, die auf Ultraschallaufnahmen fast „süchtig" sind, d. h. unnötige häufige „Kontrolle" verlangen und die jeder Befund höchstens kurzfristig zu beruhigen vermag. In diesen Fällen ist die Rolle der Partner höchst bedeutsam. Diese Väter organisieren sich das medizinische Betreuungssystem als Verbündete (ähnlich wie es ja die Ärzte tun), das alle ihre Ängste beruhigen soll. Diese Ängste hängen damit zusammen, dass die Väter die Entwicklung des gemeinsamen Kindes ihrer Partnerin überlassen müssen, von der sie keineswegs sicher sind, dass sie ihnen ein Kind gebären wird, auf das sie stolz sein können. Manchmal taucht doch die Idee auf, wie bei anderen Aufgaben auch, er – der Vater – hätte allein vielleicht doch ein „besseres", „idealeres" Kind zu produzieren vermocht.

Der Trend zu vermehrter Überwachung beinhaltet folgende Konnotationen. Sie gehören dem Reich der magischen Gedanken an und sind in jedem Beratungsgespräch zugegen.

• Gesundheit sei durch vermehrte Untersuchungen zu bewirken.
• Mittels der pränatalen Diagnostik könne man nicht nur Erkrankungen diagnostizieren, sondern auch verhindern.
• Die Diagnose sei eine Therapie, die zu heilen vermag, wenn möglich sofort.
• Der Perfektionismus in der Schwangerenbetreuung nährt den illusorischen Glauben, dass nicht nur die Schwangerschaft planbar sei, sondern auch ihr Produkt.
• Die Unterwerfung unter das medizinische System garantiere ein gesundes Kind.

Um so größer sind die Enttäuschung und die Wut auf sich selbst und die Behandler, wenn dies nicht eintrifft.

Die oben beschriebenen Einstellungen sind zutiefst menschlich und haben mit individueller Psychopathologie nichts zu tun.

Die genannten Probleme treten auch ohne pränatale Diagnostik auf. Sie sind kein Produkt derselben, aber sie verschärfen sich durch sie. Vielleicht haben die pränatal diagnostischen Möglichkeiten uns erst möglich gemacht, die skizzierten Problemfelder genauer zu sehen.

Jede Schwangerschaft ist als einmaliges Ereignis anzusehen, einmalig in Bezug auf dieses spezielle Kind, aber auch einmalig verknüpft mit ganz speziellen Hoffnungen und Lebensplänen. Das Selbstwertgefühl jedes Menschen ist daran gebunden, dass sie/er etwas Wertvolles zu produzieren vermag. In der Verquickung mit dem Kinderwunsch und der eigenen Körperlichkeit wird jedermanns Belastbarkeit auf eine besondere Probe gestellt. Es liegt nahe, sich hier der pränatalen Diagnostik als Wächter eigener Perfektionsansprüche zu bedienen.

Diese Ausführungen sollen nicht als Plädoyer für eine Einschränkung diagnostischer, therapeutischer oder gesetzlicher Möglichkeiten verstanden werden. Dennoch ist darauf zu achten, dass die Eugenik nicht via der pränatalen Diagnostik auf leisen Sohlen Einzug in unser Leben hält. Es ist unsere Aufgabe dies zu verhindern und es ist verhinderbar, wenn wir die Patientin mit diagnostischem Wissen nicht alleine lassen, sondern unmittelbar psychologische Hilfestellungen anbieten. Hierzu ist nicht nur psychologisches und psychosomatisches Wissen notwendig, sondern bei fetalen Erkrankungen obendrein eine enge Kooperation mit Neonatologen, Kinderchirurgen und entsprechenden Experten/Beratungsstellen. Derzeit fehlen systematisierte Betreuungsangebote, die außer der psychischen Betreuung der Eltern auch das notwendige Expertenwissen besitzen, somatische Koordinationsaufgaben übernehmen und die notwendige Kontinuität gewährleisten.

9. Schwangerschaftskomplikationen

Eine gewichtige Frage ist jene, ab welchem Ausmaß von Störung bei Mutter und/oder Kind wir von Schwangerschaftskomplikationen zu sprechen haben. Hierüber besteht keinesfalls Einigkeit. Üblicherweise halten sich auch psychosomatische Autoren an die von der somatischen Medizin vorgegebenen Grenzen. Psychisches Missbefinden allein gilt somit nicht als Schwangerschaftskomplikation. Obwohl eine derartige Sichtweise von einem präventiven Standpunkt aus außerordentlich unbefriedigend ist, existieren eben deshalb auch keine empirisch untermauerten Kenntnisse. Dies bedeutet, dass tatsächlich keine Aussage darüber getroffen werden kann, ob die beschönigende und Konflikte verleugnende Haltung gegenüber Mutterschaft und Schwangerschaft (Niemälä 1979, Ringler und Krizmanits 1983) mit Schwangerschaftskomplikationen in einer ursächlichen Beziehung steht und/oder ob diese Einstellungen sich zur Aufrechterhaltung des bedrohten psychischen Gleichgewichtes und zum Schutze der psychischen Möglichkeiten, das Selbst und den Fetus libidinös besetzt zu halten, herausbilden.

9.1 Psychische Schwangerschaftsrisken

Die Kenntnis der normalen psychischen Verarbeitungsmuster von Schwangerschaft bilden die Grundvoraussetzung, psychische Schwangerschaftsrisken diagnostizieren und therapeutisch bearbeiten zu können. Auch ohne diese besteht bei erfahrenen Geburtshelfern und Personen, die mit Schwangeren arbeiten, ein vorbewusstes und unbewusstes Wissen, das es ihnen ermöglicht, Schwangerschafts- und Geburtskomplikationen vorherzusagen. Das Studium empirischer Arbeiten zur Erklärung derselben bleibt stets unbefriedigend, wenn es zur Klarifizierung dieses vor- und unbewussten

Wissens dienen soll (Lukesch 1981, Ringler 1985). So erweisen sich Geplantheit und Erwünschtheit der Schwangerschaft als mangelhafte Kriterien. Ebenso unzureichend Auskunft geben jene Kriterien, die mit einfachen psychometrischen Mitteln zu erheben sind.

Die Arbeiten von Doering und Entwisle (1975) über Awareness, worunter ein besonders bewusstes und wahrnehmungsbereites Geburtsverhalten verstanden wird, und jene von Norr et al. (1977) über die Rolle von Freude und Schmerz unterstreichen meine Erfahrung, dass Neugierverhalten einen entscheidenden Einfluss auf die positive Bewältigung der schwangerschaftsspezifischen Aufgaben hat. Neugier ist keine Fertigkeit, die erlernt werden kann, hingegen wird sie wesentlich mitbestimmen, in welchem Ausmaß Schwangere sich notwendiges Wissen und hilfreiche Fertigkeiten anzueignen vermögen. Frauen und Männer, die den vielfältigen Veränderungen in der Schwangerschaft mit Neugier begegnen können, d.h.

• sich innerlich nicht gegen die neuartigen Erfahrungen wehren,
• sondern ihnen offen und lustvoll entgegentreten,
• begierig sind, das Neue kennenzulernen,

treffen selbstverständlich auch auf Ängste und Unsicherheiten. Diese werden aber als Teil der neuen Erfahrung akzeptiert. Mangelnde oder fehlende Neugier bewirkt Befremden und Rückzug, wenn die Betroffenen mit neuartigen oder ungewohnten Situationen konfrontiert sind.

Neugier wirkt der Scham entgegen, sowohl jener, sich zu zeigen, wie jener, gesehen zu werden. Die Schwangere befindet sich in der Schwangerschaft, und in extremer Art und Weise in der Geburtssituation, in der Position des Beobachtetwerdens. Es geht um die Angst, erkannt und ertappt zu werden bei der Erfüllung erlaubter und verbotener Wünsche (s. Kap. Schwangerschaftsmotive). Es ist hier nicht möglich, eine vollständige Auflistung solcher Wünsche zu geben, deren Qualität und Bewertung ein individuelles Phänomen darstellt. Sie bedürfen im Einzelfall immer einer sorgfältigen Analyse. Die Konflikte zentrieren zumeist um folgende Themen: Sich nicht nur auf das Kind zu freuen, sondern sein Werden, seine Ankunft, Geburt, genießen zu wollen, also auch selbst bereichert zu werden. Ist dieses Erleben zu stark sexualisiert, mit autoerotischen und sexuellen Vorstellungen assoziiert, so resultieren daraus Hemmung und Angst. Gleichermaßen behindernd wirken alle jene Vorstellungen, in denen Schwangerschaft und Geburt mit Beschädigung und/oder Beschmutzung des Selbst oder des Babys verknüpft werden.

Neugier beinhaltet das Aufgeben der Opferhaltung, eines in unserer Kultur geförderten weiblichen Mythos. Das heißt, für die eigenen Wünsche muss Verantwortung übernommen und die möglicherweise damit verbundenen Schuldgefühle müssen ertragen werden. Erst auf dieser Grundlage können köperliche Empfindungsqualitäten ausgelotet und erfahren werden.

Welche Einstellungen, Hemmungen und Charakterdispositionen weisen auf psychische Schwangerschaftsrisken hin (Ringler 1988):

• mangelndes Vertrauen in die körperliche Funktionsfähigkeit und -tüchtigkeit,

- rigide Vorstellungen hinsichtlich des Schwangerschafts- und Geburtsverlaufs; Idealisierung und Entwertung derselben,
- extreme Leistungsansprüche,
- falsche Zuordnungen, mangelhaft in der Realität verankerte Theorien,
- extreme Hemmungen,
- starkes Kontrollbedürfnis sowohl gegenüber sich selbst als auch anderen Beziehungspartnern (Arzt, Partner).

Folgende gut beobachtbare Verhaltensweisen sind Korrelate problematischer Einstellungen und Ängste:

- wiederholte Fragen zu ein und demselben Thema (eine unbewusste Frage kann oder darf nicht formuliert werden);
- stark kontrolliertes und eingeengtes Verhalten;
- starke Kontrolle des Verhaltens des Interaktionspartners;
- bei Untersuchungen ist die Schwangere extrem gehemmt und verspannt;
- die Schwangerschaft wird „versteckt"; Umstandskleider werden nicht oder erst sehr spät getragen, der Lebensstil wird nicht verändert;
- Beschönigungen, „rosarote Brille";
- es werden mehrere Geburtsvorbereitungen gleichzeitig besucht (vorausgesetzt das Gebotene entspricht einem gewissen Standard);
- unnötige diagnostische Kontrollen und / oder Therapien werden verlangt;
- extreme Kontrolle und/oder Abhängigkeit von ganz bestimmten Körpersensationen (das Baby muss besonders viel oder unter bestimmten Bedingungen strampeln oder sein Strampeln wird als Bedrohung oder Übergriff erlebt);
- fehlender Mutter-Kind-Dialog;
- mangelnde Vorbereitung in der Lebensplanung auf die Zeit nach der Geburt;
- mangelnder sozialer Rückhalt, der Sicherheit und Umsorgtwerden erlaubt.

Dem letzten Punkt ist große Aufmerksamkeit zuzuwenden. Seine Wichtigkeit ist für alle Schwangerschaftskomplikationen gut belegt (z. B. Teichmann 1989 für vorzeitige Wehentätigkeit, Chalmers und Chalmers 1986, postpartale Depression).

Zu bedenken ist, dass es dabei nicht nur auf das faktische Vorhandensein eines sozialen Netzwerks (Partner, Familie, Freunde etc.) ankommt, sondern darauf, in welchem Ausmaß diese Personen als hilfreich und unterstützend erlebt werden können. Von Bedeutung ist dabei das Erleben der Schwangeren, nicht die Einschätzung des Untersuchers. Letztere ist nur insoweit relevant, wenn der Untersucher gewillt ist, mit der Schwangeren an ihrer Wahrnehmung und Einschätzung ihrer Umgebung therapeutisch (nicht moralisierend!) zu arbeiten.

9.2 Subjektive Phänomene bei der Diagnose einer Schwangerschaftskomplikation

Die Kenntnis der normalen psychischen Vorgänge in der Schwangerschaft lässt verstehen, dass das psychische Gleichgewicht durch jede innere und äußere Störung gefährdet ist. Eine Schwangerschaftskomplikation bedeutet immer einen Identitäts- und Objektverlust. D. h. es bedarf keiner neurotischen Entwicklung, um aus dem Gleichgewicht zu geraten (Michel-Wolfromm 1968). Die langfristigen Konsequenzen sind gravierend und werden oft übersehen (Leppert und Pahlka 1984). Daraus ergibt sich, dass den Betroffenen zumeist keine psychologische Hilfe angeboten wird. Insbesondere bei Frauen mit Frühaborten wird häufig so getan, als wären sie nie schwanger gewesen. Dabei handelt es sich um eine Kollusion der Ängste und Konflikte der Schwangeren und der medizinischen Betreuer. Zu leicht steigen in den Betroffenen selbst und in ihren Mitmenschen alle jene Ängste auf, die mit den kindlichen Erlebnissen des „Sich-ungeliebt"-, „-unerwünscht"-Fühlens verknüpft sind, und die eigenen in der Kindheit erlebten Bedrohungen wieder aufleben lassen. Dazu kommen Versagensängste aufgrund der Bewertung der Schwangerschaft als indivdueller und gesellschaftlicher Leistung.

Wie viele andere „Kinderwunschpatientinnen" gerät Frau X. in Panik, als sie nach Abbruch aller Behandlungsversuche plötzlich spontan schwanger wird. Sie wird wie viele Frauen dieser Gruppe von vielerlei Ängsten überschwemmt, die Mutterrolle physisch, psychisch und sozial nicht zu schaffen. Sie war innerlich froh, „mit 30 Jahren zu alt für ein Kind zu sein". Die Schwangerschaft endet mit einem Spontanabort im „letzten" Urlaub, den sich das Paar vor der schier unlösbar scheinenden Aufgabe der Elternschaft gönnen will. Frau X. betrachtet den Frühabort als Strafe für ihre Ängste. Eine bald darauf folgende weitere Schwangerschaft (die als Wiedergutmachungsversuch am Baby der ersten Schwangerschaft zu deuten ist) verläuft und endet gleich. Schlafstörungen und andere psychosomatische Beschwerden, eine tiefe Depression, vor der sie in ihre Arbeit flieht, sind die Folge. Sie wird zum „falschen" Zeitpunkt schwanger, was sie gemeinsam mit den Aborten darin bestätigt, jegliche Kontrolle über ihren Körper und seine Funktionen verloren zu haben, ihren inneren Triebwünschen und -ängsten hilflos ausgeliefert zu sein.

Eine somatisch problemlose Schwangerschaft signalisiert zumindest scheinbar die weibliche Potenz der Kreativität. Es ist nicht eine abstrakte Idee, die genährt und geboren wird, in ausschließlicher Abhängigkeit von ihrem Schöpfer in ihrer Weiterentwicklung, sondern ein eigenständiges Lebewesen wird produziert. Zwar bedarf es der Nährung und Fürsorge, entwickelt sich aber gleichzeitig unabhängig von der Mutter, unterliegt aber dennoch den ererbten Merkmalen und äußeren Einflüssen in seinem Reifungsprozess. Nur eine positive Entwicklung vermittelt den Eltern Erfolg und den einhergehenden Stolz, der als Freude bezeichnet wird. Jede Störung des Ablaufes bedeutet Misserfolg und Kränkung des Selbst- und Ich-Ideals. Alle Wünsche und Hoffnungen weisen im Verlauf die Merkmale archaischer Größenphantasien auf, die sich erst allmählich durch die zunehmende Präsenz und die Konfrontation in der alltäglichen Beziehung nach der Geburt auflösen. Ziehen wir weiters in Betracht, dass jede Schwangerschaft, ähnlich einem Symptom, spezifische unbewusste und bewusste Wünsche zu erfüllen hat, und sie keineswegs zufällig zu eben diesem Zeitpunkt entstanden ist, dann wird die Gefährdung des labilen Gleichgewichts durch eine Schwangerschaftskomplikation um so deutlicher. Allen Abweichungen ist die oft überraschende Bedrohung, die plötzliche Zerstörung von Wünschen und der mühsam erarbeiteten neuen Identität gemeinsam. Je überraschender die Schwangere konfrontiert wird, desto gravierender die spontane Reaktion (s. auch Kap. 8).

Frau L. wird wegen geringfügiger vorzeitiger Wehen in der 22. SSW überwiesen. Sie ist eine große, äußerst gepflegt 37-jährige Dame. Im Gespräch berichtet sie von der Schrecken erregenden Schwangerschaft ihrer Zwillingsschwester vor einigen Jahren. Diese musste wegen vorzeitiger Wehen mehr als die Hälfte der Schwangerschaft liegend im Krankenhaus verbringen. Dann erzählt sie von ihrem Beruf, in dem sie sehr glücklich ist und wo sie sich im Laufe der letzten Jahre eine herausragende Position erarbeitet hat. Auch habe sie erstmals in ihrem Leben eine Beziehung gefunden, von der sie meine, dass sie andauern könnte und haltbar sei. Diese Ereignisse brachte sie in Zusammenhang mit den großen Schwierigkeiten, sich von ihrer Schwester abzugrenzen und ein eigenständiges Leben zu führen. Es habe sie viel Energie gekostet. Als 20-Jährige fuhr sie zu diesem Zweck sehr spontan ins Ausland, wo sie lange lebte, weil sie es als ihre einzige Möglichkeit betrachtete, zu sich selbst zu finden. Die Frage, ob sie nach all den beschriebenen Bestrebungen nun auch glaube, eine andere, glücklichere Schwangerschaft erleben zu dürfen als die Schwester, ob sie auch in dieser Beziehung anders mit sich umgehen dürfe, setzte sie in großes Erstaunen. Daraufhin konnte sie beginnen, sich mit ihren Schuldgefühlen der Schwester gegenüber, die sie im Stich gelassen zu haben meinte, auseinanderzusetzen. Wenige Tage nach unserem Beratungsgespräch rief sie an und teilte mir mit, dass sie seit unserem Gespräch keine Wehen mehr gehabt hätte (eine Tatsache, die auch den Rest der Schwangerschaft über anhielt). Außerdem hätte sie ihren Freund „gezwungen", sie zu heiraten, was ihn in großes Erstaunen versetzte, weil er sich stets von Frau L. in diesen seinen Wünschen zurückgewiesen gefühlt hatte und ihr Wunsch daher für ihn eher eine glückliche Nachricht gewesen war. Diese Problematik in der Paarbeziehung war von Frau L. in unserem Gespräch nicht erwähnt worden. Hingegen ist anzunehmen, dass die Bewältigung eines weiteren Stückes der Abgrenzung von der wichtigen Beziehungsfigur Zwillingsschwester es ihr ermöglicht hat, auch zum Partner eine größere Nähe zuzulassen.

Dieses Beispiel veranschaulicht, wie die persönliche Lebensgeschichte in ihrer speziellen Dynamik in das Schwangerschaftserleben eingreift und Schwangerschaftskomplikationen zu befördern vermag. Im obigen Beispiel sind die zentralen Konflikte in identifikatorischen Prozessen zu sehen, die mit den Autonomiebestrebungen konkurrieren.

Das Beispiel darf keinesfalls dahingehend gedeutet werden, dass es sich um einen regelmäßig sich wiederholenden Konflikt bei vorzeitiger Wehentätigkeit handelt. Zentrale Konflikte können nur aus der jeweiligen Lebens- und Erlebenssituation sowie der persönlichen Lebensgeschichte einer Schwangeren heraus verstanden werden. Meiner Erfahrung nach ist es nicht möglich, für bestimmte Diagnosegruppen von Schwangerschaftskomplikationen typische Konfliktkonstellationen zu benennen. Um dies zu unterstreichen, seien weitere Beispiele angeführt.

D. Beckord (1983) zitiert nicht-psychoanalytische Gespräche mit einer Schwangeren (Frau B.). Dies bedeutet, dass die angesprochenen Themen nicht durch Deutungen in ihrem Prozess beeinflusst sind und im Gegensatz zu psychodynamisch geleiteten Gesprächen keine Erweiterung durch psychische Tiefe erreichen. Die wiederkehrende Thematik dieser Gespräche waren Fragen, ob und wie sich Frau B. ihrem eigenen Kind gegenüber anders verhalten könnte als ihre Mutter. Diese hatte sie als eindringend und ihre Autonomiebestrebungen behindernd erlebt. Dabei wird eine wiederkehrende Parallelität zwischen dem Kind in ihr „drinnen", dem Leben des Kindes „draußen" und dem Wunsch, dieses „Drinnen" in ein „Draußen" umzuwandeln deutlich. (Psychoanalytische Deutungen würden darauf fokussieren, die innere Repräsentanz der Mutter bewusst wahrnehmen und integrieren zu können. D.h. die Mutter nicht als „äußeren Verfolger", der durch Verleugnung und Projektion innerer Wünsche und deren Verkehrung ins Gegenteil gebannt werden muss, zu betrachten). Die beschriebene Schwangere musste von ihrem Frauenarzt in der 31. SSW erfahren, dass sich der Muttermund leicht geöffnet hatte und sie sich einer Cerclage (kleiner operativer Eingriff, bei dem der Muttermund mit einem ringförmigen Bändchen verschlossen wird) unterziehen müsse, falls sich die Öffnung ausweite. Sie konnte dies verhindern, weil sie innerlich die Notwendigkeit zu erkennen vermochte, für dieses Kind „drinnen" zu sorgen. Dies drückt sich darin aus, dass sie gezielt Übungen des autogenen Trainings anzuwenden begann sowie mit ihrem Kind sprach und es beredete, dass es noch nicht hinaus dürfe.

Bei Frau W. (s. auch Kap. 7 und 8), bei der sich der Muttermund aufgrund beginnender Wehen ebenfalls vorzeitig geöffnet hat, sistierten diese, nachdem sie erkennen konnte, dass sie die Verantwortung für ihr Baby nicht an den bewunderten Partner delegieren kann, sondern diese Verantwortung ganz allein trägt. Die sich zunehmend öffnende Zervix war Ausdruck der Angst, vom Partner wegen ihrer Mangelhaftigkeit verlassen zu werden, sowie Rache am Kind, das nicht mehr ihr selbst gehört, sondern dem Vater und für das sie meint, nun eigentlich schon genug getan und erlitten zu haben. Gleichzeitig bestätigt sie damit den begehrten und bewunderten Partner in seinen Annahmen, dass sie dem Kind nicht genug geben könne, hasst ihn aber deswegen und unterwirft sich ihm masochistisch. Im sadistischen Anteil aber vermag sie, mittels dieses Symptoms (Frühgeburt), ihm tatsächlich das „perfekte Kind" vorzuenthalten. Bei diesem Paar wird die Schwangerschaft im sado-masochistischen Beziehungsgefüge benutzt.

Eine ganz andere Bedeutung wiederum hatten die vorzeitigen Wehen bei Frau K. Ihre erste Schwangerschaft hatte mit einem allseits unerklärbaren intrauterinen Tod des Babys in der 40. SSW geendet. Sie hatte um diese erste Schwangerschaft nie richtig zu trauern vermocht. Folglich beschäftigte sie sich in der darauffolgenden Schwangerschaft fast ausschließlich mit „Purzels"

Tod. Erst der Beginn und die Beendigung der Trauerarbeit um Purzel ermöglichten ihr zu „Murkel" eine Beziehung aufzunehmen, ihm einen Namen zu geben und in einen inneren Dialog mit ihm einzutreten, mit ihm so zu sprechen und ihm die Welt zu zeigen, wie sie es mit dem Kind der ersten Schwangerschaft vermocht hatte. Gleichzeitig hörten die vorzeitigen Wehen, unter denen sie seit dem 5. Schwangerschaftsmonat gelitten hatte und die sie zu mir geführt hatten, schlagartig auf.

Die Gegenübertragung lehrte mich, dass Murkel nicht leben durfte. Er war zum todbringenden, alle Hoffnungen zerstörenden Feind geworden. Zwischen Mutter und Kind wütete ein Kampf auf Leben und Tod. Murkel, der ihre Wünsche endlich erfüllen sollte, führte ihr ihr früheres Versagen vor Augen und drohte es nun zu wiederholen. Frau K's Dauerkonflikt kann an folgendem Beispiel veranschaulicht werden. Verspürte sie die Kindesbewegungen, so bedeutete dies die beständige Bedrohung durch ein lebendes Kind, das sich in ein totes verwandeln könnte; nahm sie keine Kindesbewegungen wahr, so war sie durch ein bereits totes Kind bedroht. Die geringste Bewegung konnte das Damoklesschwert herabfallen lassen. Geriet sie allzusehr in Panik, so schluckte sie rasch die doppelte bis dreifache Dosis des Wehenhemmers. Zwar war dadurch die Angst kurzfristig eingedämmt, wurde aber durch jene abgelöst, die ärztlichen Anordnungen nicht einzuhalten und durch die Medikamenteneinnahme das Baby fahrlässig zu gefährden. Mir diesen Teil ihrer verhaltensmäßigen Reaktionen mitzuteilen, war ein lang dauernder und qualvoller Vorgang für Frau K. Scham und Angst beherrschten sie und allzusehr befürchtete sie, missachtet und bestraft zu werden. Aus diesem Grund war die Bearbeitung der Patient-Therapeut-Beziehung ein unumgänglicher Teil dieser Kurztherapie.

Die Fallgeschichten demonstrieren einige Phänomene, die wir bei Schwangerschaftskomplikationen regelmäßig wiederfinden.

- Schwangerschaftskomplikationen in einer vorangegangenen Schwangerschaft disponieren auch aus psychologischer Perspektive zu Schwierigkeiten in Folgeschwangerschaften.
- Das Erleben nachfolgender Schwangerschaften wird immer an der vorangegangenen Erfahrung gemessen und mit ihr verglichen.
- Die Krise spitzt sich bis zu jenem Zeitpunkt zu, zu dem in der vorangegangenen Schwangerschaft die Komplikation aufgetreten war.
- Besonders beeinträchtigt ist der Mutter-Fetus-Dialog. Als „Verursacher" der mütterlichen Probleme wird der Fetus nur allzu leicht zum Feind.
- Da die Schwangere nicht nur ihre eigenen Wünsche in der Schwangerschaft zu realisieren versucht, sondern auch jene des Partners, und dieser mit all seinen Wünschen, die er bezüglich des Kindes hegt, wiederum ausschließlich auf die Partnerin angewiesen ist, entspinnen sich hier massive Beziehungskonflikte, in denen Schuld und Verantwortung tragende Rollen spielen.
- Dadurch wird sehr rasch jener wichtige Prozess gestört, der ohnedies alle Probleme befördert; nämlich die betroffene Frau geht zu schnell des nötigen Rückhaltes in der Paarbeziehung verlustig. Dieser darf nicht aus-

schließlich aus einem vorbestehenden Konflikt heraus gesehen werden. Die Partner, die ja in der Erfüllung ihrer Wünsche ebenfalls bedroht sind, können sich aufgrund ihrer mangelnden körperlichen Betroffenheit scheinbar leichter zurückzuziehen. Daher gilt es für das medizinische Betreuungssystem, die Partner gezielt in die Schwangerenbetreuung mit einzubeziehen. Dabei muss Bedacht genommen werden, die Partner nicht allein in ihrer stützenden Funktion für die Partnerin zu motivieren, sondern sie in ihrer eigenen Betroffenheit anzusprechen und zu klären, welche Wege sie eingeschlagen haben, sich vor Enttäuschung, Kränkung und Wut zu schützen.

Frau Z. kommt in der 15. SSW zur Beratung, weil sie zunehmend unter körperlichen Beschwerden verschiedenster Art leidet. Auch fühlt sie sich zunehmend antriebslos. Die weitere Klärung ihrer Lebenssituation ergibt einen massiven Paarkonflikt. Daher werden die weiteren Gespräche mit beiden Partnern geführt. Darin wird deutlich, dass Frau Z. ihren Partner aus ihrem Erleben auszuklammern versucht und ihm droht, ihn zu verlassen. Sie erlebt, dass er an seinem bisherigen Leben nichts verändern will und den für sie unbefriedigenden status quo aufrecht zu erhalten versucht. Dieser beruht auf einem Loyalitätskonflikt des Partners seiner Mutter gegenüber, die in der gemeinsamen Wohnung ein Wohnrecht beansprucht und sich dagegen wehrt, dass die Wohnung von dem jungen Paar umorganisiert wird. Die bislang erzielte Einigung geht dahin, dass jeder der drei Beteiligten ein Zimmer der vorhandenen Dreizimmerwohnung benutzt. So ist für das ankommende Kind kein Raum vorhanden. Es wohnt sozusagen unter dem „Türstock", der die Zimmer zwischen Herrn und Frau Z. verbindet. Die Bearbeitung der wechselseitigen Kränkungen, die vor allem Herrn Z. dazu bewegen, zunehmend bei seiner Mutter Zuflucht zu suchen, um sich vor dem möglichen Verlassenwerden durch die Partnerin zu schützen, seine Konkurrenz mit dem Kind, die wiederum bewirkt, dass Frau Z. ihre Drohungen verstärkt, führen dazu, dass die beiden sich besser in ihrer Gemeinsamkeit zu finden vermögen und in eine fruchtbare Auseinandersetzung mit der Schwiegermutter/Mutter eintreten können. Diese, die keineswegs obdachlos ist, sondern die meiste Zeit ohnedies mit ihrem Mann in einem großen Haus lebt, vermag nun „ihr Zimmer" zu räumen und die Wohnung gänzlich dem Paar zu überlassen.

Die Fallgeschichten demonstrieren, dass es keine allgemeingültigen Richtlinien für das therapeutische Prozedere bei Schwangerschaftskomplikationen gibt. Das therapeutische Vorgehen muss individuell, entsprechend den somatischen und psychotherapeutisch-diagnostischen Erfordernissen geplant und umgesetzt werden. Dabei gilt es, jene psychischen Prozesse in Gang zu bringen oder in Gang zu halten, die langfristig negative psychische und somatische Nebenwirkungen verhindern und positive Effekte befördern. Dies gelingt erfahrungsgemäß wesentlich leichter, wenn die Schwangere nicht hospitalisiert werden musste. In Fällen, wo ein stationärer Krankenhausaufenthalt notwendig geworden ist, werden psychotherapeutische Interventionen wesentlich erschwert, weil zumeist auf den entsprechenden Abteilungen kein „psychotherapeutisches Klima" herrscht. Der Vorrang der somatischen

Maßnahmen, die Angst des geburtshilflichen Personals vor möglichen Fehlern führen zu einer Fixierung der Frauen auf somatische Daten, die das psychische Erleben überschatten und wegen ihres begleitenden angstauslösenden Potentials nur mehr einen äußerst geringen Spielraum offen lassen, sich mit innerpsychischen Konflikten auseinander zu setzen. Daher müssen in diesen Fällen stützende Maßnahmen überwiegen, die es ermöglichen, das momentane Geschehen leichter zu ertragen.

Psychosexualität und Geburt

M. Ringler

1. Allgemeine Grundlagen

Geburt und Sexualität stehen in einer weitaus engeren Beziehung, als aus der Anerkennung der Schwangerschaft als Produkt des Sexualaktes zwischen einem Mann und einer Frau hervorgeht oder in der tiefenpsychologischen Terminologie zum Ausdruck kommt, die Schwangerschaft und Geburt als bedeutende psychosexuelle Ereignisse behandelt. Schließlich spielt sich die Geburt nicht nur in der Phantasie ab, sondern insbesondere in der Realität des betroffenen weiblichen Körpers.

Schwangerschaft und Geburt werden in unserer Kultur vorwiegend entsexualisiert betrachtet. Das eindringlichste Beispiel dafür ist das christliche Bild der heiligen Maria, Mutter Gottes, die jungfräulich empfangen und geboren hat. Es ist das Bild der sauberen und einzig ihrem Kinde verpflichteten Mutter. Sexuelle Aktivität, d. h. das bewusste Verlangen nach Lustempfindungen wird in unserer Kultur nach wie vor bei Frauen negativer bewertet als bei Männern. Als Strafe sind schon in der Bibel Geburtsschmerzen vorgesehen. Sexuelle Aktivität bei Frauen wird häufig mit Vernachlässigung mütterlicher Pflichten in Zusammenhang gebracht. Eine positive Einstellung zur Geburtsarbeit beinhaltet Aktivität. Aktivität darf hier nicht allein in motorischem Sinn verstanden werden, sondern insbesondere als sensorische Wahrnehmungsbereitschaft und intrapsychische Kooperation mit den Körpervorgängen. Die positive Bewältigung der Geburt setzt voraus, sich den eigenen Körpervorgängen zu überlassen, wobei Aktivität und Passivität ausgewogen sind und das Ich aggressive wie sexuelle Energie neutralisiert hat (Hartmann 1972). D. h. sowohl übermäßige Aggression als auch übermäßige Sexualisierung wird pathologische Symptome begünstigen.

In unserer Kultur gelten verschiedene Tabuvorstellungen, die sich auf den Geschlechtsverkehr während der Schwangerschaft, die Zeit vor und nach der Geburt beziehen. Alle offiziellen und privaten Richtlinien orientieren sich an den Begriffen „Reinheit" versus „Verunreinigung" sowie „Schädlichkeit" versus „Unschädlichkeit" für das Neuzugebärende.

Sie werden von einer Reihe irriger Annahmen begleitet und befördert.
- Gleichsetzung von Sexualität mit Geschlechtsverkehr,

- Gleichsetzung von Lustempfindungen, Orgasmus und Geschlechtsverkehr,
- die globale Beurteilung der Geburt als unlustvoller, schmerzhafter Körpererfahrung, die ertragen zu werden hat, wobei lustvolle Gefühle nur durch die Beziehung zum erwünschten Kind als Freude auftreten.

Der Bewertung des eigenen sich stetig verändernden Körpers sowie die Fähigkeit zur Integration desselben bei gleichzeitiger Wahrnehmung desselben als eines im stetigen Flusse befindlichen Übergangsstadiums kommen für die Geburt höchste Bedeutung zu.

Die geburtsbedingten Körperveränderungen verlaufen wesentlich dramatischer als jene der Schwangerschaft. Sie betreffen die sensibelsten Körperteile, nämlich vorwiegend das Genitale. Dieses ist aber nicht nur Ort des genitalen Sexualaktes, sondern auch der körperlichen Begleiterscheinungen sexueller Lust. Vorstellungen der Geburt sind somit unweigerlich mit den individuellen Erfahrungen und Befürchtungen hinsichtlich sexueller Empfindungsmöglichkeiten und Lust verbunden. Eine nicht unbeträchtliche Anzahl von Frauen befürchtet „zu klein" oder „zu eng" zu sein (Vorstellungen, die auch durch Kommentare von Frauenärzten bei der vaginalen Untersuchung gefördert werden), „zu weit zu werden", „dass es sie zerreißen könnte", etc. Auch die Ängste bezüglich der Dammschnitte sind aus diesem Blickwinkel besser zu verstehen und, wo sie geäußert werden, ein Hinweis der Schwangeren bzw. des Partners auf die schwer ansprechbaren Ängste, wie sich ihr Sexualleben und sexuelle Empfindungsmöglichkeiten verändern werden. Wird auf solche Ängste sorgsam und mit Respekt eingegangen, der Schwangeren ermöglicht, sich langsam und schrittweise dem Thema zu nähern, wird sie weder bedrängt noch konfrontiert, so fühlen sich die Frau, bzw. das Paar nicht nur ernst genommen, sie erleben obendrein, dass sie ein Recht haben, um sich besorgt zu sein, und ihre sexuellen Wünsche nicht missbilligt werden. Dann können auch die entsprechenden Äußerungen und Meinungen des Betreuers zu dieser und anderen Fragen geglaubt werden, anstatt sie als Beschwichtigungen entwerten zu müssen.

Aus den bisherigen Ausführungen könnte man schließen, dass vorwiegend Angst mobilisiert wird. Ein wichtiger anderer Faktor betrifft aber die Scham. Die Angst betrifft die Veränderung jener Organe, die mehr oder weniger sexuelle Lust empfinden lassen, Scham und Angst beziehen sich darauf, das Genitale vor fremden Menschen zu entblößen, sich daselbst berühren zu lassen, aber auch dasselbe für die Geburt des Kindes zu gebrauchen.

Schwangerschaft und Geburt ermöglichen einer Frau, so sie es zulassen kann, eine neuartige Erfahrung ihres eigenen Körpers, insbesondere des Genitales. Es handelt sich um eine einzigartige Körpererfahrung, die, wenn die Körperveränderungen und ihr Erleben positiv besetzt werden können, Kompetenz und Sicherheit vermitteln. Es wurde sehr viel über geburtsbegleitende Schmerzen geschrieben, sehr wenig hingegen über mögliche geburtsbegleitende Lustempfindungen. Dies lässt sich nicht allein damit erklären, dass sie seltener auftreten. Wichtiger ist wohl das Tabu, die Geburt eines

Kindes mit sexuellem Erleben in Zusammenhang zu bringen, wobei beide Bereiche durch Lust und Schmerz gefährdet sind. Vor allem das Hinausgleiten des Babys durch den Geburtskanal kann von intensiver Lust begleitet sein, wenn eine Frau darauf achten kann und sich das Gefühl zu gestatten vermag. In gleicher Weise kann auch das wellenartige Auftreten des Pressverlangens von einem befriedigendem Gefühl körperlich-seelischen Einklangs und sexueller Reaktionen begleitet sein, wenn die Pressphase nicht forciert wird (Kitzinger 1980). Sehr häufig berichten Frauen, dass sie das Pressen als äußerst befriedigende Aktivität erlebt haben.

Geht es beim Schwangerwerden um die intrapsychische Fähigkeit, Fremdes „in sich aufzunehmen", beim Schwangerbleiben darum, Fremdes „behalten" zu können, so bedarf es bei der Geburt der Fähigkeit zur rechten Zeit das Aufgenommene „wieder hergeben" zu können. Das fremde Aufgenommene, das in der Schwangerschaft zum Eigenen wurde, muss bei der Geburt wieder in die Fremde „entlassen" werden können, ohne die Angst zu entwickeln, die mühsam erarbeitete neue Identität zu verlieren bzw. dieselbe gegen die Mutterschaft einzutauschen. Eine weitere Belastung besteht darin, dass das fremde Eigene nun der Realitätsprüfung ausgesetzt werden muss und dem Vergleich mit den Phantasien der Schwangerschaft standzuhalten hat. Daraus werden die häufigeren Geburtskomplikationen von Frauen mit Schwangerschaftskomplikationen aus psychologischer Perspektive verständlich. Oft wünschen Eltern, ihr Kind schnell und vorzeitig zu entlassen (weshalb sie geburtseinleitenden Maßnahmen bereitwillig zustimmen), weil sie die Spannung, wie ihr „Produkt" geraten ist, nicht länger zu ertragen vermögen, d. h. die zunehmende Dauer der Schwangerschaft mit ihren Leistungsansprüchen kollidiert. In einem medizinischen System, das suggeriert, dass der Geburtshelfer über das Wohlbefinden von Mutter und Kind besser Bescheid weiß als die Schwangere, kann es leicht zu einer wechselseitigen Aufschaukelung kommen.

Ein weiteres Problem stellen innere Vorstellungen dar, die darauf gerichtet sind, wie eine Frau ihre Körpervorgänge beurteilt. Ein Beispiel dafür ist, ob die Idee Platz hat, dass etwas, was einst in sie hineingekommen ist und aufgenommen wurde, sie auch wieder zu verlassen vermag sowie ob das bereits erwähnte Hergeben einen Verlust darstellt oder ob ihr Körper überhaupt zu einer derartigen Körperbeherrschung fähig ist.

Die beschriebenen Aspekte werden darüber entscheiden, ob die Geburt im Extremfall als Bereicherung oder als katastrophales Ereignis gedacht wird. Daraus lassen sich einige Richtlinien ableiten, die ein befriedigendes Geburtserlebnis begünstigen werden.

Die Schwangere muss wissen, was sich in ihrem Körper bei der Geburt abspielt und

- welchen Zielen die Körperveränderungen dienen.
- Sie muss sich innerlich gestatten, diese Erfahrungen zu machen.
- Es wird ihr von den Geburtshelfern in einem entsprechenden geburtshilflichen Setting bedeutet, dass es sich um zulässige, erlaubte Empfindungen handelt.

- Geburtsbegleitende Schmerzen, die auch eine physiologische Grundlage haben, dürfen nicht übermäßig stark sein,
- um ein volles, waches Bewusstsein während des Geburtsgeschehens beibehalten zu können.
- Ebenso muss sie ein gewisses Ausmaß unterschiedlich gerichteter Körperempfindungen, wie Schmerz und Lust, die in kurzen Abständen aufeinanderfolgen, getrennt wahrnehmen und tolerieren können.

Hier interferieren nicht nur geburtsmedizinische Vorgangsweisen wie z. B. wehenfördernde Medikamente, die die Qualität der Wehen sehr rasch verändern (dies erschwert die Einstellung darauf), sondern ebenso unterschiedlich ausgeprägte Hemmungen, sich in einer Umgebung mangelnder Intimität auf die eigenen Körperempfindungen einzustellen und sich ihnen zu überlassen. Sich auf eigene Körperempfindungen einzulassen, wird erschwert, wenn das Gebären von ständigen Verhaltensanweisungen und Aufforderungen begleitet wird. Obiges bedeutet nicht, dass dieselben unterlassen werden sollten, wenn sie im Sinne der Sicherheit für Mutter und Kind wichtig sind. Sie sollten aber nicht unreflektiert erfolgen, sei es aus Routine oder damit ein als „normal" betrachtetes Geburtsverhalten stattfindet. Vielmehr sollte die Gebärende unterstützt werden, auf die Empfindungen in ihrem Körper zu achten. Eine solche Haltung stößt in unserer Gesellschaft, die „sich von eigenen Körpersensationen unabhängig zu machen" als bewussten und unbewussten Wert hoch hält, bei allen Beteiligten auf größte Schwierigkeiten.

Die genannten Überlegungen sind nicht allein für Geburtshelfer, Ärzte und Hebammen wichtig, sondern gleichfalls für Geburtsvorbereiter, die sie in die von ihnen vermittelten Techniken zur besseren Bewältigung der Geburtsarbeit einzubeziehen haben. Denn nach wie vor sind Paare zu beobachten, die mit der Stoppuhr die Wehen kontrollieren und die Techniken der Wehenveratmung wie ein militärisches Exerzierprogramm behandeln. Häufiger noch sind Frauen und Paare, die sich an imaginären Vorstellungen eines „richtigen" Geburtsablaufs orientieren, die sie sich im Verein mit den Meinungen relevanter Bezugspersonen gebildet haben. Jede Abweichung von dieser Vorstellungswelt droht als Versagen interpretiert zu werden.

In diesem Zusammenhang muss das Problem der Scham noch einmal aufgegriffen werden. Entsexualisierte Nacktheit ist in unserer Gesellschaft mittlerweile ein geringes Problem. Zu oft wird diese Situation aber mit einer besseren Fähigkeit der Bewältigung von Scham gleichgesetzt. Lust und Erregung in öffentlichen Situationen zu empfinden, ist außer beim Essen, weiterhin ein Tabu. Treten sie auf, so dürfen sie von anderen zumindest nicht wahrgenommen werden. Auch ist zu bedenken, dass es sich nicht um Lustempfindungen handelt, die in der Privatheit mit einem erwachsenen männlichen Partner erlebt werden. Sie rühren aus dem eigenen Körper, d. h. sie haben eine autoerotische Qualität, was ebenso tabuisiert ist, wie das Kind als Quelle des Lustempfindens zu erleben. Eine sehr ähnliche Problematik taucht beim Stillen auf.

Ein weiteres mit Scham assoziiertes Problem betrifft die Nachbarschaft zu den Ausscheidungsorganen. Hierum haben sich in der Geburtshilfe vielfältige Rituale (u. a. Rasur der Schamhaare und Einlauf) entwickelt (die auch sehr umstritten diskutiert werden). Beschmutzungsängste und die damit verbundenen Schamgefühle können durch entsprechende Kommentare verstärkt oder verringert werden. So z. B. der von der Hebamme als hilfreich gedachte Ausspruch: „Wir nehmen alles, was kommt, den Gatsch und das Kind".

Das Ausmaß der Beeinträchtigung durch bewusste und unbewusste Phantasien ist abhängig von der Einstellung zur eigenen Körperlichkeit und dem Bewusstheitsgrad derselben. Daraus ergibt sich die Möglichkeit, den eigenen Körper für Schwangerschaft und Geburt verwenden und uneingeschränkt damit zusammenhängende Sensationen erleben zu wollen und zu können.

Die individuelle Lebensgeschichte spielt hier eine entscheidende Rolle, unterliegt aber im Normalfall – also bei nicht allzu schwer gestörten Personen – stark situationsspezifischen Einflüssen. Die Art und Weise, wie Einlauf oder Rasur (Nichtrasur) der Schamhaare kommentiert und durchgeführt werden, kann Schamgefühle, Beschmutzungsängste und Kontrollbedürfnis senken oder heben. Über die Dynamik und Interaktion der genannten Einflussvariablen sowie ihre Auswirkungen auf den Geburtsverlauf können keine gültigen Aussagen getroffen werden. Je besser Geburtshelfer die Gebärende kennen, desto eher werden sie imstande sein, Worte zu finden, die Hilfe und Vertrauen signalisieren. Erweitertes Wissen in diesem Zusammenhang erfordert psychoanalytisch-psychodynamische Kenntnisse, also viel Zeit und eine hohe Motivation der Betreuer, sich eingehend mit diesem Thema zu befassen.

Um Missverständnissen vorzubeugen, sei darauf hingewiesen, dass Erlebnisqualitäten im Zusammenhang mit der Geburt und ihre Beziehung zu sexuellen Erfahrungen aufgezeigt wurden. Keiner Schwangeren oder Gebärenden dürfen vertretbare analgetische und anästhetische Möglichkeiten vorenthalten werden, z. B. zum Zwecke einer sogenannten „natürlichen Geburt". Unerträglichen Schmerzen, worin immer ihre Ursache zu sehen ist, hat mit der entsprechenden Fachkenntnis begegnet zu werden. Unerträgliche Schmerzen stellen immer eine traumatische Erfahrung dar. Jeder Frau sollte ermöglicht werden, in somatischer und in psychischer Hinsicht „ihre Geburt" zu erleben. Daher ist auch für eine psychologische Indikation zu einem Kaiserschnitt oder einer Periduralanästhesie zu plädieren, wenn die Frau dadurch vor einer „Katastrophengeburt" bewahrt zu werden vermag. Selbstverständlich bedarf sie einer strengen Indikation und muss von fachkundiger psychologischer Beratung begleitet sein, andernfalls sie zur Gefälligkeitssectio verkommt. Der im Augenblick „modische" elektive Kaiserschnitt hat auch unter diesen Blickwinkeln betrachtet zu werden.

Vordringliches Ziel hat zu sein, dass die Gebärende das Erlebte zu akzeptieren und in ihr Selbstbild zu integrieren vermag. Dies wird dann gelingen, wenn ihren Bedürfnissen mit Respekt und Takt begegnet wurde und ihr Gelegenheit geboten wird, nach der Geburt im Wochenbett und wenn möglich auch später, über ihre Erfahrungen zu sprechen. Frauen haben ein außerordentlich gutes Gedächtnis für diese grundlegende Erfahrung und sprechen noch Jahre später darüber.

2. Geburtsbezogene Interventionen

2.1 Geburtsbegleitung

Kentenich (1999) spricht davon, dass mittlerweile 90% der Gebärenden von Ehemännern, Partnern und Freundinnen begleitet werden. Zurecht bezeichnet er dies als eine positive Errungenschaft. In einer relativ unbekannten Umgebung, behindert durch Schmerzen und Ängste allein zu sein, gehört sicherlich zu den ganz schlimmen Erfahrungen. Die Begleitpersonen, so sie vertrauensvolle Bezugspersonen sind, sind dann eine wesentliche Hilfe nicht nur für die Gebärende, sondern auch für das geburtshilfliche Personal. Das gemeinsame Geburtserlebnis kann ein festes Band zwischen den Ehegatten und ihrem gemeinsamen Kind knüpfen und fördern. Begleitpersonen bedürfen allerdings ebenfalls einer Vorbereitung auf das Geschehen, denn der Anblick und das Miterleben einer Geburt kann auch für sie belastend sein. Manchmal bedürfen die Begleitpersonen selbst einer Betreuung und werden dann als Belastung erlebt. Zu leicht werden sie ausschließlich aus der Perspektive des Unterstützers für die Gebärende betrachtet und es wird vergessen, dass das Miterleben der Geburt auch für sie ein außergewöhnliches psychisches Ereignis darstellt. Kentenich (1999) führt folgende ungelöste Fragen an: Männer im Kreißsaal als Staffage, wer kümmert sich um sie, ihr Rollenkonflikt als Vermittler zwischen Patientin und Arzt/Hebamme, ihre Konkurrenz zu den professionellen HelferInnen, wobei eine wechselseitige Entwertung stattfindet.

Klaus et al. (1992) haben für alleinstehende Frauen das System der „doulas", sogenannter Begleitmütter, eingeführt, die die Frauen während der Schwangerschaft, der Geburt und im Wochenbett betreuen. Diese Frauen bedurften in signifikantem Ausmaß weniger Analgetika und Wehen fördernder Medikation und die Geburt wurde seltener durch vaginale und abdominelle operative Eingriffe beendet. Im Wochenbett fanden sich seltener depressive Beschwerdebilder.

2.2 Geburtsvorbereitung

Diese fällt in den Zeitraum der Schwangerschaft. Obwohl ihr primäres Ziel die Erarbeitung von Hilfsstrategien zur besseren Bewältigung der Geburtsarbeit ist, hat sie unbedingt eine Bearbeitung der postpartalen Anpassung an das Leben mit dem Kind einzuschließen.

In den letzten Jahren sind nur wenige experimentelle Arbeiten publiziert worden, wie Geburtsvorbereitung verbessert und optimiert werden könnte. Das Spektrum der Angebote ist sowohl hinsichtlich seiner Quantität und Qualität außerordentlich unterschiedlich (Ringler 1985). Die positiven

Wirkungen von Geburtsvorbereitung sind mittlerweile unbestritten. Dennoch mangelt es nach wie vor an gezielten Überlegungen und Strategien, jene Schwangeren und ihre Partner zu einer Geburtsvorbereitung zu motivieren, die von sich aus kein derartiges Angebot wahrnehmen. Dies ist außerordentlich bedauernswert, weil künftige Eltern in der Schwangerschaft wie in kaum einer anderen Lebensspanne bereit sind, Verhaltensweisen und Erziehungseinstellungen in Frage zu stellen. Gerade bei sozial benachteiligten Gruppen, die meist ohnedies schlechte Erfahrungen mit sozialen Institutionen wie Schule, Krankenhaus und Autoritäten gemacht haben, ist die Hemmschwelle besonders groß. Daher wird Geburtsvorbereitung nach wie vor, vor allem von der Mittelschicht in Anspruch genommen (Neuhaus 1999). Die Scham und Angst, mangelndes Wissen über die Funktionen des eigenen Körpers und eigener Rechte kundzutun sowie mit sozial und wissensmäßig Privilegierten darüber zu kommunizieren, lässt viele Schwangere und erst recht ihre Partner auf diese Erfahrung verzichten. Ebenso oft wird diesen Schwangeren, die sich aus ebenderselben Hemmung heraus scheinbar uninteressiert präsentieren, nicht mitgeteilt, wann, wo und wie sie sich entsprechende Informationen beschaffen könnten. „Verirren" sie sich dann in eine Geburtsvorbereitung, so fallen sie meist durch besondere Zurückgezogenheit auf und lassen sich durch redegewandte und sozial bessergestellte Gruppenmitglieder schnell in die Defensive drängen.

Bei Geburtsvorbereitung handelt es sich um ein themenzentriertes Arbeiten. D. h. ihr Ziel liegt darin, jenes Wissen und jene Fertigkeiten zu lehren, die eine bessere Bewältigung schwangerschafts- und geburtsspezifischer Aufgaben sowie der postpartalen Periode ermöglichen. Der zur Verfügung stehende Zeitrahmen ist begrenzt. Er hat „ökonomisch" genutzt zu werden. Daraus ergibt sich, dass das Vorgehen relativ stark strukturiert werden muss.

Eine gute Geburtsvorbereitung ist durch folgende Merkmale gekennzeichnet:

- Da der zu vermittelnde Inhalt umfangreich ist, sind Kurssysteme, bei denen einzelne Stunden aufeinander aufbauen, erforderlich. Nur dies gewährleistet, dass die Aufnahmebereitschaft und -fähigkeit der Teilnehmer berücksichtigt werden kann.
- Die Kontinuität hat zudem durch einen gleichbleibenden Kursleiter gewährleistet zu sein.
- Die Gruppengröße muss überschaubar sein, so dass zu allen Teilnehmern eine gleichrangige Beziehung aufgebaut werden kann. Daraus ergibt sich eine maximale Gruppengröße von 12–16 Teilnehmern.
- Die Inhalte sollten nach lerntheoretischen Prinzipien über die Zeit verteilt sein (Ringler et al. 1981).
- Rückmeldungen postpartal sind einzuplanen. Daher sind Angebote innerhalb des institutionellen Rahmens, in dem die Schwangere entbindet, vorzuziehen. Dafür sprechen auch folgende weitere Punkte:
- Erwartungshaltungen können mit den realen Gegebenheiten verglichen und in Einklang gebracht werden.

- Trotz des in Institutionen nie vermeidbaren Wechsels von Betreuungspersonen gibt es eine konstante Bezugsperson. So kann leichter Vertrauen und Sicherheit vermittelt werden.
- Folgende Inhalte sind unabdingbar:
  - Strategien zur besseren Bewältigung der Geburtsarbeit (Atmen, Massage, Entspannungstechniken und ihre wechselseitigen Abfolgen, Analgetika und ihre Wirkungsweise – Ambivalenz gegenüber denselben (Neuhaus 1999);
  - Information über physiologische und institutionelle Vorgänge bei der Geburt; letzteres ermöglicht Schwangeren und ihren Partnern sich für eine andere geburtshilfliche Einrichtung zu entscheiden, wenn sie andere Vorstellungen haben;
  - die postpartale Situation (Wochenbett und Zuhause);
  - Kennenlernen der Entbindungsklinik (Kreißzimmer, Wochenbettstation, etc.).
  - Aufarbeitung von Erwartungen, Wünschen, Ängsten in wechselseitiger Abhängigkeit und Zusammenspiel von Informationen und aktiven Hilfsstrategien und
  - falls erwünscht, Einbezug von Partner oder anderen wichtigen/vertrauten Bezugspersonen.

Auf dieser Grundlage können weitere übergeordnete Ziele von Geburtsvorbereitung erarbeitet werden, nämlich:
- der Abbau von Leistungsdruck
- die Relativierung von Normalitätsvorstellungen
- das Wecken von Neugier und
- das Zulassen lustvoller Erfahrungen.

Daraus folgt, dass ein(e) Geburtsvorbereiter/in über mehr als das zuvor genannte Wissen zu verfügen hat. Im Idealfall sollte er/sie neben dem relevanten Sachwissen über psychodynamische, systemische und lerntheoretische Kenntnisse verfügen. Für den Umgang mit der Gruppe sind gruppendynamische Kenntnisse erforderlich.

2.3 Kurzvorbereitung im Kreißsaal

Die vorausgegangenen Punkte können ausschließlich in der Schwangerschaft realisiert werden. Schon Lukas (1976) machte deutlich, dass auch spezielle Kurzinterventionen während der Entbindung Erfolge erbringen. Dabei geht es nicht allein um die Einhaltung sozialer Spielregeln, nämlich dem Fremden sich selbst und die Umgebung, in der er/sie sich nun befindet, vorzustellen, auch wichtige Inhalte vermögen noch sehr gut vermittelt zu werden (Ringler und Langer 1991a).

Bei entsprechendem Engagement sind selbst fokale psychodynamische Interventionen möglich. Frau L., die in großen Intervallen schwache Wehen hatte, bereitete den Hebammen große Sorgen. Auf die Anzeichen der beginnenden Geburt reagierte sie mit heftigem Stöhnen und dazu krümmte sie sich vor Schmerz. Zwischen diesen Reaktionen und den tatsächlichen Wehen bestand kein zeitlicher Zusammenhang, wie aus dem Wehenschreiber hervorging.

Ich traf sie im Aufenthaltsraum der Entbindungsstation, im Gespräch mit ihrem Mann und der 4-jährigen Tochter. Frau L's Verhalten schien mir keineswegs geeignet, von der kleinen Tochter beobachtet zu werden. Katja war unruhig, lief zwischen Vater und Mutter hin und her. Dieser wollte daher selbst gehen. Herr L. konnte nicht bleiben, aber auch nicht wiederkommen, weil er sich um Katja kümmern musste. Unser Gespräch ergab, dass Frau L. niemandem außerhalb der engsten Familie ihre Tochter anvertrauen würde. Diese Vorstellung entspricht einer Identifizierung mit dem Kind und wir erfahren auch etwas darüber, wie sich die Mutter augenblicklich fühlt, nämlich völlig im Stich gelassen. Daran änderte auch ihr vernunftmäßiges Verstehen nichts, dass ihr Mann keine andere Wahl hatte (welche natürlich durch das bisherige Familienarrangement hervorgerufen war). Sie neidete der Tochter seine Anwesenheit. Nachdem ich ihr sagte, dass es ihrem Mann wohl auch schwer fallen müsse, sich zwischen seinen beiden Frauen entscheiden zu müssen, kam sie spontan auf ihre Mutter zu sprechen. Von ihr hatte sie sich immer im Stich gelassen gefühlt. Daraus konnte eine Hilfestellung für die aktuelle Kreißsaalsituation erarbeitet werden, die mit denselben Ängsten verbunden wurde. Es wurden zwei Studenten organisiert, die sie begleiten würden. Sie selbst konnte und sollte bestimmen, wieviel Kontakt sie mit den beiden haben wolle, denn die Studenten hatten die Instruktion, lediglich für Frau L. da zu sein und vor allem sich nicht miteinander zu unterhalten (dies ist einer der schwerwiegendsten Fehler, wenn sich die Geburtshelfer/begleiter untereinander unterhalten, statt mit der Gebärenden).

Mit diesem Vorgehen war eine ausreichende Vertrauensbasis geschaffen, ihr unangemessenes Reagieren auf die Wehen anzusprechen, ohne dass sich Frau L. gemaßregelt fühlen musste. Die Konfrontation mit Hilfe des Kardiotokographen glückte nur durch den gleichzeitigen Hinweis, dass dies keineswegs bedeute, dass sie keine Schmerzen verspüren würde, allerdings deren Herkunft nicht verständlich sei und sie uns da vielleicht weiterhelfen könnte. Daraufhin begann sie über ihre Geburtsängste zu sprechen. Sie war fest davon überzeugt, dass sie wie bei der ersten Geburt einen Kaiserschnitt benötigen würde, andernfalls sie mit einer Uterusruptur zu rechnen habe. Ihre Angst steigerte sich zusehends zur Panik, als sie in der Klinik keinerlei Anzeichen für eine Kaiserschnittentbindung zu erkennen vermochte.

Hier würde es keinesfalls allein nützen, sie über den „wahren Sachverhalt" zu informieren. Im Gegenteil, eine solche sachliche Mitteilung wird in einem Zustand von Panik, der ja eine eingeschränkte Wahrnehmungs- und Erlebnisbereitschaft bedeutet, nur zu oft als Beschwichtigung und daher als zusätzliche Bedrohung aufgefasst.

Es war notwendig, ihr detailliert zu erklären, wie eine normale Geburt verläuft, was sie zu erwarten hat und dies ihrer Phantasie gegenüberzustellen und mit ihr zu vergleichen. Schließlich konnte das Thema der Neugier in das Gespräch einfließen und die Frage aufgerollt werden, ob sie nicht eigentlich wissen und erfahren wolle, was da bei einer Geburt in ihrem Körper vor sich

gehe und was sie selbst dabei spüren würde. Was traue sie sich zu? Glaube sie
der Klinik vertrauen zu können, dass auf sie gut aufgepasst werde und nichts
Unzumutbares von ihr gefordert würde? Nach insgesamt 1 ¹/₂ Stunden war
sie bereit, eine normale Geburt zu versuchen. In den weiteren 8 Stunden der
Geburtsdauer brauchte sie wiederholte kurze Gespräche. Nachträglich war
Frau L. sehr zufrieden und hatte das Gefühl, eine für sich selbst wesentliche
Erfahrung gemacht und bestanden zu haben.

3. Wochenbett und postpartale Phase

Die in unserer Kultur vorherrschende Vorstellung der von Sexualität getrennten Elternschaft erschwert es den jungen Eltern Lösungen zu erarbeiten, die
es ihnen ermöglichen, ihre Elternfunktionen gegenüber dem Kind wahrzunehmen, d. h. in eine triadische Beziehung eintreten zu können und gleichzeitig parallel die dyadische Paarbeziehung fortzuführen. Einen wichtigen
Bestandteil derselben bildet die sexuelle Beziehung des Paares. Der Wechsel,
bzw. die Gleichzeitigkeit der unterschiedlichen Rollen bildet den spezifischen
Stress im Übergang zur Elternschaft. Davon ist die postpartale Phase geprägt.
Die Mutter-Kind- und die Eltern-Kind-Beziehung tritt in eine neue Phase ein.
Das Kind ist nun in seiner leiblichen Realität verfügbar. Dies bedeutet die vorangegangenen Phantasien neu zu überprüfen, zu bewerten und einzuordnen. Dies gilt auch für die Geburtserfahrung. Dieser Prozess ist keineswegs in
kurzer Zeit erledigbar. Dies bedeutet, dass die Ich-Funktionen sehr stark
gefordert werden. Hinzu kommt eine weitere körperliche Erfahrung mit vielen Umstellungen, nämlich die Integration des Stillens in den neuen Lebensrhythmus, das Körperbild und das Selbst. Die Mutter fungiert in dieser
Lebensperiode als Denkapparat des Säuglings und verleiht ihm biologische
und psychologische Kontinuität (Bion 1970). Das Unbewusste der Mutter
stellt die früheste Wirklichkeit des Säuglings dar, weil sie ausschließlich seine
Emotionen dekodieren und auf sie reagieren kann (McDougall 1980). Jungen
Eltern ist wohlbekannt, dass an Tagen, an denen sie sich selbst gereizt und ner-
vös fühlen, der Säugling ebenso reagiert. Dies führt auch schnell zu einem
Aufschaukelungsprozess im Sinne eines circulus vitiosus. Daraus folgt,
dass es außerordentlich wichtig ist, der Mutter zu ermöglichen, sich mit
ihren Handlungen und den sie begleitenden Affekten wohl zu fühlen, als
Grundlage, dass es auch dem Säugling gut gehen kann. Das beiderseitige
Wohlbefinden wird dann eher gelingen, wenn die Mutter den Säugling in seinen Lebensäußerungen, wie seinem Schreien und seinen Bewegungen, seiner
Art zu trinken, eine solche Bedeutung zuschreiben kann, die sie nicht als
gegen sich gerichtet erleben muss, und in Handlungen umsetzen kann, die
dem Säugling seine Bedürfnisse nach Sättigung und Geborgenheit befriedigen. Daraus wird auch verständlich, dass junge Mütter zumeist nichts
quälender erleben, als ihre Unfähigkeit, die Äußerungen ihres Kindes richtig
zu deuten, bzw. wenn diese Bedeutungszuordnungen und die daraus folgenden Handlungen nicht die erwünschte Wirkung zeigen.

Aus den vorigen Zeilen geht die Wichtigkeit eines liberalen Klimas (die Bedürfnisse des Säuglings und der Mutter stehen im Mittelpunkt, nicht ein reibungsloser Ablauf der pflegerischen Tätigkeiten) auf der Wochenbettstation und eines familiengerechten Rooming-In hervor. Den Ärzten und Schwestern kommt hier in sehr starkem Maße die Rolle eines stützenden und verstehenden Lehrers zu, der beruhigend und entängstigend wirkt, gleichzeitig frühzeitig eventuelle Störungen beobachtet und hilft.

Frau T. beunruhigte die Kinderschwestern durch ihr teilnahmsloses und gleichzeitig ängstliches Verhalten. Sie beobachteten aber, dass sich Frau T. dennoch sehr gut um ihr Kind kümmern und für es sorgen konnte. Das Gespräch mit Frau T. ergab, dass sie sich entsetzlich allein fühlte in der Klinik und sie die sie sonst umgebende Großfamilie sehr vermisste. Dies fügte sich auch in die Beobachtung, dass sie, wenn sie Besuch bekam, aufblühte. Die Besuche waren aber sehr spärlich, da sie sehr entlegen wohnte. Nach einem weiteren Familiengespräch wurde Frau T. vorzeitig nach Hause entlassen, mit der Auflage sich zu melden und zu berichten, wie es ihr gehe. Ihre Stimmung veränderte sich schlagartig und blieb weiterhin so.

Werden Mutter und Kind in der Klinik voneinander zeitlich und räumlich allzu sehr getrennt, so werden der jungen Mutter wesentliche Möglichkeiten genommen, sich in einer geschützten und sie von Arbeit entlastenden Umgebung an sich selbst in ihrer neuen Rolle und das neue Kind zu gewöhnen. Glücklicherweise haben hier in den letzten Jahren weitreichende Veränderungen stattgefunden und die Trennung von Mutter und Kind wird soweit als möglich vermieden. Die erwähnten Fallbeispiele verdeutlichen aber, dass die Veränderung äußerer Bedingungen nicht allein genügt. Beziehungsfördernde Umwelt beinhaltet nicht allein eine hübschere und Trennungserfahrungen vermeidende Umgebung, sie hat auch von neuen Kommunikationsstilen mit den „PatientInnen" geprägt zu sein. Denn Ängste, Unsicherheiten und Depression treten auch in der besten äußeren Umgebung auf.

4. Stillen

Der Wert des Stillens für die Infektionsprophylaxe ist für Mutter und Kind unbestritten. In psychischer Hinsicht kann Stillen, wie Lerner (1979) betont, für beide sehr befriedigend sein, wenn es konfliktfrei ist. Obwohl es keinen überzeugenden Beweis gibt, dass nicht-gestillte Babys psychische Defizite aufweisen, so glauben doch die meisten Experten, dass es sich beim Stillen um die Quintessenz der Mutterschaft handelt. Die Brust ist ein Symbol der weiblichen Magie. In ihr verdichtet finden sich die infantilen und kindlichen Erfahrungen einer allmächtigen Mutter, die über grenzenlose nährende Fähigkeiten verfügt, somit Gutes austeilt oder vorenthält. Aus dieser Perspektive lässt sich verstehen, dass der Drang besteht, diese Quelle nie versiegender Allmächtigkeit zu kontrollieren und zu beherrschen.

Wird das Stillen zu einer idealisierten Norm, so kann sie den Betroffenen Schwierigkeiten bereiten. Sei es, dass Frauen sich gezwungen fühlen, die

Norm zu erfüllen, obwohl sie sich innerlich nicht bereit fühlen, sei es, dass sie im Falle eines physiologischen Hindernisses Schuldgefühle entwickeln, ihrem Kinde etwas zu versagen. Stillen bietet Gelegenheit zur gefühlsmäßigen und physischen Nähe zwischen Mutter und Kind. In dieser Nähe werden aber auch Zwiespältigkeit und Ablehnung vermittelt.

Die Fähigkeit, sein Kind zu stillen, ist angeboren, wird aber von vielerlei soziokulturellen und intrapsychischen Faktoren beeinflusst. Hierzu zählen auch institutionelle Gegebenheiten. Die realen Erfahrungen eines jeden Menschen mit der idealisierten Nähe und Gemeinsamkeit zum ersten Liebesobjekt Mutter bestimmen seine Fähigkeit, sich auf diese früheste Beziehungsform einzulassen und sich ihr zu überlassen bzw. eine Frau und ihr Kind nicht stören zu müssen. Vor allem Gefühle des Neides und des sich Ausgeschlossen-Fühlens werden bei den umgebenden Personen nur allzu leicht mobilisiert und führen dazu, diese Eintracht stören zu wollen, selbst einzudringen und damit scheinbar einen Teil davon abzubekommen.

Für die Mutter wird sich die Erfahrung des Stillens bei einem glücklichen Ausgang mit Gefühlen von Kompetenz und innerer Macht verbinden. Sie wird sich dann stark und lebensbejahend fühlen und nimmt nun in der Beziehung zum Baby jene Ernährerrolle ein, die im äußeren sozialen Umfeld unserer Kultur dem Kindesvater gegenüber der Mutter zugeschrieben wird.

Die Angst durch das Stillen weniger attraktiv zu erscheinen, einen Freiheitsverlust bei der Ausübung verschiedener Tätigkeiten zu erleiden, sind als vordergründige Motive tiefer liegender Ängste anzusehen. Diese gründen vielfach in einer Angst, vom Kinde „aufgefressen" und in Beschlag genommen zu werden, wodurch man selbst oder Teile des Selbst zerstört würden. Dies verquickt sich mit der tatsächlichen Anforderung, den gewohnten Lebensrhythmus dem Baby unterordnen zu müssen. Manche Frauen lehnen das Stillen ab, aus dem Gefühl heraus, für das Kind in leiblicher Hinsicht nun genug getan zu haben, aus Angst vor dem Hunger, der sie selbst überfällt, wenn sie gestillt haben, wonach sie sich leer und ausgesaugt fühlen. Eine andere Quelle der Angst liefert die mit dem Stillen verbundene erotische Reizung. Vor allem in den ersten Tagen post partum ist das Stillen von intensiven Gebärmutterkontraktionen begleitet, wie sie sexuelle Erregung und den Orgasmus kennzeichnen. Diese Erfahrung mit dem Kind kann sehr ängstigend wirken, vor allem bei unaufgeklärten Frauen. Wird die Normalität dieses Erlebens nicht ins rechte Licht gerückt, so kann sich eine Frau entsprechend ihrer Lebensgeschichte von Angst-, Scham- und Schuldgefühlen beeinträchtigt fühlen.

Frau S. konnte innerlich keinen Raum finden, ihr Kind zu stillen. Sie war eine liebevolle Mutter, die ihrem Sohn zärtlich, verbunden in körperlicher Nähe die Flasche reichte. Sie war ebenso zufrieden diese Arbeit nachts an ihren Partner abgeben zu können. Dennoch kam sie zu einem Beratungsgespräch mit Benjamin im Arm, weil sie unter den direkten und indirekten Vorwürfen ihrer Freunde litt, die ihr suggerierten, dass sie eine schlechte Mutter sei. Dabei spürte sie innerlich etwas von ihrem Unvermögen, hatte es aber geschafft, eine für sich und ihr Kind annehmbare und tragfähige Lösung zu finden, die nun durch die Konfrontation mit Freunden, die eine „psychologische Norm" vertraten, bedroht wurde.

Die erwähnten Aspekte sollten dazu veranlassen, Stillen zu fördern. Dies bedeutet jedoch keineswegs, es im Sinne einer Norm aufzuzwingen. Daher wird der Grat, der im Fall einer ambivalenten oder primär ablehnenden Haltung dem Stillen gegenüber in der Beratung zu beschreiten ist, schmal sein.

Stillförderung hat in der Schwangerschaft einzusetzen, durch gezielte Information, Besprechen möglicher interaktioneller Schwierigkeiten in der Partnerschaft und aus dem eigenen Körpererleben. Zu inkludieren sind präventive Strategien, wie beispielsweise die Brustwarze an die durch das Saugen bedingte Belastung zu gewöhnen. Ebenso muss die Schwangere und Wöchnerin mit den unangenehmen Reizungen durch eventuelles Wundsein vertraut gemacht werden und den durch sie bedingten verhaltensmäßigen Reaktionen (instinktives Zurückziehen des Oberkörpers). Es ist bekannt, dass Babys außerordentlich fest zuzubeißen vermögen, besonders wenn sie spüren, dass die Mutter sich ihnen zu entziehen droht. Dies stellt eine unwillkürliche Reaktion auf eine unangenehme oder schmerzhafte Reizung dar. Hier entspinnt sich leicht ein Teufelskreis, der dann zu zunehmendem Wundsein führt.

Erwähnt seien auch noch die vielfältigen institutionellen Probleme, die sich aus einer starren Stationsroutine ergeben werden. Unflexible Stillzeiten, mangelhaftes Vertrauen in die mütterlichen Fähigkeiten die Trinkmenge zu kontrollieren, etc. werden sich behindernd auswirken.

4.1 Die Position des Vaters

Mutter und Baby sind Teil eines komplexen Familiensystems. Letzteres wird in der gesamten Literatur noch mehr vernachlässigt als der Kindesvater und seine Rolle.

Eine nicht-unterstützende Atmosphäre gilt als Vorläufer von Stillproblemen (Raphael 1973) und verschiedenen Ausprägungen postpartaler Verstimmungszustände. Daher ist es notwendig, sich einerseits mit der psychologischen Situation des Vaters zu befassen, wie auch den systemischen Wechselwirkungen, die Problemsituationen hervorrufen und aufrechterhalten.

In der Stillsituation aggravieren sich jene Probleme, die in der Schwangerschaft leichter verleugnet oder verdrängt werden konnten. Die Väter fühlen sich überflüssig, inadäquat, neidisch und ausgeschlossen. Dies kollidiert mit einem Zustand der Mutter, in der sie viel Energie und Konzentration für das Baby braucht und ansonsten dazu neigt, sich von anderen zurückzuziehen und abzuschließen. Die Mutter und ihr Baby bilden nun scheinbar jene glückliche Einheit, in der sich der Partner zuvor mit seiner Frau fühlte. Er braucht nun die spezielle Hilfe seiner Partnerin, um sich nicht ausgeschlossen zu fühlen bzw. um sich nicht aus diesem Gefühl heraus, selbst gekränkt und verletzt zurückzuziehen. Werden in den jungen Eltern in der Fülle von Affekten und Phantasien alte Ängste wiederbelebt, so vermögen diese dysfunktionale Lösungen zu begünstigen.

Ein wesentliches Problem betrifft die Konkurrenz mit dem Säugling um die Zuwendung der Mutter. In der Identifizierung mit dem Säugling können Wünsche nach Genährt- und Geborgenwerden aufleben, die aber gerade in dieser Lebensspanne aller Wahrscheinlichkeit nach nicht erfüllt werden. War aber die eigene Erfahrung des Vaters als Säugling eine gute, dann kann er sich auch mit der Mutter und ihren mütterlichen Fähigkeiten identifizieren. Dies wird dann helfen, wenn sie in die männliche Rolle des Ernährers und Beschützers der Familie verwandelt werden. Es erzeugt Probleme, wenn diese weiblichen Anteile abgelehnt und verworfen werden müssen. Im schlechtesten Fall wird sich der Vater aus der Beziehung zurückziehen, die Partnerin gewissermaßen alleine lassen und in ihren Aufgaben mangelhaft unterstützen. Daraus resultiert, dass sich die Partnerin dieses Mannes bedroht fühlen wird, der Beziehung verlustig zu gehen, und in der Meinung bestätigt wird, dass von Männern nichts zu erwarten sei. Gleichzeitig mangelt es ihnen an jener essenziellen Unterstützung, die sie mit jener Sicherheit und Wärme erfüllt, die sie an ihr Baby weitergeben können. Lerner (1979) bringt Beispiele, wie in dieser Situation mit dem Stillen aufgehört wird, das Kind an Dritte zur Pflege übergeben wird, ja selbst auf eigene berufliche Ambitionen verzichtet wird, was als unbewusste Konfliktlösungsversuche zu verstehen ist.

Daraus ergeben sich folgende Forderungen nach Hilfestellungen aus psychologischer Perspektive im Wochenbett (Ringler und Langer 1990):

- Hilfestellungen zur Erleichterung der Integration der unterschiedlichen Körpererfahrungen.
- Die familienorientierte Geburtshilfe lässt leicht vergessen, dass Frauen mit mangelhaftem sozialem Netzwerk sowohl unter ledigen und verheirateten Frauen häufig vertreten sind. Hier gilt es, ein solches Netzwerk organisieren zu helfen. Familienhebammen leisten hier eine wertvolle Unterstützung.
- Erwartungshaltungen, Leistungsansprüche und Ängste der Mutter-Kind-Vater-Beziehung in Frage stellen und neue Lösungen ermöglichen.
- Es gilt den Kindesvater in einer Weise in das Rooming-in einzubeziehen, die ihn nicht allein im Hinblick auf seine „Funktionalität" als Repräsentant eines unterstützenden sozialen Netzwerks mit einbezieht, sondern ihm in seiner spezifischen Rolle als Dritter im Bunde beisteht. Er wird sich dann bereichert fühlen können, wenn er in der Identifizierung mit dem Kinde sich durch die Mutter genährt und umworben fühlen kann sowie in der wechselnden Identifikation mit der Mutter, Verantwortung als Ernährer und Förderer der Familie zu fühlen vermag.

4.2 Die sexuelle Beziehung der jungen Eltern

Prä- und postpartal sind einschneidende Veränderungen belegt. Sexualität ist grundsätzlich ein konfliktträchtiger Lebensbereich. Konfliktträchtige psychische Prozesse wurden in den vorangegangenen Abschnitten eingehend behandelt. Zu bedenken ist, dass es sich vielfach um unbewusste psychische Vorgänge handelt. Eben weil sie unbewusst sind, üben sie eine besonders starke Macht aus. In der Elternschaft ist ein Dritter, nämlich das Kind, in die Beziehung eingetreten. Sexualität zu dritt rührt an besonders gefährlich erlebte Phantasien und Erfahrungen. Dreierbeziehungen schützen vor der Intimität zu zweit, aber zu dritt taucht ganz rasch Rivalität und Neid um Zuneigung und Gunst auf. Viele junge Eltern fühlen sich ganz konkret in ihrer Intimität durch das anwesende Baby gestört, auch wenn es nicht im Schlafzimmer der Eltern schläft. Dort gehört es im Übrigen tatsächlich nicht hin. Viele Eltern legen sich übrigens das Baby, aber auch größere Kinder, gerne ins Schlafzimmer oder gar ins Ehebett, als Schutz vor möglicher sexueller Nähe.

Es gibt aber auch eine Reihe anderer Aspekte zu bedenken: Schwangerschaft und die postpartale Zeit werden oft nur in Bezug auf Frauen in Paarbeziehungen gesehen. Nach wie vor ist es schwer akzeptierbar, dass Frauen und Männer Kinder bekommen, ohne in einer festen, langfristig angelegten Beziehung zu leben. Demographischen Daten sprechen aber dagegen: Eine nicht unbeträchtliche Anzahl von Frauen werden schwanger, die in keiner Paarbeziehung leben – ledige Mütter und für eine sehr große Anzahl von Paaren wird erst eine eingetretene Schwangerschaft zum Anlass, sich als „Paar" zu bekennen.

Viele Studien schließen diese beide Gruppen bereits aus ihrem Untersuchungsdesign aus, wegen der sich daraus ergebenden methodischen Probleme. Für die frauenärztliche Praxis lässt sich daraus folgern, dass in der Mehrzahl Frauen/Paare beraten werden müssen, die keine Erfahrung einer langfristigen Beziehung aufweisen und entsprechend keine langfristigen Erfahrungen in Bezug auf die gemeinsam gelebte Sexualität haben. Ihre Bilder von Sexualität in einer dauerhaften Beziehung entstammen somit den Erfahrungen und der Phantasie in ihrer Biographie. Frau S. meinte: „Ich war immer so einsam als Kind, meine Bilder von Ehe und Sexualität, die stammen aus dem Fernsehen, aber die Filme hören doch immer mit der Hochzeit auf."

Gelebte Sexualität wird in viel zu geringem Maße als ein Lernprozess betrachtet, als eine Erfahrung, über die es zu kommunizieren gilt, die nicht nur „gemacht" wird und die im Lebenszyklus, auch mit demselben Partner, starken Schwankungen unterliegt. Welche Einstellung hat Frau/Mann zu Veränderungen und Schwankungen? Frauen sind von der Reduktion des sexuellen Verlangens in einem wesentlich stärkeren Ausmaß betroffen als ihre Partner, deren sexuelles Verlangen eher gleich bleibt (Barclay et al. 1994). Qualitative Studien ergaben Ergebnisse, wie sie sonst kaum zu lesen sind – 28% der Männer waren anorgasmisch. Die Destabilisierung der Partnerschaft droht dann, wenn der Rückzug der Frau/des Mannes als Zurückweisung, somit als Kränkung erlebt wird. Dies bedeutet letztlich Sexualität in die Beratung von schwangeren Frauen prä- und postpartal miteinzubeziehen und sich nicht allein auf Kontrazeptionsberatung zu beschränken.

Bezüglich der folgenden Ergebnisse gibt es große Übereinstimmungen zwischen den verschiedenen Autorinnen (Elliott und Watson 1985, von Sydow 1999, von Sydow 2000, Byrd et al. 1998, Barett et al. 2000, Forster et al. 1994, Oruc et al. 1999):

- die interindividuelle Variabilität ist sehr hoch
- im 3. Trimenon reduziert sich das sexuelle Verlangen der Frauen
- stillende Frauen weisen eine geringere sexuelle Aktivität auf
- Abstillen führt zu erhöhter sexueller Aktivität
- 50–60% der Paare nehmen den Geschlechtsverkehr 6–8 Wochen post partum wieder auf
- 90% haben ihn 5–6 Monate postpartal wieder aufgenommen
- 3 Monate postpartal leiden 83% der Frauen unter sexuellen Problemen, vorrangig Dyspareunie.

Postpartale Dyspareunie ist ein so häufiges Problem, dass sie vielleicht schon als zu selbstverständlich hingenommen wird. In der großangelegten Studie von Barett et al. (2000) hatten in den ersten 3 Monaten post partum 83% der Frauen sexuelle Probleme, nach 6 Monaten waren es noch 64%. Präpartale Dyspareunie hatte eine Prävalenz von 34%. Dyspareunie war 3 Monate postpartal signifikant verbunden mit vaginaler Entbindung und präpartaler Dyspareunie und 6 Monate postpartal mit präpartaler Dyspareunie und Bruststillen. In der Studie von Barett et al. (2000) waren nur 15% der Befragten diesbezüglich beraten worden.

Draper und Newell (1996) beklagen, dass das vorhandene Wissen über Episiotomie und Beckenbodentraumata und damit verbundene negative Wirkungen in Großbritannien vernachlässigt würde, obwohl langfristige schädliche Wirkungen bekannt seien. D. h. vorhandenes Wissen führe nicht zu einer Veränderung im klinischen Handeln.

In diesem Kontext ist es wichtig, Mythen aufzugreifen, die sich bei Geburtshelfern finden. Einer, der sich auch bei den Frauen findet, bezieht sich auf die Angst, die Vagina könnte durch die Geburt „zu weit werden", also den Penis im Geschlechtsverkehr nicht ausreichend „festhalten". Die vaginale sexuelle Erregung der Partnerin kann ebenso wahrgenommen werden wie die Erektionsstärke des Penis. Beide bilden einen wesentlichen Bestandteil der Erregung des gegengeschlechtlichen Partners. Sie wird bei den Frauen aus den Kontraktionen der Scheidenwände, die mit dem An- und Abschwellen der Erregung verbunden sind, gespeist. Kontraktionen der Scheide sind auch willkürlich erlernbar. Hier handelt es sich um eine Interaktion, bei der die Qualität der Beziehung sehr bedeutsam ist. Wieviel darf von der Erregung des Partners wahrgenommen werden ?

Abschließend sei darauf verwiesen, dass in den vorliegenden Untersuchungen Sexualität ohne Betrachtung der Beziehungsvariable und ohne Bewertung der allgemeinen psychischen Situation (Depressivität, Dysphorie) der Betroffenen untersucht wurde.

Drei Faktoren sind bei der Erklärung des verringerten sexuellen Interesses im Zusammenhang mit Bruststillen in Betracht zu ziehen:

1. Byrd et al. (1998) betonen folgende hormonelle Einflüsse: Während Lactation wird weniger Östrogen produziert. Folglich würde die vaginale Lubrikation reduziert und der Geschlechtsverkehr „ungemütlich". Das mit Bruststillen chronisch erhöhte Prolactinniveau und reduzierte Testeronniveau würde gleichfalls zum verringerten sexuellen Interesse beitragen.

2. Psychologische Einflüsse: Davon sind nochmals anzuführen die emotionale Konzentration auf das Baby, die Problematik der Gleichzeitigkeit von Stillen und Sexualität durch die psychische Nähe zweier separierter psychischer Ideen, die Adaptation von einer dyadischen zu einer triadischen Beziehung und die mit dem Bruststillen einhergehende häufige erotische Stimulation. Letztere wird von Byrd et al. (1998) dahingehend interpretiert, dass Mütter, die aus dem Bruststillen erotische Befriedigung zögen, geringeres Interesse an einer sexueller Beziehung mit dem Partner zeigen würden. Weil den Männern diese Befriedigung fehle, bliebe ihr sexuelles Interesse aufrecht.

3. Stillen ermüdet sehr stark durch die kontinuierliche körperliche Beanspruchung und die mangelnde Möglichkeit, den Rhythmus zu kontrollieren.

Daraus ergeben sich für die die Beratung folgende Schlussfolgerungen:

- Aufklärung über hormonelle Prozesse beim Stillen
- Aufklärung über Erschöpfung und Sexualität
- Besprechen von Konflikten zwischen „Gebrauch" des Körpers für Stillen und Sexualität
- „Normalisieren" der intraindividuellen Veränderungen
- Besprechen von Konflikten, die Veränderungen in der Partnerschaft bedeuten und dem Auftreten von Kränkungen durch Rückzug aus sexueller Aktivität
- Achtsamkeit bei Episiotomie und Rissen.

5. Wochenbett Blues, Depression und Psychose

Zu unterscheiden ist zwischen der kurzfristigen und passageren postpartalen Verstimmung, den sogenannten baby blues, postpartaler Depression und einer postpartalen Psychose. Die Übergänge sind fließend und willkürlich (Chalmers und Chalmers 1986). Auch handelt es sich um keine eigenen nosologischen Entitäten. Daher fehlen sie auch als eigene Kategorien im ICD 9 und DSM III psychiatrischer Erkrankungen.

Dennoch haben Frauen im ersten Jahr post partum ein 20-mal höheres Risiko psychiatrisch zu erkranken und in der unmittelbaren postpartalen Phase sogar ein 35-mal höheres Risiko als zu anderen Zeiten ihres Lebenslaufes. Das Risiko für eine psychiatrische Hospitalisation ist in den ersten 3 Monaten post partum 9-mal so hoch wie in den vorangegangenen zwei Jahren (Vogels 1989). Kinderärzten kommt für die Diagnose und Überweisung in eine Therapie eine hervorragende Rolle zu, da sie zumeist als einzige Ärzte einen regelmäßigen vertrauensvollen Kontakt mit der Mutter haben, in dem sie ihre psychische Befindlichkeit einschätzen können.

5.1 Baby Blues

Baby blues sind gekennzeichnet durch Weinerlichkeit, Ängstlichkeit und Erschöpfung als Begleitphänomene einer instabilen Stimmungslage, die nach wenigen Tagen von selbst ohne Folgewirkungen abklingt. Zwischen dem 3. und 10. Tag nach der Geburt sind davon 50–85% aller Frauen betroffen (Smith et al. 1990, O'Hara 1987). Goldenson (1984) weist daraufhin, dass ähnliche Reaktionen bei Vätern zu beobachten seien.

Eine multifaktorielle Genese ist anzunehmen. Einerseits fanden sich Zusammenhänge mit zu raschen oder zu langsamen Veränderungen endokrinologischer Parameter, die Bedeutung psychosozialer Parameter ist dennoch nicht zu übersehen. Frauen mit präexistenten Gemütsstörungen und Erstgebärende sind häufiger betroffen, ebenso Frauen, die Schwangerschaft und Geburt negativ erlebt haben.

Rooming-In in Kombination mit einem hilfreichen Stationsklima, das die jungen Mütter bei der Bewältigung der neuen Aufgaben unterstützt, senkt die Inzidenzrate.

5.2 Postpartum Depression

Dabei handelt es sich um ein depressives Zustandsbild, bei dem Angstgefühle und die Überzeugung, der Versorgung des Neugeborenen sowie den damit einhergehenden Aufgaben nicht gewachsen zu sein, thematisch vorherrschen. Phänomene wie Schlaf- und Appetitstörungen, körperliche Erschöpfung und Leistungsunfähigkeit, Interesselosigkeit und Schuldgefühle treten über längere Zeiträume auf. Letztere schwanken stark hinsichtlich ihrer Dauer. Epidemiologische Daten geben Zeiten von durchschnittlich 3,1 Wochen (O'Hara 1987) bis zu 3–6 Monaten (Cox et al. 1982) an. Pitt (1973) fand, dass 40% der Frauen nach einem Jahr nur geringe Besserungen aufwiesen. Die Inzidenzrate wird mit 10–14% angegeben. Insgesamt herrscht die Meinung vor, dass die nachgeburtliche Periode eine Risikozeit für die Entwicklung einer späteren Depression ist.

Endokrinologische Parameter ergeben ein widersprüchliches Bild (Kumar und Robson 1984, O'Hara 1987) und dürften eine untergeordnete Rolle spielen. Adoptivmütter sind in gleicher Weise betroffen wie biologische Mütter. Dagegen finden sich wiederholt Hinweise auf die Bedeutung sozialer Unterstützung durch den Ehemann, Familie und Freunde, ebenso der in der Schwangerschaft auftretenden Ängste, und Frauen mit präexistenten psychiatrischen Störungen. Als weitere psychosoziale Risikovariablen von depressiven Schwangeren und der postpartalen Depressionspopulation sind anzuführen: keine oder niedere Bildung, unverheiratet, Arbeitslosigkeit, geringe Unterstützung von einem vorhandenen Partner, zweite oder Folgeschwangerschaft, unerwünschte Schwangerschaft (Martin et al. 1989, O'Hara 1986). Die wichtigsten auslösenden Faktoren werden in Problemen, die mit Elternschaft einhergehen, gesehen (Chalmers und Chalmers 1986). Dies ist neben den bereits erwähnten der Versuch, die idealisierte Mutterrolle zu verwirklichen und alle damit verbundenen Ängste, dieselbe mangelhaft auszufüllen, sowie die Aufgabe wesentlicher Teile der persönlichen Privatsphäre. Mangelnde Unterstützung durch das soziale Netzwerk darf nicht allein als faktisches Phänomen gesehen werden. Hier geht es primär um das Erleben, die Einschätzung der jungen Mutter.

Es gibt keine expliziten Behandlungsvorschläge. Dieselben beschränken sich auf präventive Maßnahmen, wie die Aktivierung eines sozialen Netzwerks und die Vermeidung von Arbeitsüberlastung.

Nach Grossmann (1985) reduzieren Kinder depressiver Mütter im Verlauf des ersten Lebenshalbjahres ihre Lautäußerungen. Insgesamt ist aber der Einfluss auf die Kindesentwicklung nicht untersucht.

Das nach wie vor übliche rasche Abstillen der Betroffenen hat eingehend überprüft zu werden. Es beraubt die ohnedies in ihrem mütterlichen Selbstwertgefühl geschädigten Frauen einer wesentlichen Möglichkeit, sich als gute und kompetente Mutter fühlen zu können. Auch eine kurzfristige Medikamenteneinnahme ist kein Stillhindernis. Muttermilch kann im entsprechenden Zeitraum einfach weggeschüttet und anschließend das Stillen relativ unproblematisch wieder aufgenommen werden. Dies gilt auch für Medikamenteneinnahme aus einer anderweitigen, z. B. bakteriellen Ursache, heraus.

Frau Q. suchte Hilfe, weil sie sich überlastet, gereizt und antriebslos fühlte. Ihr kleiner Sohn war ihr zunehmend lästig und sie reagierte auf seine Forderungen mit gereizter Ablehnung. Ihre primäre Sorge als Kindergärtnerin galt der Vorstellung, ihr Sohn könnte eines jener unausstehlichen verhaltensgestörten Kinder werden, die sie in ihrer Arbeit unvermeidlich erlebte. Sie war nach 15-jähriger Ehe ungeplant schwanger geworden, in einer Phase, als sie sich gerade dazu durchgerungen hatte, sich von ihrem Mann endgültig zu trennen. Verbindende Interessen des Paares bestanden nicht mehr, jeder führte sein eigenes getrenntes Leben, ohne verbindende Erfahrungen. Die Schwangerschaft hatte sie nicht so recht wahrgenommen. Überrascht stellte sie nun fest, dass sie alleine zu Hause bei ihrem Kind saß und ihres Freundeskreises verlustig ging. Zur etwa ein Jahr dauernden Therapie brachte sie regelmäßig Tommy mit. Er war ein außerordentlich gut gepflegtes Kind, das von der Mutter keinen Augenblick aus den Augen gelassen wurde. Beunruhigt verfolgte Frau Q. jede seiner Lautäußerungen und Bewegungen. Dies wurde auch zum wesentlichen Gegenstand der therapeutischen Arbeit. Beschränkt und konzentriert auf das Kind wurde es zum alleinigen Spender aller mütterlichen Gratifikationen, die sie beständig kontrollieren und bewerten musste. Der bestehende Paarkonflikt konnte allmählich eingebracht werden, ebenso die mangelhafte Loslösung von ihrer Herkunftsfamilie, in die sie sich mit Tommy zurückgezogen hatte. Allmählich konnte sie es ertragen, ihren Mann soweit in die Familie zu integrieren, dass eine Paartherapie und eine daran anschließende intensive analytische Psychotherapie möglich wurde.

Aber auch psychotherapeutische Kurzinterventionen haben sich als sehr hilfreich und wirksam erwiesen (Ringler 2001).

5.3 Postpartum Psychose

Diese Frauen sind in ihrer Funktionsfähigkeit massiv eingeschränkt. Die Symptome haben psychotische Qualität und bestehen in Wahnvorstellungen, inkohärentem Denken, schwer desorganisiertem und auch katatonem Verhalten. Ideen, sich selbst und/oder dem Kind etwas anzutun, können vorhanden sein, was für die Behandler äußerst belastend ist. Die Postpartum Psychose tritt innerhalb der ersten 6 Wochen postpartal auf, mit einem Gipfel zwischen dem 10.–20. Tag. Dies bedeutet, dass diese Mütter sehr häufig von ihren Symptomen befallen werden, wenn sie ein schützendes und beobachtendes Stationsklima bereits verlassen haben. Bei Krankheitsuneinsichtigkeit wird daher die Diagnose auch einem betreuenden Pädiater zufallen.

Im Gegensatz zur Postpartum Depression, bei der kein Zusammenhang zur Parität besteht, haben Erstgebärende ein doppelt so hohes Risiko an einer Postpartum Psychose zu erkranken. Die Inzidenz liegt bei etwa 0,2% aller Geburten (Kendall et al. 1987, O'Hara 1987).

Bezüglich der ätiologischen bzw. korrelativen Faktoren gelten dieselben Ergebnisse wie für die Postpartum Depression.

An einer Postpartum Psychose erkrankte Frauen benötigen eine psychiatrische Hospitalisierung mit entsprechender medikamentöser Behandlung, ev. auch Elektroschocktherapie bei akutem katatonem Zustandsbild. Mutter und Kind sollten nach Möglichkeit gemeinsam stationär aufgenommen werden. Entsprechende Erfahrungen haben sich bewährt, erfordern aber eine hohe Personalkapazität, weil Mutter und Kind zu betreuen sind.

6. Schlussbemerkungen

In den vorangegangenen Abschnitten lag das Schwergewicht auf der Darstellung der psychodynamischen Vorgänge in Schwangerschaft, Geburt und Wochenbett. Erfahrungen, die zu pathologischen Verarbeitungsmustern führen, haben aus dem Verständnis der „Normalität" der Konflikthaftigkeit dieses Lebensabschnittes verstanden zu werden.

Normalität einer Krise durch Wiederaufleben alter Konflikte und ihrer Verkleidung in den momentanen Beziehungsgefügen bedeutet eine hohe Zahl Betroffener. Wie in jeder Krise sind die Ausgänge unklar. Die Normalität der krisenhaften Erfahrungen in diesem Lebensabschnitt birgt die Gefahr, übermäßig zu pathologisieren, aber auch allzu sehr zu beschwichtigen. Gute neue Lösungen werden von einer Vielzahl situativer und innerer Bedingungen getragen. Charakteristikum von Krisen ist, dass wegen der geringeren Rigidität der Abwehren kurze Interventionen Anstoß zu neuen Denk- und Handlungsmöglichkeiten eröffnen, damit neue Beziehungswege eingeschlagen werden können (Ringler 2001). Daher kommt einer kompetenten psychosomatischen Begleitung durch die Schwangerschaft, die erst auf der Grundlage eines umfassenden Verständnisses der situationsgebundenen Psychodynamik wirksam werden kann, große Bedeutung zu. Daher ist entsprechendes Wissen von allen Personen, die im geburtshilflichen Setting arbeiten, zu fordern.

Fokussierte therapeutische Zugänge erbringen ausgezeichnete Erfolge auf somatischer und psychischer Ebene, wie die Fallbeispiele zeigen. Erst in einem von Kontinuität der Betreuungsbeziehung getragenen geburtshilflichen

Setting wird die Screening Funktion für den psychologischen Bereich voll wirksam werden können. Routineuntersuchungen und Geburtsvorbereitung vermögen zudem, bei entsprechender Kompetenz, Weichen zu stellen, die pathologischen Verarbeitungen, entgegenwirken. Hier geht es insbesondere um kritische Reflexion von Leistung und „Normalität", um das in Beziehung-setzen von Wünschen und Ich-Idealanforderungen zu persönlicher und sozialer Realität.

Werdende Eltern sind für neue Denkanstöße außerordentlich offen und bereit, sich mit ihnen auseinanderzusetzen, wenn sie nicht-moralisierend und nicht-normierend beraten werden. Letzteres erfordert eine kritische Sichtung eigener Einstellungen und Werthaltungen, vor allem aber auch eingefahrener professioneller Handlungsmuster.

Literatur

Barclay LM, McDonald P, O'Loughlin JA (1994) Sexuality and pregnancy. An interview study. Aust N Z J Obstet Gynaecol 34(1): 1–7

Barrett G, Pendry E, Peacock J, Victor C, Thakar R, Manyonda I (1999) Women's sexuality after childbirth: a pilot study. Arch Sex Behav 28(2): 179–191

Barrett G, Pendry E, Peacock J, Victor C, Thakar R, Manyonda I (2000) Women's sexual health after childbirth. Br J Obstet Gynaecol 107(2): 186–195

Beckord D (1983/1984) Theorie und Praxis der Körperbildforschung mit einer empirischen Untersuchung zum Körpererleben in der Schwangerschaft. Phil Diss: Salzburg

Benedek T(1960) The organization of the reproductive drive. Int J Psychoanal 41: 1–15

Besch-Cornelius J (1987) Psychoanalyse und Mutterschaft. Gedanken zum Problem der Analyti-kerin-Mutter und der Mutter als Analytikerin. Verlag f. Med. Psychologie, Vandenhoeck & Ruprecht: Göttingen

Bibring G (1959) Some considerations of the psychological processes in pregnancy. Psychoanal Study Child 14: 113–121

Bibring GL, Dwyer TF, Huntington DS, Valenstein AF (1961) A study of the psychological proces-ses in pregnancy and of the earliest mother-child relationship I. Some propositions and com-ments. Psychoanal Study Child 16: 9–27

Bion WR (1962) Learning from experience. Heinemann: London

Blumberg BD, Golbus MS, Hanson KH (1975) The psychological sequelae of abortion performed for a genetic indication. Am J Obstet Gynecol 122: 799–808

Brainin E (1989) Das Geheimnis der Elternschaft. In: Kemeter P, Lehmann F (Hrsg) Psychosomatik der Infertilität. Springer: Berlin, pp 9–24

Byrd JE, Hyde JS, DeLamater JD, Plant EA(1998) Sexuality during pregnancy and the year post-partum. J Fam Pract 47(4): 305–308

Campbell S, Reading AE, Cox DN, Sledmere CM, Mooney R, Chudleigh P, Beedle J, Ruddick R (1982) Ultrasound scanning in pregnancy: the short-term psychological effects of real-time scans. J Psychosom Obstet Gynecol 1: 57–61

Casement P (1985) On learning from the patient. Tavistock: London

Chalmers BE, Chalmers BM (1986) Post-partum depression: a revised perspective. J Psychosom Obst Gynecol 5: 93–105

Chasseguet-Smirgel J (1964, 1979) Psychoanalyse der weiblichen Sexualität. Einleitung, Suhrkamp: Frankfurt, 4. Aufl, pp 7–25

Chasseguet-Smirgel J (1987) Das Ichideal: Psychoanalytischer Essay über die „Krankheit der Idealität". Suhrkamp: Frankfurt/Main

Cherazi S (1988) Zur Psychologie der Weiblichkeit. Ein kritischer Überblick. Psyche 42(4): 307–327

Condon JT (1985) The parental-foetal relationship – a comparison of male and female expectant parents. J Psychosom Obstet Gynecol 4: 271–284

Cox JL, Conner Y, Kendell R (1982) Prospective study of the psychiatric disorders of childbirth. Br J Psychiatry 140: 111–117

Cox DN, Reading AE (1989) Fluctuations in state anxiety over the course of pregnancy and the relationship to outcome. J Psychosom Obstet Gynecol 10(1): 71–78

Dincer C, Schramm T, Stauber M (1990) Psychosomatische Begleitung von Paaren mit ungünstigen pränatalen Diagnosen. In: Dmoch W, Stauber M, Beck L (Hrsg) Psychosomatische Gynäkologie und Geburtshilfe 1989/90. Springer: Berlin, pp 83–86

Doering SG, Entwisle DR (1975) Preparation during pregnancy and ability to cope with labor and delivery. Am J Orthopsychiatry 45(5): 825–837

Draper J, Newell R (1996) A discusssion of some of the literature relating to history, repair and consequences of prerineal trauma. Midwifery 6(10): 16–19

Elliott SA, Watson JP (1985) Sex during pregnancy and the first postnatal year. J Psychosom Res 29(5): 541–548

Endres M (1987) Psychologische Auswirkungen von pränataler Diagnostik auf den Schwangerschaftsverlauf. In: Fedor-Freybergh PG (Hrsg) Pränatale und perinatale Psychologie und Medizin. Saphir: Älvsjö

Endres M (1991) Probleme hunangenetischer Beratung aus psychoanalytischer Sicht. In: Brähler E, Meyer A (Hrsg) Psychologische Probleme in der Reproduktionsmedizin und Humangenetik. Jahrbuch der Medizinischen Psychologie, Bd 6, pp 55–78

Field T, Sandberg D, Quetel TH, Garcia R, Rosario M (1985) Effects of ultrasound feedback on pregnancy anxiety, fetal activity, and neonatal outcome. Obstet Gynecol 6: 525–528

Forster C, Abraham S, Taylor A, Llewellyn-Jones D (1994) Psychological and sexual changes after the cessation of breast feeding. Obstet Gynecol 84(5): 872–876

Fresco N, Silvestre D (1982) The medical child – Comments on prenatal diagnosis. J Psychosom Obstet Gynecol 1: 3–8

Freud S (1917a) Über Triebumsetzungen, insbesondere der Analerotik. GW Bd. 10, 402–410

Freud S (1917b) Die Libidotheorie und der Narzissmus. GW Bd. 11, 427–446

Freud S (1924) Der Untergang des Ödipuskomplexes.GW Bd. 13, 395–402

Freud S (1925) Einige psychische Folgen des anatomischen Geschlechtsunterschieds. GW Bd. 14, 19–30

Freud S (1933) Die Weiblichkeit. GW Bd. 15, 119–145

Grossmann KE, Grossmann K (1995) Frühkindliche Bindung und Entwicklung individueller Psychodynamik über den Lebenslauf. Familiendynamik 20: 171–192

Grunberger B (1964, 1979) Beitrag zur Untersuchung des Narzissmus in der weiblichen Sexualität. In: Chasseguet-Smirgel J (Hrsg) Psychoanalyse der weiblichen Sexualität. 4. Aufl, Suhrkamp: Frankfurt, pp 97–119

Grunberger B (1988) Narziss und Anubis. Vlg Int Psychoanalyse: München

Hackl E (1987) Auroras Anlass. Diogenes: Zürich

Hartmann H (1972) Ich-psychologie. Klett: Stuttgart

Häusler M (1989) Die Freude des pränatalen Diagnostikers bei der Entdeckung einer Fehlbildung. Prakt Arzt 43: 925–926

Horney K (1923) Zur Genese des weiblichen Kastrationskomplexes. Int Zsch Psychonal 9: 12–26

Horney K (1933) Die Verleugnung der Vagina. Int Zsch Psychoanal 19: 384

Jörgensen C, Uddenberg N, Ursing I (1985) Ultrasound diagnosis of fetal malformation in the second trimester. The psychological reactions of the women. J Psychosom Obstet Gynecol 4: 31–40

Katz-Rothmann B (1986) The tentative pregnancy. Penguin: New York

Kemeter P, Lehmann F (1989) Psychosomatik der Infertilität. Springer: Berlin

Kendall RE, Chalmers JC, Platz C (1987) Epidemiology of puerperal psychoses. Br J Psychiatry 150: 662–673

Kentenich H (1999) Die individuelle Geburt: Eine Bestandsaufnahme psychosomatischer Geburtshilfe. In: Stauber M, Kentenich H, Richter D (Hrsg) Psychosomatische Geburtshilfe und Gynäkologie. Springer: Berlin, pp 272–288

Kestenberg J (1956, 1975) Vicissitudes of female sexuality. In: Children and parents: psycho-analytic studies in development. Jason Aronson: New York, pp 3–24

Kitzinger S (1980) Geburtsvorbereitung. Kösel: München

Klaus MH, Kennell J, Robertson S, McGrath S, Hinkley C (1992) Continuous emotional support during labour – an essential ingredient rediscovered? In: Wijma K, von Schoultz B (eds) Reproductive Life, Parthenon, Casterton Hall: Carnforth, pp 60–63

Kumar R, Robson J (1984) A prospevtive study of emotional disorders in childbearing women. Br J Psychiatry 144: 35–47

Lampl-DeGroot J (1933) Zu den Problemen der Weiblichkeit. Int Zsch Psychoanal 19: 385-415

Langer M, Ringler M (1990) Kindliche Missbildung oder Totgeburt: Reaktionen des Klinik-Personals und ihre Auswirkungen auf die Betreuung. In: Dmoch W, Stauber M, Beck L (Hrsg) Psychosomatische Gynäkologie und Geburtshilfe 1989/90. Springer: Berlin, pp 87–93

Langer M, Ringler M, Reinold E (1988) Psychological effects of ultrasound examinations: changes of body perception and child image on pregnancy. J Psychosom Obstet Gynecol 8: 199–208

Leppert PC, Pahlka BS (1984) Giving characteristics after spontaneous abortion: a management approach. Obstet Gynecol 64 (1): 119–122

Lerner HF (1977, 1985) Parental mislabeling of female genitals as a determinant of penis envy and learning inhibitions. In: Blum HP (ed) Female psychology. Int Univ Press: New York, pp 269–284

Lerner HG (1979) Effects of the nursing mother-infant dyad on the familiy. Am J Orthopsychiatry 49(2): 339–348

Lester EP, Notman MT (1986) Pregnancy, developmental crisis and object relations: psychoanalytic considerations. Int J Psycho-Anal 67: 357–366

Lloyd J, Laurence KM (1985) Sequelae and support after termination of pregnancy for fetal malformation. Br Med J 290: 907–909

Lukesch H (1981) Schwangerschafts- und Geburtsängste. Enke: Stuttgart

McDougall J (1980) Plea for a measure of abnormality. Int Univ Press: New York

Michel-Wolfromm H (1968) The psychological factor in spontaneous abortion. J Psychosom Res 12(1): 67–71

Müller J (1931) Ein Beitrag zur Libidoentwicklung des Mädchens in der genitalen Phase. Int J Psychoanal 256–262 (1925)

Neuhaus W (1999) Theorie und Praxis der Geburtsvorbereitung, Entwicklung spezieller Methoden, Umgang mit dem Geburtsschmerz. In: Stauber M, Kentenich H, Richter D (Hrsg) Psychosomatische Geburtshilfe und Gynäkologie. Springer: Berlin, pp 265–271

Niemelä P (1979) Overemphasis of mother role and inflexibility of roles. Weltkongress f. Psychische Hygiene bei Kindern und Familien, Salzburg

Norr KL, Block CR, Charles S, Meyering S, Meyers S (1977) Explaining pain and enjoyment in childbirth. J Health Soc Behav 18: 260–275

O'Hara MW (1987) Post-partum blues, depression, and psychosis: a review. J Pschosom Obstet Gynecol 7: 205–227

Oruc S, Esen A, Lacin S, Adiguzel H, Uyar Y, Koyuncus F (1999) Sexual behaviour during pregnancy. Aust N Z J Obstet Gynaecol 39(1): 48–50

Pitt B (1973) Maternity blues. Br J Psychiatry 122: 431–433

Pittenger J, Pittenger J (1977) The perinatal period: a breeding ground for marital and parental maladjustment. Keep abreast Journal 18

Raphael D (1973) Breast-Feeding: The tender gift. Prentice Hall: Englewood Cliffs, NJ

Ringler M (1985) Psychologie der Geburt im Krankenhaus. Beltz: Weinheim

Ringler M (1988) Psychologische Schwangerschaftsrisken – Diagnostik-Therapie-Konsequenzen. Gynäk Rdsch 28 (Suppl 2): 79–83

Ringler M (1989a) Das subjektive Erleben der Frau bei der Diagnose einer Schwangerschaftskomplikation. Prakt Arzt 43: 880–894

Ringler M (1989b) The influence of prenatal diagnosis on parent-fetus bonding. In: Van Hall E, Everaerd W (eds) The free Women. Parthenon: Carnforth, pp 210–217

Ringler M (1989c) Der Einfluss pränataler diagnostischer Maßnahmen auf das Schwangerschaftserleben. Vortrag 7. Arbeitstagung Österr. Ges. Psychosom. Gyn. Geburtsh., Ottenstein

Ringler M (2001) Psychotherapeutische Interventionen bei glückloser Schwangerschaft. In:

Riecher-Rössler A, Rohde A (Hrsg) Psychische Erkrankungen bei Frauen. Karger: Basel, pp 281–293

Ringler M, Krizmanits A (1983) Zur Psychosomatik der Emesis Gravidarum: Wahrnehmungs- und Einstellungsmuster von Frauen in der Frühschwangerschaft. Z Geburtsh Perinat 187: 246–249

Ringler M, Langer M (1988) Kinder mit fetaler Missbildung: Erfahrungen aus dem „Wiener Modell" über die Schwierigkeiten des Krankenhauspersonals bei der Betreuung der betroffenen Frauen und Familien. Dt Krankenpflegezeitschrift 12: 891–894

Ringler M, Langer M (1991a) Das „Wiener Modell": Ein interdisziplinäres Betreuungskonzept für werdende Eltern bei Diagnose „fetale Missbildung". In: Brähler E, Meyer A (Hrsg) Jahrbuch der Medizinischen Psychologie 6, Psychologische Probleme in der Humangenetik. Springer, pp 123–138

Ringler M, Langer M (1991 b) Psychologie der Geburt. In: Davies-Osterkamp S (Hrsg) Psychologie und Gynäkologie. VCH: Weinheim, pp 101–114

Ringler M, Langer M, Reinold E (1985) Die Sonographie während der Frühgravidität aus der Sicht der Schwangeren. Geburtsh Frauenheilk 45: 724–726

Ringler M, Pavelka R, Loziczky G (1981) Ein Geburtsvorbereitungsprogramm unter Einbeziehung lerntheoretischer und verhaltenstherapeutischer Überlegungen. Partnerberatung 18 (2): 68–77

Robinson JO, Hibbard BM, Laurence KM (1984) Anxiety during a crisis: Emotional effects of the screening for neural tube defects. J Psychosom Res 28(2): 163–169

Ross JM (1985/86) The darker side of fatherhood. Clinical and developmental ramifications of the „Lajus motif". Int J Psa Psychother 11: 117–144

Smith R, Cubis J, Brinsmead M, Lewin T, Singh B, Owens P, Chan EC, Halls C, Adler, Lovelock M, Hurt D, Rowley M, Nolan M (1990) Mood changes, obstetric experience and alterations in plasma cortisol, beta-endorphin and corticotrophin releasing hormone during pregnancy and the puerperium. J Psychosom Res 34(1): 53–69

Stauber M (1979) Psychosomatik der sterilen Ehe. Grosse: Berlin

Teichmann AT, Breull A (1989) Ein neues Konzept psychosomatischer Forschung am Beispiel der vorzeitigen Wehentätigkeit. Z Psychosom Med 35: 256–276

Trethowan WH (1972) The couvade syndrome. In: Howells JG (ed) Modern perspectives in psycho-obstetrics. Brunner & Mazel: New York, pp 68–93

Tsoi MM, Hunter M, Pearce M, Chudleigh P, Campell S (1987) Ultrasound scanning in women with raised serum alpha fetoprotein: Short term psychological effects. J Psychosom Res 31(1): 35–39

Uddenberg N (1989) The medicalization of pregnancy. Paper presented 9th Int. Cong. Psychosom Obstet Gynecol, 28.–31 .5. 1989. Amsterdam, The Netherlands

Von Sydow K (1999) Sexuality during pregnancy and after childbirth: a metacontent analysis of 59 studies. J Psychosom Res 47(1): 27–49

Von Sydow K (2000) Sexualität während Schwangerschaft und nach der Geburt. In: Künzel W, Kirschbaum M (Hrsg) Gießener Gynäkologische Fortbildung 1999. Springer: Berlin, pp 199–206.

Winnicott DW(1957, 1965) The Contribution of psycho-analysis to midwifery. In: Winnicott DW (ed) The family and individual development. Tavistock: London, pp 106–113

Wolff G (1989) Die ethischen Konflikte durch die humangenetische Diagnostik. Ethik Med 1: 184–194.

Worden JW (1987) Beratung und Therapie in Trauerfällen. Huber: Bern

Körperliche und seelische Reaktionen als Folge medizinischer Eingriffe am Beispiel der Hysterektomie

U. Wisleitner-Fennesz und *A. Zintl-Wiegand*

1. Zur aktuellen Situation einschließlich soziokultureller Aspekte

In den letzten 10 Jahren ist es im Großen und Ganzen still um diese Operation geworden, zum Teil wohl auch, weil sich andere Themen, z.B. aus der Reproduktionsmedizin oder aus der Aids-Problematik in den Vordergrund geschoben haben. Wenn die Hysterektomie-Frequenz in den Vereinigten Staaten in den 80er Jahren noch 25% betrug (Zussmann et al. 1981), so sind im Jahresbericht der Frauenklinik, Fakultät für Klinische Medizin Mannheim aus den Jahren 1979 bis 1984 Berichte über sinkende operative Zahlen vor allem bei der vaginalen Uterus exstirpation nachzulesen. Ob dies bedeutet, dass die öffentliche Diskussion den unzweifelhaften Nutzen gehabt hat, dass die Indikation, die im extremen gar nichts mehr mit einem erkrankten Organ zu tun hatte, sondern aus Vorstellungen von Prophylaxe gestellt wurde, heute weitgehend unterbleibt und dass vor allem ambulant tätige GynäkologInnen die Patientinnen entsprechend berät? Andererseits ist zu bedenken, dass die vaginale Hysterektomie inzwischen von der Operationstechnik her so gut ausgereift ist, dass sie problemlos in Belegkrankenhäusern durchgeführt werden kann und sogar in einer operativen Tagesklinik, also praktisch ambulant ausgeführt wird. Untersuchungen über die Effekte dieses Abwandern ins Unspektakuläre und die Senkung der operativen Schwelle und Schwellenangst bei behandelnden Gynäkologen und Gynäkologinnen sind ausständig. Auch die betroffenen Frauen melden sich ebenfalls deutlich weniger zu Wort, vielleicht auch aufgrund so mancher Forschungsergebnisse, denn welche Frau will sich doch dem Verdacht aussetzen, es stimmt vielleicht mit ihrer Weiblichkeit nicht so ganz, wenn sie die Operation nicht glatt wegstecke? Eine der Autorinnen konnte diese Verhaltensweise in einer Langzeitstudie beobachten (Zintl-Wiegand et al. 1988). Von 64 Frauen nahmen nur 4 das über länger als 3 Jahre dauernde Gesprächsangebot der Forscherinnen in Anspruch, vielmehr neigten sie dazu, nicht etwa in einem Tief, sondern erst dann wieder Gespräche aufzunehmen, wenn sie einigen Abstand bzw. die Operation überhaupt bewältigt zu haben glaubten.

Um der Vielschichtigkeit der möglichen Probleme bei der Bewältigung dieser Operation gerecht zu werden, ist es notwendig, einen Exkurs über psychoanalytische Theoriebildungen im Zusammenhang mit der unbewussten Bedeutung von Genitaloperationen einzuschieben. Danach werden quantitative und qualitative Gesichtspunkte aus psychosomatischen Forschungen zu diesem Thema erörtert. Abschließend wird auf das immer wieder eindringlich geforderte präoperative Aufklärungsgespräch unter kommunikativen Beziehungsaspekten eingegangen.

2. Die unbewusste Bedeutung von Genitaloperationen

Eine lange verdeckte Spur, die aber doch zunehmend auch im wissenschaftlichen Diskurs Platz gewinnt, führt zu anderen Genitaloperationen, die auch heute noch in vielen Ländern Afrikas, der arabischen Welt, aber auch in Europa durchgeführt werden und wahrscheinlich die ältesten Operationen im Menschengeschlecht überhaupt sind: die Beschneidung der Knaben und die Klitoridektomie der Mädchen. Als psychologisches Motiv neben einer Bestätigung des Inzesttabus und einer Erneuerung der Kastrationsdrohung bei der Beschneidung der Knaben bzw. Klitoridektomie der Mädchen ist unter anderem das Ziel, den Mann männlicher, eben durch das Wegnehmen der Vorhaut und die Frau durch das Wegnehmen der Klitoris weiblicher zu machen. Dem Pubertierenden sollte damit die Entscheidung gegen Bisexualität und homosexuelle Tendenzen leichter gemacht werden. Grundlegend sah man diese Verstümmelung als wichtig für die Fortpflanzung und gut für die Fruchtbarkeit an (Winterstein 1928). Eine unblutige aber vielleicht nichts desto trotz ebenfalls schmerzhafte Variante ist bis heute in der Diskussion über die echten Frauen und den echten vaginalen Orgasmus erhalten geblieben. Die Entfernung eines Organs, das nun tatsächlich als das weiblichste angesehen wird – und es ist kaum möglich, Weiblichkeit ohne einen Bezug zu den reproduktiven Fähigkeiten und der Identifikation mit diesen und ihrer Antizipation zu beschreiben – kann den unbewussten Wunsch beinhalten, dass man sich dem anderen Geschlecht mehr angleichen könnte oder gleich gemacht wird. Diese Überzeugung scheint manchmal tatsächlich in den unbewussten Motivationen zur Hysterektomie wiederzufinden zu sein. Dass es gut für etwas sei, was jenseits strikter medizinischer Indikationen liegt, zeigt uns ja die Begeisterungsfähigkeit der Klinik, die drastischen operativen Steigerungsraten, aber z.B. auch die Überzeugung von Frauen auf dem Höhepunkt der Hysterektomiewelle, dass etwas Gutes, Sinnvolles, Präventives getan werde und dass man endlich einen Punkt gefunden habe, aus dem vielerlei Ungemach und Beschwerden kuriert werden könnten.

Die Tatsache, dass ein Großteil der weiblichen Geschlechtsorgane nicht sichtbar und einer Selbstuntersuchung nicht zugänglich ist, bedeutet, dass bestimmte Schwierigkeiten im Körperbild und bei psychologischen Grenz-gestaltungen entstehen und in der Wertschätzung dieser Organe eine Rolle spielen. Wie wir heute wissen, sind Empfindungen im oberen Teil der Vagina, in den Parametrien, bzw. im Uterus nicht oberflächensensibel, also nicht lokalisierbar, sondern tiefensensibel und viszeral (Masters und Johnson 1970). Erregungen haben daher die Tendenz, sich diffus auszubreiten und äußern sich in Qualitäten von Spannungsstau und Erleichterung. Demgegenüber ist Erregung beim Mann sichtbar, anfassbar und überprüfbar. Der endgültige Beweis im Unbewussten einer Frau, in ihrem Körperinneren sei alles in Ordnung und unzerstört, wird durch die Geburt eines gesunden Kindes erbracht. Diese Theorien, gewonnen aus Krankengeschichten von Psychoanalyse-/Psychotherapiepatientinnen sind Hilfsmodelle und Denkvorstellungen, die irrationalen Überzeugungen der Patientinnen, aber auch jene der Behandler besser zu verstehen. So müssten wir vor und nach dieser Operation Frauen treffen, die entsprechend männlicher Tendenz in sachlichem Umgangsverhalten die Operation und deren Folgen beiseite schieben und minimieren. Andererseits wird man aber auch solche finden, die in ihren Überzeugungen und Phantasien etwas von der Leere spüren lassen, von dem inneren leeren Raum.

3. Bemerkungen zu einigen Risikofaktoren

Empirische Studien über psychologische Folgen der Hysterektomie weisen wiederholt auf Risikofaktoren hin, die signifikant häufiger bei Frauen auftreten, bei welchen nach der Uterusentfernung ein ungünstiger Verlauf, mit längerfristigen psychischen und/oder körperlichen Beschwerden zu beobachten ist. Zwar können solche Merkmale einen Kliniker zu erhöhter Aufmerksamkeit veranlassen, aber dennoch nicht die Bewertung der individuellen Lebensgeschichte ersetzen.

3.1 Risikofaktor Depression und andere psychiatrische Erkrankungen

Die verlässlichsten Daten stammen aus Studien, welche die Patientinnen mittels objektivierbarer psychologischer Testverfahren möglichst lange prä- und möglichst lange postoperativ untersuchen. So konnte z.B. Salter 1985, bei einer Untersuchung an 102 Frauen, welche von ihrem Gynäkologen an eine Klinik zur weiteren Behandlung verwiesen worden waren, einen interessanten Zusammenhang zwischen organischem Symptom und psychischer Befindlichkeit erheben. Patientinnen, die aufgrund schwerer Blutungen überwiesen worden waren, erreichten signifikant höhere Werte bei Depression-Testverfahren, hingegen erreichten Patientinnen mit der Diagnose einer schweren Dysmenorrhöe höhere Werte im Bezug auf Ängstlichkeit. Beide Gruppen wurden schließlich noch mit einer symptomfreien Gruppe verglichen, welche bei beiden Parametern niedrigere Werte aufwies (Salter 1985). In einer interdisziplinären Verlaufsstudie betreffend Langzeitergebnisse nach Hysterektomie, konnte gezeigt werden, dass es in der untersuchten Patientinnenpopulation präoperativ deutlich mehr psychiatrische Akut- als Lifetime-Diagnosen gab. Nach 3 Jahren war die Zahl der psychiatrischen Akutdiagnosen zu vernachlässigen, was von den Autorinnen auf den präoperativen Erhebungszeitraum zurückgeführt wurde (Zintl-Wiegand et al. 2001).

3.2 Risikofaktor Kinderlosigkeit

Auch Kinderlosigkeit wird häufig als Risiko beschrieben. Interessanterweise haben 3 Probandinnen aus der oben erwähnten Langzeituntersuchung von Zintl-Wiegand, die im gebärfähigen Alter kinderlos waren, die Operation am besten bewältigt.

- Eine Kunsthistorikerin, die zwei bis drei Jahre wegen diverser Unterbauchbeschwerden in gynäkologischer Behandlung war, wurde Opfer eines Missverständnisses zwischen ihr und ihrer Frauenärztin. Die Patientin zögerte die Operation hinaus, die Ärztin nahm an, wegen eines nicht erfüllten Kinderwunsches. Tatsächlich war die Patientin aber mit ihrer Promotion, mit der Herstellung eines ideellen Kindes beschäftigt. Außerdem bedeutete es für sie eine schwerwiegende narzisstische Kränkung, einen besorgniserregenden Befund zu haben, der außerhalb von Beliebigkeit und eigener Kontrolle zu unbedingtem Unterwerfen unter medizinisches Diktat zwang. „Ich dachte, Krankheit sei was für andere Leute."
- Eine weitere Patientin, seit ihrer Jugend begeisterte Damenfußballerin, hatte sich die Frage nach Kindern nie besonders ernsthaft gestellt und trennte sich überzeugt und ohne Bedauern von ihrer Gebärmutter. Die Patientin hatte zu ihrer früh verwitweten Mutter ein ausgesprochen erfreuliches kumpelhaftes Verhältnis. Die Mutter saß hinten auf ihrem Motorrad. Es schien, als ob es diesen beiden gelungen wäre, die Kleine-Jungen-Phantasien ins Erwachsenenalter zu retten. Beide Frauen hatten Partner und zu diesen ein nachsichtiges betreuendes mütterliches Verhältnis.
- Eine dritte Frau hingegen hatte sich zusammen mit ihrem Mann ausdrücklich Kinder gewünscht. Hier war es ein langer, zum Teil schmerzhafter aber konstruktiver Entscheidungsprozess, der dazu führte, dass die notwendige Operation bewältigt werden konnte. Danach fanden beide Partner überzeugende Sublimierungsmöglichkeiten.

3.3 Risikofaktor Schichtzugehörigkeit

Wiederholt wird beschrieben, dass Frauen aus unteren sozialen Schichten die Operation schlechter vertragen, weil sie zum Teil abergläubisch seien und dem Uterus verschiedene nicht zutreffende Eigenschaften zuschrieben und außerdem nicht fähig seien, in Aufklärungsgesprächen die einzelnen Funktionen der reproduktiven Organe kognitiv richtig zu begreifen. Merkmale wie ,wenig Schul- und Berufsausbildung', ,eine Beschäftigung außerhalb des Hauses' und ‚halbwüchsige Kinder zu Hause' machten 80 % der Fälle mit ungünstigem Ausgang aus (Schulze et al. 1988). Interessant sind die Untersuchungen von Lidz (1979), die in einer themenzentrierten Gruppenarbeit über Empfängnisverhütung mit jungen Mädchen aus benachteiligten sozialen Schichten zeigen konnte, dass diese jungen Frauen sich oft so depraviert, leer und bedürftig fühlen, dass sie sich auf ihre eigene schöpferische Potenz, nämlich schwanger zu sein und auch zu gebären, besinnen müssen. Es liegt nahe, dass man einer solchen Frau mit einer Hysterektomie den einzigen vielleicht letzten Beweis ihres Wertes und damit ihrer psychischen Existenzberechtigung nehmen könnte. Obwohl gerade diese Frauen auch sehr oft abtreiben, scheint die potentielle Fähigkeit, Kinder zu gebären, besonders wichtig zu sein.

3.4 Risikofaktor Abwehrmechanismen

Eine weitere Risikogruppe, die sich weniger durch soziodemographische Merkmale als durch bestimmte Verhaltensweisen ausweist, scheinen die schnell entschlossenen bzw. überrumpelten Patientinnen zu sein. Vor allem ein ausweichender Umgang mit der bevorstehenden Operation von Seiten des Gynäkologen und der Patientin machen es dieser unmöglich, vor der Operation schon eine Entscheidungs- und auch vorweggenommene Trauerarbeit zu leisten (Newman et al. 1985). In der oben erwähnten rezenten Publikation finden sich auch Hinweise darauf, dass jene Patientinnen, die nicht an der Nachuntersuchung teilnahmen, jene waren, die präoperativ eine schnelle Entscheidung trafen, wenig kommunikativ waren. Ihr nicht-Teilnehmen wurde als Versuch, die Verleugnung oder Rationalisierung aufrechtzuerhalten, interpretiert (Zintl-Wiegand et al. 2001). Weitere wichtige Ergebnisse dieser Untersuchung, die mit der Adaptivität der Abwehr zusammenhängen können, sind der fehlende negative Effekt einer hohen Anzahl von Verlusten in der Anamnese und die fehlende protektive Wirkung einer als befriedigend beschriebenen Sexualität präoperativ.

3.5 Risikofaktor weibliche Identitätsstörung

Wie die in Frage kommenden Frauen markante Schwellen zur weiblichen Identitätsfindung bewältigt haben, also die phallische Phase, Adoleszenz inklusive Menarche, Menstruation, Schwangerschaften, Geburten, Aborte usw., geben Hinweise auf die erwähnte Identitätsproblematik. Ein Kernbereich dabei ist die Idealisierung männlicher Objekte abgeleitet von der Idealisierung des Phallus in der ersten genitalen Phase (Galenson und Roiphe 1971). Wenn diese Idealisierung erhalten bleibt, so werden die Eltern-Imagines gespalten. Der Vater als geliebtes und die Mutter als gehasstes Objekt: somit ist der neurotische Konflikt vorprogrammiert.

Die notwendige Identifizierung mit der Mutter in der frühen Kindheit oder eine – wenn auch ambivalente – Vertrautheit mit ihr in der Adoleszenz kann sich nicht entwickeln. Häufig ist eine überstürzte Schwangerschaft oder Ehe ein Ausweg aus einer schwierigen Adoleszenz oder Mutterbindung. Häufig suchen diese Patientinnen später auch psychotherapeutische Hilfe – aber nicht immer. Viele dieser Patientinnen entwickeln auch ein wenig flexibles Abwehrmuster, welches ihnen Trauerarbeit erschwert, oder nicht zulässt. Als Grund dafür kann das Konflikthafte erleben der eigenen Weiblichkeit angesehen werden. Sie sind in der Regel mit der Operation zufrieden, die Gynäkologen hatten keine Schuldzuweisungen oder Klagen zu hören bekommen.

4. Zur Rolle des Partners

Obwohl auf die scheinbare Selbstverständlichkeit der Bedeutung des Partners bei der Bewältigung der Operation immer wieder hingewiesen wird, gibt es wenige Untersuchungen zu diesem Thema. In der bereits zitierten Langzeitstudie aus 1988 berichten einige Frauen über eigenartige und befremdliche Reaktionen ihrer Männer, verhängnisvollerweise gerade in der Zeit, in der sie so dringend auf Zeichen von Zustimmung angewiesen waren und auch auf Zeichen, dass ihr Mann sich weiterhin von ihnen erotisch angesprochen fühle. Die Männer waren nach der Operation zutiefst niedergeschlagen. In mehreren Fällen stellte sich heraus, dass sie fest davon überzeugt waren, ihre Frau sei wegen einer malignen Unterleibserkrankung operiert worden, auch wenn dies keineswegs der Fall war. Sie haben sozusagen von sich auf ihre Partnerinnen geschlossen. Für einen Mann wäre eine derartige Operation im betreffenden Alter wohl nur denkbar, wenn es sich um eine lebensbedrohliche Erkrankung handeln würde. Wegen ihrer Sichtbarkeit sind männliche Genitalien anders besetzt. So weisen auch heute viele Männer in Partnergesprächen den Gedanken an eine eigene Sterilisation weit von sich, eine Beobachtung, die sich übrigens auch in der erwähnten Untersuchung bestätigt. Hin und wieder haben Frauen auch die Hysterektomie als Kampfmittel in der ehelichen Auseinandersetzung eingesetzt. Aber es liegt auf der Hand, dass mit Hilfe dieser Operation Ehekonflikte nicht zu lösen und vor allem auch eine Emanzipation nicht zu erreichen ist.

5. Hysterektomie und Sexualität

Die sexuelle Erlebnisfähigkeit der Frau ist durch so viele verschiedene Einflüsse bedingt, dass eine trockene Befragung nach Frequenz von Koitus und Orgasmus eine eher mangelhafte Ausbeute zu bringen scheint. Dennoch haben zahlreiche Autoren versucht, diesen objektiveren Ausweg zu nehmen, um nicht bei der noch simpleren Fragestellung zu bleiben: Hat sich ihr Sexualleben postoperativ verändert ?

Aus der Zusammenschau retrospektiver Studien der vergangenen 40 Jahre (Wijma 1984) ergibt sich dabei, dass auf diese Frage ca. 25 % der Frauen meinen, ihr Sexualleben hätte sich verschlechtert, ca. 30% geben keine Veränderung an und weitere 25 % meinen, es hätte sich verbessert.

Wie bei der Erforschung der Depression nach Hysterektomie, ging man in den vergangenen Jahren dazu über, Frauen schon vor der Operation über ihr Sexualleben zu befragen. Auch wurden postoperativ nicht nur Libido, Koitusfrequenz und Orgasmusfrequenz erfragt, sondern auch Daten über z.B. die Zufriedenheit mit der Operation, allgemein gesundheitliches Befinden oder Qualität der Partnerbeziehung. Auf diese Art hoffte man, ein besseres Bild der tatsächlichen Situation zu bekommen. Viele Frauen reagierten nämlich offensichtlich auf Fragen nach ihrer Sexualität durchaus nicht wahrheitsgetreu. Zum Beispiel gaben einige Frauen die regelmäßige Wiederaufnahme des Verkehrs an, bei denen sich bei einer Nachuntersuchung herausstellte, dass dies aufgrund der Schleimhautatrophie sowie des engen Scheideneingangs unmöglich war. Offenbar spielten dabei Schamgefühle jene Rolle, welche es Frauen auch heute noch verbieten, mit ihrem Arzt über Sexualprobleme zu sprechen und sich Hilfe zu holen. Ein weiteres Problem in der Erhebung postoperativer Folgen ist die Tatsache, dass viele Patientinnen bei mehrjährigen Untersuchungen nicht mehr antworten. Ein Problem, welches sich auch bei der Erforschung von Depression nach Hysterektomie ergab. Daher ist es nur möglich, Vermutungen darüber anzustellen, warum ein bestimmter Prozentsatz einer Studie, sogenannte ‚drop outs', nicht mehr teilnimmt: sei es Nachlässigkeit, Desinteresse oder vielleicht auch Verleugnung negativer Folgen?

Martin et al. erhob 1977/80 an 93 Patientinnen bei einer Drop-out-Rate von ca. 13% nach einem Jahr durchschnittlich keine Veränderung hinsichtlich Sexualleben und Koitusfrequenz. Drei Viertel der Frauen waren mit der Operation zufrieden, etwas mehr, also 89% fühlten sich von ihren körperlichen Beschwerden befreit.

Gath et al. befragte 1982 147 Frauen mit einer Drop-out-Rate von 15% nach sechs und zwölf Monaten. Bei der Frage nach ‚Freude am Sex' gaben 20% eine Verschlechterung, 41% Gleichbleiben und 39% eine Verbesserung der Situation an. Die Koitusfrequenz war bei 17% vermindert, bei 27 % gleich und bei 56% erhöht. Die Patientinnen waren in 86% mit der Operation zufrieden, nur 5% fanden ihre körperliche Befindlichkeit seit der Hysterektomie verschlechtert.

Raboch fand 1985 an 164 Patientinnen in 47,5% eine Verschlechterung des Sexuallebens, wobei die Rate noch stieg, wenn die Patientinnen auch oopherektomiert wurden (Raboch et al. 1985). Beide Studien geben keine Drop-out-Rate an.

Einen bemerkenswerten Vergleich zieht Kilkku in seiner Studie aus dem Jahr 1983. Er verglich 105 Patientinnen mit abdominaler Hysterektomie mit 107 Patientinnen mit supravaginaler Uterusamputation. Die 1-Jahres-Follow-up-Studie mit einer Drop-out-Rate von $1/2$% (!) ergab bei beiden Gruppen eine gleiche Verschlechterung der Libido um ca. 7%, jedoch in der Hysterektomiegruppe auch eine signifikante Verschlechterung der Orgasmusfähigkeit , welche in der Amputationsgruppe völlig unverändert blieb. Der Autor führt dies sowohl auf körperliche Ursachen, wie z.B. die Zerstörung des autonomen Nervensystems, welches die proximale Scheide und die Cervix versorgt, bei Hysterektomie, zurück, als auch auf psychische Faktoren wie zum Beispiel unbewusste Reaktionen auf den Totalverlust der Gebärmutter (Kilkku et al. 1987).

Nachdem nicht nur die Häufigkeit von Verkehr und Orgasmus, sondern auch Lust und Unlust, Vermeidungsverhalten, Appetenz, Initiativlosigkeit, Aktivität aus Pflichtgefühl, sexuelle Träume und Phantasien und vieles mehr das Sexualleben eines Menschen ausmachen, ist es so schwer, Veränderungen sachlich objektiv zu erfassen. Oder wie Lalinec-Michaud es ausdrückt: für manche Frauen scheint die Hysterektomie als eine willkommene Erleichterung von einer Reihe von Beschwerden gesehen zu werden, von anderen hingegen wird sie als ein Anschlag auf ihre körperliche Integrität und ihr Selbstwertgefühl aufgefasst. Die Operation zwingt die Frau, oft zum ersten Mal, sich die Einstellung zur Rolle von Gebärmutter und Eierstöcken bewusst zu machen, wobei manchmal tief verborgene Ansichten über Weiblichkeit und Frau sein zum Vorschein kommen. Die Bedrohung dieses Weiblichkeitsbildes wird umso größer sein, wenn die Patienten in einer fixen Partnerbeziehung lebt, sowie wenn diese Beziehung schon vor der Operation in anderer Weise gefährdet war (Lalinec-Michaud et al. 1988).

6. Das präoperative Aufklärungsgespräch

Neben dem Erklären der anatomischen Gegebenheiten, dem Operationsablauf, etc. ist die Auseinandersetzung mit den Ängsten der Frau (und des Partners) besonders wichtig. An sich werden diese Forderungen weitestgehend beherzigt. Von den untersuchenden und beratenden Ärzten wurden die Frauen mit wenigen Ausnahmen sehr passiv erlebt, sie stellten keine Fragen. Sie haben beileibe nicht zu wenig, sondern eher zu viel Informationen darüber erhalten, was, wie und wo entfernt und geschnitten wird, was bleibt und wo man sich keine Sorgen zu machen braucht. Es ist verständlich, dass es dann keine Fragen mehr gibt. Man würde sich doch dem eigenen und vielleicht auch fremden Vorwurf und Erstaunen aussetzen, auch beim dritten oder vierten Mal immer noch nicht kapiert zu haben. Aber das helle Licht der Aufklärung erreicht die ,Geschichten vom Ende der Straße' nicht: Die Mythen alter Frauen aus dem sozialen Umfeld, altmodischer Ärzte oder altmodische Ehemänner hinsichtlich der Uterusentfernung, auch wenn es sich nur um hingeworfene Bemerkungen handelt. Ein Rest dieser alten Geschichten lebt weiter, vergraben, versteckt, im verdrängten Winkel des Wertsystems von uns allen und in unseren privaten Überzeugungen (Nadelson et al. 1983).

Die Kunst des präoperativen Verhandelns besteht nicht so sehr der Frau plausibel zu machen, dass ihr nichts ernsthaftes passieren kann, sondern darin, die Frauen zum Reden zu bringen, zum Sprechen über ihre Unsachlichkeiten, über ihre ganz privaten Überzeugungen, das Schicksal der Freundin, das Gerücht vom Ende der Straße. Es braucht natürlich Zeit, damit wird wichtige Bewältigungsarbeit vorweggenommen und das ist ein wesentlicher Faktor um möglichst wenig postoperative Risken zu erleben.

Literatur

Galenson E, Roiphe H (1971) The impact of early sexual discovery on mood, defensive organisation and symbolisation. Psychoanal Study Child 26

Gath D, Cooper P, Bond A, Edmonds G (1982) Hysterectomy and psychiatric disorder: II Demographic, psychiatric and physical factors in relation to psychiatric outcome. Br J Psychiatry 140: 343–350

Kilkku P, Lehtinen V, Hirvonen T, Groenroos M (1987) Abdominal hysterectomy versus supravaginal uterine amputation: psychic factors. Ann Chir Gyn [Suppl] 202: 62–7

Lalinec-Michaud M, Engelmann F, Marino J (1988) Depression and hysterectomy: A comparative study. Psychosomatics, Sum 29 (3): 307–314

Lidz Th (1979) Family studies and changing concepts of personality development. Can J Psychiatry 24 (7): 621–632

Martin RL, Roberts WV, Clayton PJ (1980) Psychiatric status after hysterectomy. A one year prospective follow-up. JAMA 244 (4): 350–353

Masters WH, Johnson VE (1970) Human sexual inadequacy. Little, Brown & Co: Boston

Nadelson CC, Marcotte DB (1983) Treatment interventions in human sexuality. Plenum Press: New York

Newman G, Newman LE (1985) Coping with the stress of hysterectomy. Special issue: Sex education: Past, present, future. J Sex Education Therapy 11 (2): 65–68

Osborn M, Gath D (1983) Psychological aspects of gynecological surgery. In: Dennerstein L, Burrows G (eds) Handbook of psychosomatic obstetrics and gynecology. Elsevier Biomedical Press: Amsterdam

Raboch J, Boudnik V, Raboch J (1985) Das Geschlechtsleben nach der Hysterektomie. Geburtshilfe Frauenheilkd 45 (1): 48–50

Salter JR (1985) Gynecological symptoms and psychological distress in potential hysterectomy patients. J Psychosom Res 29 (2): 155–159

Wijma K (1984) Psychological functioning after non-cancer hysterectomy: A review of methods and results. J Psychosom Obstet Gynecol 3, (3/4): 133–155

Winterstein A (1928) Die Pubertätsriten der Mädchen. Int Psychoanal Verlag: Wien

Zintl-Wiegand A, Krumm B, Köhler F, Wiest W (1988) Bewältigungsstrategien junger Frauen vor und nach einer Hysterektomie. In: Teichmann AT, Dmoch W, Stauber M (Hrsg) Psychosomatische Gynäkologie und Geburtshilfe. Springer: Berlin, Heidelberg, 39–50

Zintl-Wiegand A, Krumm B, Köhler F, Wiest W (2001) Langzeitergebnisse nach einer Hysterektomie – Eine interdisziplinäre Verlaufsstudie. Geburtshilfe Frauenheilkd 61: 53–62

Zussmann L, Zussmann S, Sunley R, Bjornson E (1981) Sexual response after hysterectomy-oopherectomy: Recent studies and reconsideration of psychogenesis. Am J Obstetrics Gynecol 140 (7): 725–9

Die „alte Frau"
Die Frau im fortgeschrittenen Alter

M. Ringler

1. Einleitung

Ab welchem Lebensalter wird die Bezeichnung „alt" für passend befunden? In der Literatur wird zumeist 65 Jahre angenommen. Diese Grenze ist willkürlich. Sie geht davon aus, dass in dieser Lebenszeit mehrere irreversible körperliche und soziale Marksteine eingetroffen sind, die in unverrückbarer Weise an das nahende Lebensende gemahnen. Die Anzahl alter Menschen nimmt aufgrund der höheren Lebenserwartung beständig zu. Dies gilt insbesondere für Frauen. So wird für das Jahr 2005 erwartet, dass 2,2 Millionen Menschen älter als 100 Jahre alt sein werden. Hervorzuheben ist, dass die reproduktive Phase endgültig durch die abgeschlossene Menopause vorbei ist. Frauen werden aber in hohem Maße über ihre reproduktiven Fähigkeiten definiert. Eine der schwerwiegendsten psychosozialen Veränderungen im Leben eines Menschen ist eingetreten, der Rückzug aus dem Berufsleben. Die eigene Pensionierung fällt oft mit jener des Lebenspartners zusammen. Vorhandene Kinder haben nicht nur die Familie verlassen, sondern Enkelkinder beschert, die neben der Freude den Alternsprozess unterstreichen. Einsamkeit ist für alte Menschen ein schwerwiegendes Problem. Je älter sie werden, desto mehr gehen sie ihrer gewohnten sozialen Beziehungen mit Gleichaltrigen verlustig.

Im Zusammenleben von Menschen und daher auch in der Arbeit mit Patienten erfolgt die Zuordnung des Begriffs „alt" dennoch individuell, insbesondere in Abhängigkeit vom Lebensalter und den Einstellungen des Beurteilers. Daraus resultierende Projektionen und Übertragungsphänomene behindern eine unbeeinträchtigte Wahrnehmung. Die Zuschreibung von Befindlichkeiten und Veränderungsmöglichkeiten alter Menschen kollidiert sehr häufig mit der Wahrnehmung der Betroffenen und verhindert so eine zeitgerechte und angemessene Diagnostik und Therapie. Die Behandler alter Menschen sind jünger als diese selbst und gehören häufig einer Generation an, die sich geistig, kulturell und sozial unterscheidet.

Unser nach wie vor geringes Wissen über Menschen in höherem Lebensalter steht in starkem Kontrast zur zunehmenden Anzahl von alten Menschen.

Frauen mit ihrer höheren Lebenserwartung als die Männer leben heute eine durchschnittlich fast ebenso lange Zeit nach der reproduktiven Phase wie in derselben. Oft passt ihr Gesundheitsverhalten nicht zu ihrem erhöhten Erkrankungsrisiko. Ältere Menschen nehmen am wenigsten an Krebsvorsorgeuntersuchungen teil (Lentz und Homesley 1998, Kirschner 1985, zit. n. Verres 1986), wobei die Männer mit 85% gegenüber 70% der Frauen überwiegen.

2. Alter und Sexualität

Hohes Lebensalter wird in unserem sozio-kulturellen Bereich nach wie vor als entsexualisierte Lebensphase betrachtet. Wenn überhaupt, wird Sexualität im Alter Männern zugebilligt, welche sie dann mit wesentlich jüngeren Partnerinnen leben sollen. Derartige Vorstellungen beinhalten, dass ältere Menschen und insbesondere Frauen bereits in der Phantasie von sexuellen Befriedigungsmöglichkeiten ausgeschlossen werden, insbesondere wenn sie ihren Lebenspartner verloren haben. Passen sich die Betroffenen in ihrem Verhalten derartigen impliziten Normen an, dann werden die sexuellen Mythen, dass sexuelles Begehren und Bedürfnisse im Alter schwinden, zur selbsterfüllenden Prophezeiung. Berezin (1975) erklärt diese Mythen mit der Zeitlosigkeit der ödipalen Reaktionsweisen. Die Idee des ödipalen Kindes, das die eigenen Eltern als geschlechtslos phantasiert, womit es seine Schuldgefühle leichter bewältigen kann und zugleich die Bindung an den (die) geliebten Elternteil(e) in der Phantasie leichter leben kann, verschwindet niemals gänzlich. Daraus ließe sich auch die mangelnde Forschung über sexuelles Verhalten alternder Menschen erklären (Marcoen 1990). Diese Einstellungen sind aber aufgrund neuerer umfassender Studien unbegründet und falsch. Im Gegenteil: In den letzten Jahren finden eingehende Einstellungsänderungen bei älteren Menschen statt, auch wünschen sie sich selbst zunehmend sexuell aktiver. Sexuell aktive Altersheiminsassen wurden vom Pflegepersonal als geistig regsamer, fröhlicher, sozial angepasster, gesünder und attraktiver, mit warmherzigeren Familienbeziehungen und als erfreulichere Patienten beurteilt. Sexuelles Erleben im Alter steht in enger Beziehung zur Sexualität im mittleren Lebensalter (zit. n. Marcoen 1990). 25% der gesunden Frauen zwischen 80 und 102 Jahren hatten in einer Untersuchung von Bretschneider und McCoy (1988) einen ständigen Sexualpartner. Die häufigsten sexuellen Aktivitäten waren Berühren, Streicheln (64%), Masturbation (40%) und vaginaler Geschlechtsverkehr bei 30%. Das Sistieren des Geschlechtsverkehrs wurde von den Frauen und den Männern auf Probleme des männlichen Partners zurückgeführt, insbesondere Erektionsprobleme. Sie sind für viele Männer ein wesentlicher Grund, ihre sexuelle Aktivität einzuschränken. Sexuelle Aktivität in der Jugend ist ein wesentlicher, wenngleich nicht der einzige Prädiktor für sexuelle Aktivität im Alter. Dies gilt für Männer in höherem Maße als für Frauen (für einen Überblick siehe Roughan et al. 1993). Eine weitere Erschwernis für die sexuelle Aktivität von Frauen bildet der Umstand, dass 60–70% aller Frauen damit rechnen müssen, im Alter allein zu bleiben (Jürgensen 1988). Gleichzeitig gehen sie damit der wichtigsten Quelle erotischer Stimulation und Befriedigung, nämlich des zärtlichen Körperkontaktes zu einem geliebten Menschen, verlustig.

Dementsprechend spielen depressive Symptome eine hervorragende Rolle. Sie sind eine wesentliche Folge nach Objektverlusten, wie dem Tod des Partners, aber auch dem Erleben des Todes naher Freunde, der im Alter unausweichlichen Konfrontation mit eigenem und fremdem Schwächer- und Kränkerwerden. Untersuchungen an Menschen in höherem Lebensalter ergaben, dass 15% unter klinisch bedeutsamen depressiven Verstimmungen leiden, 4% an Major Depression und 6,5% leiden an Depressionen, die mit einer schwerwiegenden Erkrankung einher gehen (Blazer und William 1980, Hay et al. 1998). Für alte kranke Menschen finden sich Prävalenzraten zwischen 31% (Okimotto et al. 1982) und 45% (Kirksey und Stern 1984) bei hospitalisierten PatientInnen für Major Depression. In diesem Zusammenhang muss auf den erwiesenen Zusammenbruch der immunologischen Abwehr nach Objektverlust und Depression verwiesen werden (Irwin et al. 1987, Schleiffer et al. 1983).

Einer der wichtigsten Einflussparameter ist die Einsamkeit (Eder 1989). Einsamkeit geht einher mit Unzufriedenheit, Unglücklichsein, Depression, Alkoholismus, Suizid und Suizidversuchen.

3. Alter und Gesundheit

Über 65-Jährige sehen die Hauptschwierigkeit des Alterns im sich stetig verschlechternden Gesundheitszustand (Blume 1968). Am häufigsten sind Beschwerden des Herz-Kreislaufsystems, aber auch der Bedarf an Zahnbehelfen, Seh- und Hörhilfen und anderen Heilbehelfen nimmt zu. Trotzdem gehen ältere Menschen nicht häufiger zum Arzt als jüngere. Eine mögliche Erklärung dafür ist, dass Schmerzen und physische Symptome als normale Begleiterscheinungen des Alterns angesehen werden. Frauen konsultieren den Arzt eher als Männer, und Frauen beurteilen ihre Gesundheit im Durchschnitt schlechter als die Männer (Trismer et al. 1975). Frauen werden mehr Medikamente verschrieben als Männern, vor allem Psychopharmaka. Die Interaktionen von Medikamenten mit sexuellen Dysfunktionen bei Frauen ist noch weniger bekannt als bei Männern und es wird viel zu geringe Aufmerksamkeit auf Gewalt und Missbrauchserleben gerichtet (Goldstein und Perkins 1993).

Schon seit über 20 Jahren wird der Mangel an altersspezifischen Gesundheitsstatistiken bemängelt (Schubert 1968, 1970). Daran hat sich bis heute wenig geändert. Nach Breitenecker (1978) sind nur 13,2% aller zytologisch untersuchten Frauen älter als 55 Jahre. Frauen mit einem invasiven Cervixkarzinom haben in den letzten 3 Jahren keine Pap-smears gehabt. Lentz und Homesley (1998) geben eine breite Darstellung gynäkologischer Probleme im Senium und viele praktische Hinweise für die körperliche Untersuchung und Behandlung. Sie weisen darauf hin, dass alte Frauen nicht auf

die Notwendigkeit von Screening Untersuchungen des Genitaltrakts hinge-
wiesen werden, wenn sie zu einem Arzt gehen, der kein Frauenarzt ist.
Beschwerden des Genitaltraktes treten offensichtlich in den Hintergrund. Das
Überwiegen anderer Beschwerden, die die Lebensqualität unmittelbarer
beeinträchtigen, vermag diese Ergebnisse nur unzureichend zu erklären.
Sexuelle Tabus und Scham das Alter betreffend spielen eine hervorragende
Rolle (z. B. bei den sehr häufigen Inkontinenz-Problemen).

3.1 Veränderungen der Sexualorgane

Folgende physiologischen Veränderungen, die die Sexualfunktionen betreffen, sind bei über 55-Jährigen zu finden (Masters und Johnson 1966, Gentili
und Mulligan 1998):
   Männer:
- langsamere Erektionsgeschwindigkeit, es wird längere Stimulation benötigt, die fälschlicherweise oft als Impotenz interpretiert wird;
- die Steifigkeit des Penis nimmt ab, vor allem im Gefolge von kardiovasku-
  lären und neurologischen Erkrankungen;
- Samenflüssigkeit wird mit geringerem Druck ausgestoßen;
- die Menge des Ejakulats wird geringer,
  das Bedürfnis zu ejakulieren wird geringer;
- die Zeitdauer, um Koitus wiederholen zu können, wird zunehmend länger.
  Frauen:
- Häufigkeit und Menge der Befeuchtung der Scheide verringert sich;
- die Elastizität der Vagina wird geringer;
- Länge und Weite der Vagina verringert sich ebenso wie ihre Fähigkeit sich
  zu erweitern;
- Zunahme in der Zeitdauer, um Orgasmus zu erreichen;
- Abnahme der Dauer und Intensität des Orgasmus.
   Die klitorale Reaktion bleibt dagegen unverändert. Dies bedeutet, dass
trotz körperlicher Veränderungen der Sexualorgane ausreichende Möglichkeiten verbleiben, Sexualität zu genießen. Wichtig wird hier wiederum, Sexualität, sexuelles Begehren, Verhalten und Erleben nicht ausschließlich auf den
koitalen Aspekt hin zu definieren. Welche Bedeutung den körperlichen Veränderungen der sexuellen Reaktionsfähigkeit zugeschrieben wird, hängt auch
im Alter weiterhin von der Beziehung und Kommunikationsfähigkeit eines
Paares ab, insbesondere sexuelle Bedürfnisse dem Partner gegenüber zu
äußern und Veränderungen zu integrieren.
   Eine Diskrepanz zwischen gesellschaftlichen Rollenbildern und den inneren Wünschen älterer Frauen zeichnet sich ab. Ältere Frauen wünschen
zunehmend auch noch nach der Menopause attraktiv zu sein und ein befriedigendes Sexualleben zu führen (Lehr 1989).

4. Die Arzt-Patientin-Beziehung

Das erwähnte Auseinanderklaffen von gesellschaftlichen Rollenbildern, sexueller Tabuisierung und Wünschen von Betroffenen schlägt sich unmittelbar im Arzt-Patient-Kontakt und im Ausmaß, anfallende Probleme, wie trockene, rissige Haut im Vaginalbereich zu thematisieren, nieder. Störungen des Körperbildes und Eingriffe in dasselbe werden bei alten Frauen in noch geringerem Ausmaß als die Weiblichkeit und das Selbstbild beeinträchtigend reflektiert. Daraus ergibt sich für die Betroffenen das Problem, Ängste wahrzunehmen, zu artikulieren und entsprechende Hilfe zu erbitten. Daraus wird verständlich, weshalb es mit dem Großteil der über 70-jährigen Frauen nach Ablatio der Mamma kaum möglich ist, über ihr Körpererleben zu sprechen. Sehr rasch versichern sie, dass sie die Brust „sowieso nicht mehr brauchen". Körperorgane werden auf ihre Funktion hin bezogen, das Bedürfnis nach körperlicher Vollständigkeit verdrängt oder verleugnet.

Ein weiteres Problem der Gleichsetzung von postmenopausaler Zeit mit mangelndem sexuellem Interesse und Verlust der Weiblichkeit besteht darin, dass die betroffenen Frauen , wenn sie die Wechselbeschwerden „behandelt", oder „hinter sich gebracht" oder sich „mit ihnen abgefunden haben", selbst notwendige Untersuchungen zu vernachlässigen beginnen, d. h. sich selbst beschädigen.

Die Gynäkologin Leysen (1990) schlägt vor, alternden Frauen ein Gespräch über sexuelle Fragen anzubieten und so Informationen zu vermitteln und missverständliche Einstellungen zu überprüfen. Folgende Fragen werden nach ihrer Erfahrung unproblematisch akzeptiert: „Sind Sie sexuell aktiv?", „Haben Sie Schmerzen beim Verkehr?" und „Sind Sie mit ihrem Sexualleben zufrieden?" Alle drei Fragen stellen unaufdringliche Eintrittskarten dar, die der Patientin signalisieren, dass sie, wenn nicht jetzt, dann doch zu einem späteren Zeitpunkt, das Thema mit ihrem behandelnden Arzt wieder aufgreifen kann. Allein die Information über altersbedingte Veränderungen kann sehr entlastend wirken. Ebenso wichtig ist die Information über alternative Koitusstellungen, die das Herz-Kreislaufsystem und das Skelettsystem (z. B. bei Osteoarthritis) weniger belasten, wie z. B. die kreuzweise Position.

Neben den Bewertungsproblemen und der subjektiven Wahrnehmung einer Gefährdung im Senium wirft die Inanspruchnahme gynäkologischer Hilfe eine Reihe von emotionellen Hürden auf. Diese sind:

• Der Besuch beim Gynäkologen kann als eine Art „Versuchungssituation" verstanden werden. Dies bedeutet, dass die Patientin in der Phantasie mit früheren unterschiedlich lustvollen Erfahrungen konfrontiert wird (Koitus, Schwangerschaft, etc.).

• Gynäkologenbesuch im hohen Lebensalter konfrontiert stark mit personalen und ideellen Verlusten, Wünschen und Ängsten.

• Die Untersucher/Ärzte sind zumeist wesentlich jünger. Sie werden als Söhne/Töchter, Enkel erlebt, damit Schamgrenzen massiv mobilisiert. Es fehlt ihnen auch eine Eigenerfahrung mit dem Altern und den damit verbundenen Schwierigkeiten, wie z. B. dem Umgang mit einem alternden

Körper, schrumpeliger Haut, etc. Die Zuschreibung von Kompetenz an junge Menschen mag ebenfalls Schwierigkeiten bereiten.

- Das Verlangen ein intaktes Körperbild aufrechtzuerhalten wird durch das Erleben von Verfallserscheinungen massiv bedroht.
- v. Falckenhausen (1988) betont, dass alte Frauen in verstärktem Ausmaß fürchten, ihre eigenen Anliegen vorzutragen, und meist ein anderes Familienmitglied vorschieben. Erst wenn ihnen die Beziehung ausreichend vertraut wird, wagen sie über ihre Leiden zu sprechen. Nehmen sie Ungeduld wahr, so ziehen sie sich rasch auf Klagen und somatische Beschwerden zurück.
- Auch die Untersucher stoßen auf vielfältige affektive Schwierigkeiten. Die alte Patientin wird als „Mutter" erlebt, deren Bedrohlichkeit durch das „Muatterl" in der Anrede entschärft zu werden versucht. Können die Tabugrenzen bei der körperlichen Untersuchung durch dieselbe Distanzierung wie bei jüngeren Patientinnen kontrolliert werden, so werden sie doch durch Empfindungen des Ekels überschattet. Diese sind mit dem ärztlichen Helferethos nur schwer vereinbar. Besonders das Gespräch ist behindert, weil Fragen nach der Sexualität, der sexuellen Erlebnisfähigkeit und dem Körperbild durch das Inzesttabu und die Generationenschranke behindert werden. Diese treten aber unweigerlich bei jedem starken Altersgefälle zwischen Untersucher und Patient auf. Daher werden sexualtherapeutische Hilfestellungen für alte Menschen kaum berichtet, d. h. selten angeboten. Behandlungen beziehen sich überwiegend auf die erektilen Dysfunktionen der Männer (z. B. Gentili und Mulligan 1998).
- Alte Frauen benötigen für das An- und Auskleiden mehr Zeit als jüngere. Oft brauchen sie körperliche Unterstützung, um den Untersuchungssessel zu „erklimmen". Dadurch werden die Geduld und der Zeitplan des Gynäkologen auf die Probe gestellt. Auch bei den Patientinnen ruft dies Schuldgefühle hervor.
- Offensichtlicher körperlicher Verfall provoziert immer die Vorstellung und Angst, selbst so alt und krank zu werden, und wirft Fragen der eigenen Sterblichkeit und humanen Sterbens auf.
- Zu gewinnen gibt es, wie es ein Kollege ausdrückte, die „Lebenserfahrung und die Weisheit" der alten Frauen, die, wenn man es ihnen erlaubt, gerne zu plaudern beginnen und viele interessante Geschichten zu erzählen wissen.

Für Menschen im fortgeschrittenen Lebensalter liegt eine der Hauptschwierigkeiten darin, erneut und beständig, im Vergleich mit den Jüngeren mit dem bisher gelebten Leben innere Bilanz ziehen zu müssen. Dies beinhaltet, sich mit der eigenen zeitlichen Begrenztheit und den unwiederbringlich verlorenen Möglichkeiten und Enttäuschungen zu konfrontieren. Dadurch wird auch sehr viel Neid wachgerufen, der sich in eigenen und fremden Entwertungen äußert und oft schwer zu ertragen ist.

Nur wenigen Menschen, zumeist waren sie schon immer geistig sehr aktiv, ist es möglich, so wie jene 85-jährige Historikerin zu reagieren, die sich ihren Alltag sehr penibel einteilt: Sie habe da noch eine Arbeit fertigzustellen, das brauche bei ihrem heutigen Tempo noch vier weitere Jahre. Die wolle sie noch durchhalten.

5. Alter und Psychotherapie

Wurde in früheren Jahren die Möglichkeit für psychotherapeutische Hilfe bei älteren Menschen sehr skeptisch betrachtet, so mehren sich die Arbeiten, welche diese alte Lehrmeinung in Frage stellen (v. Falckenhausen 1988, Vonessen und Radebold 1985, Heigl 1972). Dies ist ganz offensichtlich darauf zurückzuführen, dass nunmehr eine Generation von Psychotherapeuten selbst das Altern erfahren hat und sich mit den inhärenten Abwehren konstruktiv auseinander setzen konnte. Thompson und Gallagher (1987) untersuchten kurzpsychotherapeutische Behandlungen (16–20 Stunden) bei depressiven Menschen, 60 Jahre und älter. Sie fanden hohe Remissionsraten, nämlich 62% für kognitive Therapie, 80% für Verhaltenstherapie und 70% für psychodynamische Psychotherapie. Hartmann und Lazarus (1992) resümieren, dass psychotherapeutische Hilfe für alte Menschen die Hospitalisierungsraten senkt (−73,4% im Durchschnitt), aber auch die Inanspruchnahme ambulanter Dienste senkt (−22,6% im Durchschnitt).

6. Schlussbemerkungen

Dieser kurze Überblick sollte das geringe Wissen über die alternde/alte Frau zusammenfassen. Es steht in Gegensatz dazu, dass häufigere Erkrankungsrate und Schweregrad der Erkrankungen älterer Menschen besonderen Wissens bedürfen. Die Annäherung an den gesamten Fragenkomplex wird von der Reflexion der inhärenten Übertragungs- und Gegenübertragungsphänome geleitet. Im Umgang mit alten PatientInnen werden die grundsätzlichsten Fragen menschlichen Seins aufgeworfen, denen aber in jüngeren Jahren mittels Nicht-Wahrnehmung, Verdrängung und Spaltung ausgewichen werden kann. Dabei zeigen neueste Untersuchungen, dass eine Revision altersbedingter Einstellungen und Verhaltensweisen, insbesondere die Sexualität betreffend, nicht allein die Lebenszufriedenheit der Betroffenen, sondern auch ihre Beziehungsmöglichkeit mit anderen Menschen/Beziehungspartnern nachhaltig erfreulicher gestalten lässt.

Literatur

Berezin MA (1975) Masturbation and old age. In: Marcus IM, Francis JJ (eds) Masturbation: from infancy to senescence. Int Univ Press: New York, pp 329–347

Blazer D, William CD (1980) Epidemiology of dysphoria and depression in an elderly. Am J Psychiatry 137: 439–444

Bretschneider JG, McCoy NL (1988) Sexual interest and behavior in healthy 80- to 102-year olds. Arch Sex Behav 17: 109

Blume O (1968) Möglichkeiten und Grenzen der Altenhilfe. J.c.B. Mohr (Paul Siebeck): Tübingen

Breitenecker G (1978) Zur Frage der Altersstruktur von Frauen mit zervikalen intraepithelialen Neoplasien und invasiven Zervixkarzinomen. Wien Klin Wochenschr 90(15): 527–534

Eder A (1989) Risikofaktor-Einsamkeit. Springer: Wien

Falckenhausen B v (1989) Frauen im fortgeschrittenen Lebensalter in der Sprechstunde der Psychoanalytikerin. In: Dmoch W (Hrsg) Psychosomatische Gynäkologie und Geburtshilfe 1988. Springer: Heidelberg, S. 28–35

Hay DP, Rodriguez MM, Franson KL (1998) Treatment of depression in late life. Clinics in Geriatric Med 14 (1): 33–46

Heigl F (1972) Indikation und Prognose in Psychoanalyse und Psychotherapie. Verlag f. med. Psychologie: Göttingen

Gentili A, Mulligan T (1998) Sexual dysfunctions in older adults. Clin Geriatr Med 14(2): 382–393

Goldstein ZM, Perkins CA (1993) Mental health and the aging woman. Clin in Geriat Med 9(1): 191–196

Hartmann C, Lazarus LW (1992) Psychotherapy with elderly depressed patients. Clinics in Geriat Med 8(2): 355–362

Irwin M, Daniels M, Smith TC (1987) Impaired natural killer cell activity during bereavement. Brain Behav Immun 1: 98–104

Jürgensen O (1989) Alleinlebende Frauen – Schicksal oder Wunsch? In: Dmoch W (Hrsg) Psychosomatische Gynäkologie und Geburtshilfe 1988. Springer: Heidelberg, pp 16–27

Kirksey DF, Stern WC (1984) Multicenter private practice evaluation of the safety and efficacy of bupropion in depressed geriatric outpatients. Curr Ther Res 35: 200–210

Lehr U (1989) Altern und Alterskrankheiten. MMW 131(1–2): 18–20

Lentz SS, Homesley HD (1998) Gynecologic problems in older women. Clinics in Geriat Med 14(2): 297–314

Leysen B (1990) Therapy and Guidance of the climacteric woman with sexual problems. In: Vansteenwegen A (ed) Human sexuality and the family health sciences. Peeters Press: Louvain, pp 99–106

Marcoen A (1990) Human sexuality in later life: psychosocial issues. In: Vansteenwegen A (ed) Human sexuality and the family health sciences. Peeters Press: Louvain, pp 77–98

Masters WH, Johnson VE (1966) Human Sexual Response. Little, Brown and Company: Boston, Mass

Okimoto JT, Barnes RF, Veith RC (1982) Screening for depression in hospitalized geriatric medical patients. J Am Geriatr Soc 139: 799–802

Roughan PA, Kaiser FE, Morley JE (1993) Sexuality and the older woman. Clinics in Geriat Med 9(1): 87–106

Schleiffer SJ, Keller SE, Cammerino M (1983) Suppression of lymphocyte stimulation following bereavement. JAMA 250(3): 374–377

Schubert R (1970) Aktuelle Probleme der Geriatrie, Gerontopsychologie, Gerosoziologie und Altenfürsorge. Steinhoff: Darmstadt

Thompson LW, Gallagher D (1987) Comparative effectiveness of psychotherapies fordepressed elders. J Cons Clin Psychol 55: 538–553

Tismer KG, Lange U, Erlemeier N, Tischmer-Puschner S (1975) Psychosoziale Aspekte der Situation älterer Menschen. Kohlhammer: Stuttgart

Verres R (1986) Krebs und Angst. Springer: Berlin, Heidelberg

Vonessen I, Radebold H (1985) Analytische Therapie im mittleren Lebensalter. In: Hau TF, Wyatt F (Hrsg) Therapeutische Anwendung der Psychoanalyse. Verlag f. med. Psychologie: Göttingen, pp 103–110

Familientherapie

H. Katschnig und *E. Wanschura*

Eine Möglichkeit, alte dysfunktionale Muster, die zu „Auslösern" oder „Aufrechterhaltern" psychosomatischer Symptome werden können, zu durchbrechen und neue befriedigendere Muster zu finden, ist die Paar- und Familientherapie.

„Familientherapie war und ist immer noch ein wundersamer Turm von Babel: Die Leute in ihm sprechen viele verschiedene Sprachen" (Hofman L 1990.) So ist die Familientherapie ein weites Feld, und es gibt relativ viele verschiedene Varianten, wie man mit einer Familie therapeutisch arbeiten kann. Wir unterscheiden analytische Familientherapie, systemische, strukturelle, existenzielle und viele andere mehr. Alle diese Fachbezeichnungen überschneiden sich in ihren Inhalten. Wir haben große Schwierigkeiten, unsere Arbeitsweise in das Korsett eines Etiketts zu zwängen, sicher gehört sie zur großen Gruppe der systemischen Familientherapie. Unsere „Eltern" sind im engeren und weiteren Sinn Maurizio Andolfi, Salvador Minuchin, Jay Haley, Rosmarie Welter-Enderlin, Karl Tomm und viele andere mehr.

Grundlage unserer Arbeit ist unsere innere Gewissheit, dass es eine universale Verknüpfung, eine Vernetzung der Menschen, Tiere, Gegenstände und Pflanzen gibt. Es gibt kein isoliertes Sein. Einer ist mit dem anderen verbunden, einer beeinflusst den anderen.

Die zweite Grundlage ist die innere Gewissheit, dass in jedem Individuum, in jedem System Kräfte vorhanden sind, die richtig kanalisiert bzw. genutzt, zur Weiterentwicklung verwendet werden können. Die dritte Grundlage ist die Gewissheit, dass Veränderung oder Weiterentwicklung aus dem System herauskommen muss. Das heißt, dass die Verantwortung für Gesundheit und Krankheit nicht allein beim Therapeut/in, sondern vor allem bei der Familie liegt.

1. Bildung eines therapeutischen Systems

Wenn eine Frau im Erstgespräch mit ihrem Partner oder mit der ganzen Familie zu der Erkenntnis gekommen ist, dass ihre Symptome mit dem Muster, mit dem Umgang in ihrer Familie zu tun haben, so ist der Weg frei zur

Familientherapie. Es gehört Mut dazu und Vertrauen darauf, dass Veränderung möglich ist, um in eine Therapie einzutreten.

Wenn eine Familie zur Familientherapie kommt, dann bildet das Familiensystem gemeinsam mit der Therapeut/in ein therapeutisches System. Das heißt, der Therapeut/in wird im Gespräch, im Handeln ein Teil des Systems. Solange es eine Zusammenarbeit zwischen Familie und Therapeut/in gibt, gibt es auch eine Wechselbeziehung zwischen diesen beiden Systemen Familie und Therapeut/in. Eines beeinflusst das andere. Damit ist auch klar, dass keines der Mitglieder des therapeutischen Systems objektiv und unvoreingenommen sein kann. Der Familientherapeut/in kann unmöglich von außen her Veränderungen vornehmen, „gesund machen" oder „normalisieren". Oft bewirkt allein die Anwesenheit des Therapeuten eine ganz wesentliche Veränderung in der Familie. Das ist ohne weiteres verständlich, wenn man sich vor Augen hält, dass durch die Anwesenheit des Therapeuten/in die Familie, soweit sie den Therapeut/in in ihrem Kreis aufnimmt, ein Mitglied mehr hat, also ein neues System geworden ist.

Damit ist eine wichtige Voraussetzung dafür angesprochen, dass Familientherapie überhaupt funktionieren kann: Die Familie muss bereit sein, mit dem Therapeut/in eine Beziehung einzugehen, der Therapeut/in muss bereit sein, mit der Familie gemeinsam ein neues System, das therapeutische System, zu bilden.

Der Therapeut/in muss gelernt haben, Teilnehmer/in unterschiedlichster Familiensysteme zu werden. Das erfordert ein hohes Maß an Flexibilität und Wendigkeit, an Offenheit und Toleranz gegenüber verschiedenen Lebensstilen und Weltauffassungen. Der Therapeut/in muss gleichermaßen fähig sein, mit Säuglingen wie mit Großeltern Kontakt zu knüpfen, mit einem Hilfsarbeiter wie mit einem Universitätsprofessor. Er muss gleichermaßen Interesse und Verständnis aufbringen können für einen passionierten Wanderer wie für einen begeisterten Stubenhocker. Diese Fähigkeiten erfordern vom Therapeut/in außer einer entsprechenden Ausbildung auch ein gutes Stück eigener Lebenserfahrung und Persönlichkeitsbildung.

Wenn Familie und Therapeut/in einander akzeptiert haben, dann kann der nächste Schritt kommen. Der Therapeut/in kann nun mit der Familie gemeinsam neue Lösungsmöglichkeiten suchen und finden. Er kann die Familie zu Veränderungen animieren, ja sogar provozieren. Solange er im Stil der Familie bleibt, das heißt, solange er im System einen Platz hat und solange die Familienmitglieder ihn/sie als jemanden anerkennen, der fachlich dazu geeignet ist, besitzt der Therapeut/in genügend Spielraum für seine Arbeit. „Der/die Therapeut/in ist vergleichbar dem Kontinuospieler in einem Barockstück. Er kann tun, was immer er für nötig hält, solange er in der harmonischen Struktur verbleibt" (Salvador Minuchin 1986).

Damit therapeutisches Handeln, so wie wir es verstehen, möglich wird, muss der Therapeut/in für eine Handvoll Zutaten sorgen:

1. Der Therapeut muss dafür Sorge tragen, dass für das therapeutische System ein Raum zur Verfügung steht, in dem für eine gewisse Zeitdauer gearbeitet werden kann. Raum ist nicht nur im physikalischen, sondern auch im

übertragenen Sinn gemeint: Raum, in dem man sich persönlich sicher fühlt, in dem keiner der Familienmitglieder verletzt und bloßgestellt wird. Dieser Raum muss groß genug sein, um alles, was von der Familie kommt und alles, was vom Therapeut/in kommt, zu umschließen und klein genug, um überschaubar zu bleiben.

2. Der Therapeut/in muss dafür sorgen, dass in der Auseinandersetzung zwischen Therapeut/in und Familie, aber auch der Familienmitglieder untereinander genügend Intensität vorhanden ist. Nur so kann es zu Veränderungen kommen. Ist diese Intensität in den Interaktionen verbal und/oder nonverbal zu schwach, so fallen diese gleichsam unter die Reizschwelle, sie werden nicht wahrgenommen. Die theoretisch besten therapeutischen Interventionen können so durch mangelnde Intensität im Nichts versickern. Familientherapie arbeitet also mit hoher Intensität.

3. Der Therapeut/in muss im Stande sein, systemisch zu denken und zu handeln, das heißt, er muss in seinen Denk- und Handlungsprozessen sich selbst und die Familienmitglieder einschließen. Dazu haben sich in der Familientherapie in den letzten Jahrzehnten, vor allem ausgehend von der Mailänder Schule um Selvini-Palazzoli, die zirkulären Fragen entwickelt. Diese zirkulären Fragen machen es möglich, den Kontext auch für die Familienmitglieder in einem neuen Licht sehen zu können (Selvini-Palazzoli 1982).

„Herr K., was macht Ihre Frau, wenn Sie ihr einen neuen Vorschlag machen, was glauben Sie, denkt und fühlt Ihre Frau, wenn Sie ihr erzählen, dass Sie nach Amerika sollten von der Firma aus?" „Frau K., was tut Ihr Mann, wenn Sie ihm verständlich machen wollen, wieviel Angst Sie haben, Ihre eigene Familie zu verlassen?" Durch diese zirkulären Fragen können wir Verhaltensmuster nicht nur im Hier und Jetzt erkennen, sondern auch erfahren, wie Handlungsketten, Handlungsmuster sich aufbauen und sich vielleicht schon in der Herkunftsfamilie aufgebaut haben.

4. Der Therapeut/in muss sich darüber im klaren sein, das heißt es erlebt haben, mit „Herz und Hirn" wissen, dass es keine isolierte Existenz gibt.

Der Therapeut/in muss garantieren, dass die Intimsphäre jedes Einzelnen gewahrt bleibt, die Autonomie jedes Einzelnen und auch die Autonomie der Subsysteme, die das therapeutische System bilden. Mit anderen Worten, die Familie muss sicher sein können, dass ihre Angelegenheiten ihre Angelegenheiten bleiben. Der Therapeut/in als neues Mitglied des Systems darf die Familienangelegenheiten nicht zu seinen eigenen machen. Andererseits – das macht die Sache recht anspruchsvoll – muss er aber neben der gebührenden Distanz zwischen Familie und Therapeut/in auch genügend Intimität und Vertrauen zwischen diesen beiden Subsystemen aufbauen.

Der Therapeut/in muss im Stande sein, der Familie die Sinne für Stärken zu öffnen und sollte auch den einzelnen Familienmitgliedern die Möglichkeit geben, die Stärken der anderen zu sehen und anzunehmen. Wenn dies möglich ist, können die einzelnen Familienmitglieder auch mit einem gewissen Maß an Hoffnung der therapeutischen Arbeit entgegensehen.

2. Aus der Praxis der Familientherapie

Es ist nicht leicht in Worten zu beschreiben, durch welche Interventionen wir dem System einen „Anstoß" geben können zur Weiterentwicklung.

Eine der Techniken der Familientherapie sind „Hausaufgaben". Sie erinnern sich, dass in der systemischen Familientherapie sehr viel Wert darauf gelegt wird, dass die Familie selbst es ist, die ihr „Schicksal" in die Hand nimmt. Dass wir als Therapeuten nur „Katalysatoren" sind.

Frau K., die Sie schon kennengelernt haben in Kapitel 3.4, wurde uns wegen rezidivierender Durchfälle von ihrem praktischen Arzt zur Psychotherapie zugewiesen.

Im Rahmen der Paartherapie verwendeten wir auch die Technik der oben genannten „Hausaufgaben".

Herrn und Frau K. wurde vorgeschlagen, das Muster, in dem sie befangen waren, in einem Dialog zu spielen, es festzuhalten und uns zu schicken. Therapeutin: „Frau K., bitte machen Sie aus Papier oder einem anderen Material eine große männliche Figur und eine kleine männliche Figur. Herr K. machen Sie bitte eine große weibliche Figur und eine kleine weibliche Figur. Dann lassen Sie beide diese Figuren, und zwar alle Kombinationen, die möglich sind, also die große männliche Figur mit der kleinen weiblichen Figur etc., einen Dialog führen und das Thema des Dialogs soll sein ‚Der Mann muss nach Afrika.'"

Frau K. begann zu lächeln und meinte, das ist das richtige für uns, Herr K. war sichtlich verunsichert und verwirrt und bat die Aufgabe nochmals zu wiederholen.

Weiters baten wir Herrn K., einige der Situationen niederzuschreiben, wo er seiner Frau neue Vorschläge macht und sie ihn wie mit einem kalten Kübel Wasser übergießt, und Frau K. baten wir, uns jene Sequenzen aufzuschreiben, in denen sie ihr Mann wie ein kleines Schulmädchen behandelt und sie sich dann zurückzieht und keine Rückmeldung gibt.

Durch diese Interventionen ist es möglich, die Abstände der Sitzungen oft sehr lang zu halten. Der nächste Termin für die Familie K. war in drei Wochen.

Zum zweiten Paargespräch: Herr und Frau K. hatten uns die „Aufgabe" eine Woche vor ihrem Termin geschickt, und zwar langte der Brief von Frau K. vor dem von Herrn K. bei uns ein.

Durch das Führen des Dialogs in den verschiedensten Kombinationen konnte Herr K. formulieren: „Es ist ja unbeschreiblich, wie sehr ich noch immer ‚von meiner Mutter eins drauf haben will'. Aber seit unserem Spiel mit den ‚Puppen' fällt mir meine Frau nicht mehr drauf rein. Sie hört zu, wenn ich ihr Vorschläge mache. Es ist allerdings auch sehr mühsam mit ihr, denn sie lässt sich nicht mehr", meinte er lachend, „wie ein Schulmädchen herumkommandieren." Frau K. wirkt irritiert. Auch sie hat viel an Sicherheit gewonnen, doch sie möchte nun das nächste Problem in Angriff nehmen.

Frau K. sah sehr niedergeschlagen und traurig aus, Herr K. still und zurückgezogen, doch zuvorkommend wie immer.

Frau K. „Ich fühl mich schon besser, aber gestern gab es eine große Auseinandersetzung mit meiner Mutter."

Therapeutin: „ Herr K., waren Sie dabei? Dann schildern Sie mir bitte, was sich zugetragen hat?" – „Gabis (Frau K's) Mutter war zu Besuch. Wir wollten über den Urlaub reden. Gabi erklärte ihrer Mutter, wir vier möchten heuer allein nach Italien fahren, worauf ihre Mutter verärgert reagiert und meint, das könnten wir ihr doch nicht antun. Ich wurde wütend." Therapeutin: „Frau K., was hat Ihr Mann gemacht, als Ihre Mutter so verärgert reagiert hat?" Frau K. (ärgerlich): „Er hat Franz genommen und das Zimmer verlassen. Als ich mit meiner Mutter allein war, fühlte ich mich völlig hilflos und meinte, wir könnten ja noch einmal über den Sommer sprechen."

Aus dieser Sequenz wird das Dilemma von Frau K. ersichtlich: Einerseits will sie mit ihrem Mann eine Partnerschaft zu leben beginnen, andererseits kann sie sich aus der mächtigen Bindung zur Mutter nicht befreien. Das heißt, die nächsten Sequenzen wären die, sie dabei zu unterstützen und dem Paar die Möglichkeit zu geben, eine klare Generationengrenze zu schaffen.

Therapeutin: „Frau K., was meinen Sie, was Ihr Mann gedacht und gefühlt hat, als er das Zimmer verließ?" Frau K. wird bockig, Herr K. wird unruhig, trommelt mit seinen Fingern auf dem Sessel und wirkt sehr gespannt, er will reden, Therapeutin hält ihn zurück. Frau K.: „Er ist ein Feigling und scheut jede Auseinandersetzung. Ich hab' mich so allein gelassen gefühlt."

Therapeutin: „Gott sei Dank, sitzt er ja da und wir können ihn fragen, wie es für ihn war." Herr K.: „Seit Jahren versuche ich meiner Frau beizubringen (Therapeutin denkt, schon wieder geht er mit ihr wie mit einem Schulmädchen um), dass sie mit mir verheiratet ist und nicht mit ihrer Mutter. Seit Jahren hoffe ich auf den Augenblick, dass sie ihrer, zugegeben sehr gebildeten, dominanten Mutter die Stirn bietet, aber nein, wieder fällt sie um, obwohl wir lange den Plan im Sommer besprochen haben."

Therapeutin: „Und Sie glauben nicht, dass Sie dazu Ihre Hilfe gern gehabt hätte?" Herr K.: „Mir genügen meine Eltern. Soll ich mich auch noch mit Gabis Mutter auseinandersetzen?" Therapeutin: „Falls Sie sie heiraten möchten, wäre das wohl nötig."

Beide Partner sind durch diese Provokation irritiert, verwirrt.

Frau K.: „Was meinen Sie denn, seit sieben Jahren sind wir verheiratet." Therapeutin: „Sind Sie sich da so sicher?" Meine Supervisorin ruft mich heraus. Wir besprechen am Ende der Stunde folgende Intervention.

Therapeutin: „Frau K., das nächste Mal würden wir gern Sie beide mit Ihrer Mutter sehen."

In einer der vorhergehenden Stunden hat uns Frau K. geschildert, dass ihre Angstzustände, Bauchbeschwerden, Depression seit dem Tod des Vaters vor $3^1/_2$ Jahren einen Höhepunkt erreicht haben und dass sie seit damals sich wieder sehr verantwortlich fühlt für das Wohlergehen ihrer Mutter. Frau K. ist die einzige Tochter.

Frau K.: „Nein, Frau Doktor, das kann ich meiner Mutter nicht antun. Sie weiß doch gar nicht, dass wir zu Ihnen gehen." Nach einer Erklärung meinerseits, dass wir noch nie erlebt haben, dass Eltern, die so an ihren Kindern hängen, nicht alles für diese tun würden, lenkt sie ein.

Wir vermuten, dass es vielleicht längere Zeit dauern wird, bis Frau K. sich wieder meldet, um einen nächsten Termin auszumachen. Aber zu unserem Erstaunen rief sie nach etwa zwei Wochen an, ihre Mutter sei bereit, mitzukommen.

Sie erinnern sich an das Schema von Betty Carter über die „vertikalen Stressoren", die über viele Generationen weitergegeben werden können. In der systemischen Familientherapie arbeiten wir deshalb auch gerne „life" mit den Großeltern, um diese alten Muster wie Verstrickung, Triangulation, die über die Generationen hinweg weitergegeben werden, aufzulösen (Bowen 1975).

Frau K. war zum nächsten Termin besonders attraktiv gekleidet und hergerichtet. Herr K. kam als erster und stellte uns Frau M., seine Schwiegermutter, vor. Frau M. war eine stattliche Dame, 68 Jahre, sie war einmal Volksschullehrerin gewesen. Wir begrüßen sie herzlich, erklären ihr unser Setting, und die Therapeutin bittet Herrn K., neben ihr Platz zu nehmen, da es ja heute in dieser Therapiestunde um die Herkunftsfamilie seiner Frau ginge.

Nach einem kurzen „Kennenlernen" bitten wir Frau M. uns aus ihrer Sicht, Frau K. als kleines Kind, Schulkind und Adoleszente zu schildern. In jedem Lebensalter fallen Frau M. sehr lebhafte Geschichten ein. Sie erzählt gerne, lebendig und man sieht, wieviel Liebe in dieser Beziehung ist. Es wird auch deutlich, wie Frau M. ihre wohl schon erwachsene Tochter wie ein sehr kleines Mädchen behandelt und diese sich auch so von ihr behandeln lässt.

Frau K. hört ihr gespannt, lächelnd, manchmal verärgert zu. Therapeutin: „Frau M., erinnern Sie sich an irgendwelche Auseinandersetzungen in der Pubertät mit Ihrer Tochter?" Frau M.: „So etwas gab es bei uns nicht. Gabi war immer wie meine beste Freundin, mein Mann konnte das nie so recht verstehen, aber Gabi und ich waren ein Herz und eine Seele". Frau K.: „Es war aber wirklich unmöglich, Mutti, dir zu widersprechen. Du hattest immer so gute Argumente, und wenn ich einmal eine andere Meinung hatte als du, hast du mich schnell vom Gegenteil überzeugt."

Therapeutin: „Frau K., wie ist das heute? Möchten Sie mit Ihrer Mutter ausdiskutieren, wie Sie sich den Urlaub dieses Jahr vorstellen?" Frau K. wird rot und mit zittriger Stimme beginnt sie, wohl unter dem Schutz der Therapeutin, ihrer Mutter zu erklären, wie gern sie einmal mit ihrem Mann und ihren Kindern allein auf Urlaub fahren würde.

Frau M. hört aufmerksam zu, man erkennt gleichsam einen inneren Kampf in ihr und dann meint sie: „Bist du sicher, dass die zwei Kleinen dir nicht zuviel werden?" Therapeutin: „Sie meinen, Frau M., ob Ihre Tochter fähig ist, mit ihrem Mann gemeinsam die Kinder im Urlaub zu betreuen?" Frau M. nickt. Frau K.: „Nein, sie werden mir nicht zuviel. Georg wird mir sicher helfen."

Herr K. schaut glücklich auf seine Frau und versichert ihr, sie zu unterstützen.

Interessanterweise erscheint Frau M. erleichtert. Hat sie schon lange gewartet, dass sich ihre Tochter selbständiger zeigt? Hat sie schon lange darauf gewartet, dass die Partner als Eltern besser zusammenspielen? Auf jeden Fall wurde im Folgenden ausgehandelt, dass sie „die Kinder", damit meinte sie natürlich ihre Tochter und den Schwiegersohn, allein auf Urlaub fahren „lässt" und sie mit einer Freundin in die Berge fährt.

Frau M. bedankt sich bei der Therapeutin, dass sie eingeladen worden ist.

Ein wichtiger Schritt war im Verlauf der Therapie geschehen, das Paar konnte eine klare Generationengrenze etablieren. Im Laufe der nächsten Stunden rückte nun Herr K. mit seinem Anliegen mehr in den Mittelpunkt. Seine Eltern waren 70 und 72, sie lebten in der Steiermark. Er war der einzige Sohn, eine Zeit lang hatte er mit seinem Vater gemeinsam in einer Kanzlei gearbeitet. Er beschrieb eine Kindheit, wo er sehr früh auf sich gestellt war. Seine Mutter, die zum Teil als Sekretärin für seinen Vater gearbeitet hat, hatte eine sehr distanzierte Beziehung zu ihm. Er hat sie zwar sehr bewundert, aber es ist nie viel Nähe aufgekommen. „Verwöhnt wurde ich nie. Ich war auch nicht wirklich wichtig. Wichtig war nur ihr Ehemann." Ob es wohl eine eher losgelöste oder separierte Familie war?

Herr K. bat die Therapeutin um eine Einzelstunde.

Welches Geheimnis will der Ehemann mit der Therapeutin teilen?

Auch im Lauf einer systemischen Familientherapie kann es sein, dass über Strecken mit einem Einzelnen therapeutisch gearbeitet wird. Herr K. kommt sehr aufgeregt in die Einzelstunde. Therapeutin: „Was konnten Sie, Herr K., mit Ihrer Frau bisher nicht teilen?" Herr K.: „Wissen Sie, Frau Doktor, ich habe dies noch keinem Menschen erzählen können, aber ich bin das ledige Kind meiner Mutter. Ich habe meinen Vater nie gekannt. Meine Mutter heiratete meinen Stiefvater, als ich noch ein Säugling war. Wie ich 14 war und immer wieder versuchte, mich mit meinem sehr autoritären Stiefvater auseinanderzusetzen, nahm sie mich einmal beiseite und sagte, lass ihn endlich in Ruhe, das ist nicht dein Vater."

Therapeutin: „Meinen Sie nicht, dass wir in einer Stunde gemeinsam mit Ihrer Mutter dieses Geheimnis besprechen könnten?" Herr K. nahm das Angebot erleichtert auf, aber bat noch um einige Einzelstunden.

Familiengeheimnisse können so eine schwere Last sein und wie eine Blockade in der Weiterentwicklung wirken. In mehreren Stunden konnte Herr K. wieder Zugang finden zu seinen oft schmerzlichen Kindheitserinnerungen, bis er den Mut hatte, sich mit seiner Mutter und seinem Stiefvater auseinanderzusetzen und die klare Position eines erwachsenen Sohnes einzunehmen. Es gelang ihm sogar seine Mutter zu verstehen und ihr zu vergeben.

Ab diesem Zeitpunkt war es ihm auch möglich, viel liebevoller, einfühlsamer, doch mit dem entsprechenden Respekt mit seiner Frau umzugehen. Frau K. konnte im Lauf der Therapie, wir haben das Paar noch dreimal gesehen, eine viel klarere, sichere, bestimmtere, aber dennoch liebevolle Partnerin sein.

Beide fanden miteinander neue Muster. Sie sind beide in eine neue Entwicklungsphase eingetreten. Sie haben sich füreinander entschieden, und sie konnten den anderen sehen und annehmen mit all seinen Stärken und

Schwächen. Frau K. konnte auf andere Weise als über ihre Angstanfälle, Depression und körperliche Symptome mitteilen, was ihr wichtig war.

3. Die Zusammenarbeit in der Familientherapie

In dem obigen Fallbeispiel haben wir nun über die Zusammenarbeit zwischen Familie und Familientherapeut/in berichtet. In der systemischen Therapie gibt es noch eine zweite Ebene der Zusammenarbeit, durch die die Therapie um vieles wirkungsvoller wird, nämlich die direkte Zusammenarbeit zwischen Therapeut/in und Supervisor/in.

Sie erinnern sich an die Aufgaben des Therapeut/in und daran, dass diese immer gleichsam den Charakter einer „Gratwanderung" annahmen: distanziert und trotzdem intim, provozierend und dabei die Integrität bewahrend, voll ausgereiften technischen Könnens und gleichzeitig sehr persönlich und humorvoll.

Um eine Gratwanderung, die ja durchaus auch gefährlich werden kann, zu einem lustvollen Spaziergang werden zu lassen, muss sich der Wanderer entsprechend abgesichert haben. Dies enthebt ihn nicht seiner persönlichen Verantwortung, jedoch ist es gut zu wissen, dass es einen Zweiten gibt, einen Kollegen/in, der „einem am Seil hat".

Der Therapeut/in, der das Gespräch mit der Familie direkt führt, kann sich so emotional sehr viel näher einlassen, und er kann sicher sein, falls er etwas Wichtiges übersehen sollte, von seinem Kollegen/in unterstützt zu werden.

In unserem Fall heißt das, ein zweiter Familientherapeut/in, ein Kollege oder eine Kollegin, zu der man volles Vertrauen haben kann, der/die die gleiche Technik beherrscht wie man selber, die im gleichen Denk- und Handlungsmodell verwurzelt ist, ist aufgrund ihrer Position im therapeutischen System „weiter weg", hat den „festeren Standboden und den besseren Überblick". Supervisor, wörtlich übersetzt „Überblicker", trifft für den systemischen Supervisor/in zu.

In der Familientherapie wurde so eine bestimmte Technik entwickelt: die Zusammenarbeit zwischen zwei gleichrangigen, gleich geschulten Familientherapeuten. Beide gemeinsam bilden so das System Therapeut – Supervisor.

Wie ist es möglich, dass der Supervisor mehr Überblick bewahren kann? Ganz einfach, er bleibt in der größeren Distanz zum Geschehen. Meistens befindet sich der Supervisor in einem anderen Raum, mit dem therapeutischen System ist er durch einen Einwegspiegel oder durch Videokamera und Monitor verbunden. Supervision ist auch möglich, wenn beide Therapeuten im selben Raum anwesend sind, das jedoch bedarf größerer Fähigkeiten und ausgereifterer Erfahrung in der Zusammenarbeit. Supervision so verstanden, also nicht zu Lehrzwecken, sondern als Instrument der Therapie ist eine sehr anspruchsvolle Aufgabe und muss genau, wie die Familientherapie selbst – sie ist ja nur ein Teil derselben – gelernt werden. Der Supervisor/in sieht sich nicht als besserer Familientherapeut/in, sondern als Familientherapeut/in mit spezifischen Aufgaben.

Nicht immer wird dieses Modell durchführbar sein. Nicht nur die Tatsache, dass zwei „passende" Kollegen einander finden, sondern auch die Faktoren Geld, Zeit, Raum spielen eine sehr limitierende Rolle.

Aber auch wenn ein Familientherapeut allein arbeitet, muss er nicht ganz allein bleiben. Es gibt die Möglichkeit der Aufzeichnung der Familientherapiesitzung, er kann das Videoband mit einem Kollegen oder einer Gruppe besprechen. Er kann sich auch Kollegen einmal als Konsulenten direkt zu einer Familiensitzung einladen.

Voraussetzungen für solche „Hilfen" sind, das versteht sich von selbst, Kollegen, die in der gleichen „Kultur" leben, die gleiche Denk- und Handlungsmodelle, hohes fachliches Können, Vertrauen in sich und den anderen haben. Jeder Familientherapeut sollte sich dessen bewußt sein, dass Familientherapie, die in der Isolation betrieben wird, meist keine gute Familientherapie ist.

Zusammenfassung

Wir haben versucht, Sie mit der Theorie und Praxis systemischen Denkens vertraut zu machen, Ihnen auch unsere Denk- und Handlungsweise als Familientherapeut/innen zu zeigen. Wir hoffen, dass wir Ihnen ein Stück unserer Begeisterung für dieses Modell vermitteln konnten. Wir sind beide nach jahrelanger therapeutischer Arbeit – auch wenn sie oft recht mühsam ist – immer noch davon überzeugt, dass das systemische Modell die Zusammenarbeit zwischen behandelnden Ärzten und Psychotherapeuten, die Zusammenarbeit zwischen Familie, Therapeut und Supervisor, ein effizienter Weg – wie wir gesehen haben, manchmal eine „Gratwanderung" – ist, auch für Frauen mit psychosomatischen Erkrankungen.

Literatur

Andolfi M (1982) Familientherapie. Das systemische Modell und seine Anwendung. Lambertus: Freiburg i. Br.

Andolfi M (1986) Das Spiel in der Maske. Therapeutischer Wandel in rigiden Familiensystemen. Klett-Cotta: Stuttgart

Argyle M (1988) Bodily communication. Madison Connect Int Univ Press

Bateson G (1982) Geist und Natur. Eine notwendige Einheit. Suhrkamp: Frankfurt/Main

Bateson G (1980) Ökologie des Geistes. Suhrkamp: Frankfurt/Main

Bowen N (1975) Familienpsychotherapie bei Schizophrenie in der Klinik und in der Privatpraxis. In: Boszormenyi-Nagy I (Hrsg) Familientherapie. Bd. I., Rowohlt: Reinbek bei Hamburg

Bowlby J (1980) Attachement and loss. Bd. l–III, Hogart-Press

Brown G et al (1978) Social origins of depression. Tavistock: London

Carter B, McGoldrick M (1989) The changing family life cycle. Allyn Bacon: Boston, London

Engel GL (1979) Die Notwendigkeit eines neuen medizinischen Modells: Eine Herausforderung der Bio-Medizin. In: Keup H (Hrsg) Fortschritte der klinischen Psychologie, Bd. 17, Normalität und Abweichung. Urban & Schwarzenberg: München, Wien, Baltimore

Erikson E (1971) Kindheit und Gesellschaft. Klett-Cotta: Stuttgart

Foerster H v (1985) Sicht und Einsicht. Versuche zu einer operativen Erkenntnistheorie. Vieweg: Wiesbaden

Gilligan C (1982) In a different voice: psychological theory and women's development. Harvard Univ Press: Cambridge, Mass

Graham D (1972) Psychosomatic medicine. In: Greenfield NS, Sternbach RA (eds) Handbook of psychophysiology. Holt, Rinehart & Winston: New York

Groddeck C (1984) Das Buch vom Es. Fischer: Frankfurt/Main

Guntern G (1980) Systemtherapie. Das psychosomatisch erkrankte Kind und seine Familie in Pädiatrie und Pädologie 15: 1–10

Guntern G (1982) Autoorganisation in Humansystemen. In: Welter-Enderlin R (Hrsg) Menschliche Systeme. Ein Rahmen für das Denken, die Forschung und das Handeln, Zusammenhänge 3. Zürich, Institut für Ehe und Familie

Haley J (1963) Gemeinsamer Nenner Interaktion. Pfeiffer: München

Haley J (1976) Direktive Familientherapie. Pfeiffer: München

Haley J (1981) Ablösungsprobleme Jugendlicher, Therapie mit Familien junger Erwachsener. Pfeiffer: München

Hegel G v (1952) Phänomenologie des Geistes. In: Hofmeister (Hrsg) Bd. 5, Sämtliche Werke. Meiner: Hamburg

Hoffmann L (1990) Familientherapie – Systemtherapie. Das Mailänder Modell. Theorie, Praxis und Konversationen. In: Boscolo L (ed) Milan systemic family therapy. Conversations in theory and practice

Imber-Black E et al (1988) Rituals in families and family therapy. Norton: New York

Katschnig H, Wanschura E (1983) Familientherapie bei psychosomatisch kranken Kindern, Schriftenreihe des Institutes für Tiefenpsychologie und Psychotherapie der Univ. Wien, Bd. 1

Katschnig H, Wanschura E (1988) Systemische Familientherapie. Ein Lehrfilm. Schriftenreihe des Institutes für Tiefenpsychologie und Psychotherapie der Univ. Wien, Bd. 9

Katschnig H, Wanschura E (1991) Familientherapeutischer Zugang zum Asthma bronchiale bei Kindern. In: Hess H (Hrsg) Soziale Beziehung und Krankheit. VEB-Verlag für Medizin und Biologie: Berlin

Katschnig H (Hrsg) (1986) Life events and psychiatric disorders: controversial issues. Cambridge University Press: Cambridge

Krüll M (1989) Die Geburt ist nicht der Anfang. Klett-Cotta: Stuttgart

Lask B (1985) Verhaltensstörungen bei Kindern. Orac: Wien

Lask B et al (1989) Childhood illness, the psychosomatic approach. Wiley and Sons: New York

Margetts EL (1950) The early history of the word „psychosomatic". Canadian Medical Association Journal 63: 402–405

Maturana H (1970) Erkennen: Die Organisation und Verkörperung von Wirklichkeit (Hrsg) Schmidt SJ und Finke P. Vieweg: Wiesbaden

McGoldrick M, Walsh FF (1984) Asystematic view of family history and loss. In: Aronson, Woldberg (eds) „Group and Family Therapy". Brunner Mazel: New York

Minuchin S (1984) Familie und Familientherapie, Theorie und Praxis struktureller Familientherapie. Lambertus: Freiburg

Minuchin S et al (1986) Psychosomatische Krankheiten in der Familie. Klett-Cotta: Stuttgart

Molcho S (1983) Körpersprache. Mosaik: München

Mussen PH, Conger JJ, Kagan J (1981) Lehrbuch der Kinderpsychologie. Klett-Cotta: Stuttgart

Olson DH et al (1979) Circumplex model of marital and family systems I. Cohesion and adaptability dimensions, family types and clinical applications. In: Family Process 18

Olson DH et al (1980) Circumplex model of marital and family systems II: Advances in family intervention, assesment and theorv. Family Process 19: 129–176

Paul LN et al (1977) Puzzle einer Ehe. Klett-Cotta: Stuttgart

Satir V (1985) Familienbehandlung, Kommunikation und Beziehung in Theorie, Erleben und Therapie. Lambertus: Freiburg

Selvini-Palazzoli et al (1977) Paradexon und Gegenparadoxon. Klett-Cotta: Stuttgart

Selvini-Palazzoli M (1982) Magersucht. Klett-Cotta: Stuttgart

Sifneos PE (1976) Short-term psychotherapy and emotional crisis. Harvard Univ. Press: Cambridge

Spitz R (1969) Vom Säugling zum Kleinkind. Klett-Cotta: Stuttgart

Stierlin H (1982) Delegation und Familie. Suhrkamp: Frankfurt/Main

Tomm K (1987) Interventive interviewing, Part I, Strategizing as a force guideline for the therapist. Family Process 26: 3–13

Tomm K (1987) Interventive interviewing, Part II, Reflexive questioning as a means to enable self healing. Family Process 26: 167–183

Tomm K (l988) Interventive interviewing, Part III, Intending to ask lineal circular strategic or reflexive questions. Familiy Process 27: 1–15

Uexcüll Th v (1986) Psychosomatische Medizin. Urban & Schwarzenberg: München

Wanschura E und W, Katschnig H und H (1986) Familientherapie in den Ferien. Ein Modell. Klett-Cotta: Stuttgart

Wanschura W (1990) Freude als Medizin. Der Einfluss der Psyche auf die Gesundheit. Kneipp

Welter-Enderlin R (1989) Krankheitsverständnis und Alltagsbewältigung. Psychologie Verlagsunion München

Willi J (1975) Die Zweierbeziehung. Rowohlt: Reinbek bei Hamburg

Sachverzeichnis

SpringerPsychologie

Wolfgang Beiglböck,
Senta Feselmayer,
Elisabeth Honemann (Hrsg.)

Handbuch der klinisch-psychologischen Behandlung

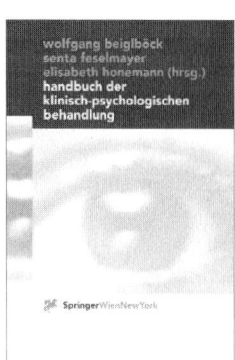

2000. XII, 471 S. 33 Abb.
Broschiert DM 108,–, öS 755,–
ab 1. Januar 2002 EUR 54,–
ISBN 3-211-83246-7

Das **Handbuch der klinisch-psychologischen Behandlung** bietet eine konkrete Umsetzung von wissenschaftlichen Theorien und Modellen in die alltägliche Praxis.
Internationale Experten behandeln nach einem einheitlichen Aufbauschema für jedes Störungsbild folgende Aspekte:

- Beschreibung des Störungsbildes nach ICD-10 mit Querverweisen zu ICD-9 und zu DSM-IV
- klinisch-psychologische Diagnostik
- spezifische Interventionstechniken
- Indikation/Kontraindikation
- Integration mit medizinischen oder anderen Verfahren
- empirische Studien
- Ausschnitt aus einem Fallbeispiel
- Zusammenfassung
- Fachliteratur und Literatur für Patienten

Im Anhang werden für die wichtigsten Störungsbilder nach ICD-10 und DSM-VI die verschiedenen psychologischen Interventionsformen und Behandlungstechniken systematisch zusammengestellt.

„... empfehlenswert für Betroffene und Angehörige."
Oberösterreichische Nachrichten

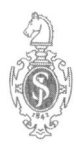

SpringerWienNewYork

A-1201 Wien, Sachsenplatz 4–6, P.O.Box 89, Fax +43.1.330 24 26, e-mail: books@springer.at, **www.springer.at**
D-69126 Heidelberg, Haberstraße 7, Fax +49.6221.345-229, e-mail: orders@springer.de
USA, Secaucus, NJ 07096-2485, P.O. Box 2485, Fax +1.201.348-4505, e-mail: orders@springer-ny.com
Eastern Book Service, Japan, Tokyo 113, 3–13, Hongo 3-chome, Bunkyo-ku, Fax +81.3.38 18 08 64, e-mail: orders@svt-ebs.co.jp

SpringerPsychiatrie

H. G. Zapotoczky,
P. K. Fischhof (Hrsg.)

Handbuch der Gerontopsychiatrie

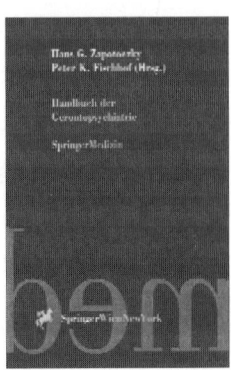

1996. XVIII, 537. 58 z.T. farb. Abb.
Gebunden DM 163,–, öS 1140,–, EUR 82
ISBN 3-211-82833-8

Die ständige Zunahme der Lebenserwartung und des Anteils älterer Menschen an der Gesamtbevölkerung sowie die sprunghafte Entwicklung auf dem Gebiet der Alterspsychiatrie haben die Herausgeber veranlaßt, die neuesten Ergebnisse dieser Wissenschaft zusammenzufassen. Dieses Handbuch stellt eine umfassende Informationsquelle auf dem Fachgebiet der Alterspsychiatrie dar.

Inhalt

Das Altern • Lebensstufen des Gehirns.• Neurobiologische Aspekte • Das Altern des Immunsystems • Die psychischen Veränderungen • Gesellschaftliche Probleme des Alterns • Erotik und Sexualität • Die psychopathologischen Syndrome • Die organisch bedingten Psychosen • Die Bewegungsstörungen im höheren Lebensalter • Die schizophrenen und schizophrenieartigen Psychosen • Die affektiven Psychosen • Die psychogenen Störungen • Die psychosomatischen Störungen • Schlaf und Schlafstörungen • Abhängigkeitskrankheiten • Die gerontopsychiatrische Untersuchung • Die Psychometrie • EEG und EP bei normalem und pathologischem Altern • Funktionelle Bildgebung in der Gerontopsychiatrie • Psychopharmakotherapie • Psychotherapie • Validation • Rehabilitation • Die Betreuung und Begleitung Schwerkranker und Sterbender

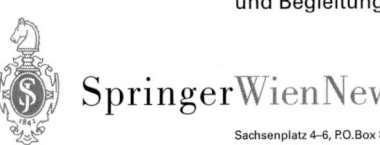

SpringerWienNewYork

Sachsenplatz 4–6, P.O.Box 89, A-1201 Wien, Fax +43-1-330 24 26
e-mail: order@springer.at, Internet: http://www.springer.at
NewYork, NY 10010, 175 Fifth Avenue • D-14197 Berlin, Heidelberger Platz 3
Tokyo 113, 3–13, Hongo 3-chome, Bunkyo-ku

SpringerPsychotherapie

Gerhard Stumm, Alfred Pritz (Hrsg.)

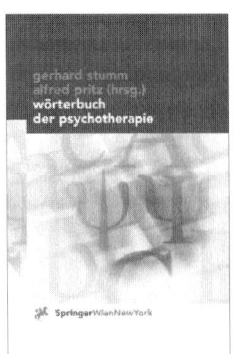

Wörterbuch der Psychotherapie

Unter Mitarbeit von M. Voracek und P. Gumhalter.
2000. X, 855 S. Gebunden DM 158,–, öS 1106,–
ab 1. Januar 2002 EUR 88,–
ISBN 3-211-83248-3

„... Im neu erschienen ‚Wörterbuch der Psychotherapie', das alle Gebiete dieses Faches in mehr als 1350 Stichworten beschreibt, kann man sich ... schlüssig informieren. Die bekannten österreichischen Psychotherapeuten Gerhard Stumm und Alfred Pritz haben das wegweisende, schulenübergreifende Werk zusammen mit 350 Autoren aus 50 Fachbereichen erarbeitet."

Oberösterreichische Nachrichten

Unter anderem haben als KoordinatorInnen und AutorInnen mitgearbeitet:

Aiello, Atwood, Bahne-Bahnson, Bartosch, Bauriedl, Benedetti, Berliner, Biermann-Ratjen, Boadella, Brandl-Nebehay, Canacakis, Caspar, Ciompi, Clifford, Cöllen, Condrau, Datler, Dornes, Eckert, Fengler, Finke, Fosshage, Frischenschlager, Fuhr, Gastaldo, Geißler, Gheorghiu, Grossmann, Heuft, Hirsch, Hutterer, Hutterer-Krisch, Kast, Keil, Kleber, Kriz, Laireiter, Längle, Lemche, Lieberz, Litaer, Lehmkuhl, Lichtenberg, Loewit, Maertens, Mentzos, Morschitzky, Nitsch, Ochsmann, Orange, Ornstein, Ottomeyer, Peseschkian, Petermann, Petzold, Pfeiffer, Pieringer, Pöldinger, Revenstorf, Ringler, Sachse, Sasaki, Scheffler, Schindler, Schmid, Schmitz, Senger, Söllner, Springer, Springer-Kremser, Sonneck, Stolorow, Swildens, Titze, Tschuschke, Hart, Vetter, Walch, Wallnöfer, Walter, Willi, Wiltschko, Wolf, Wucherer-Huldenfeld, Zundel.

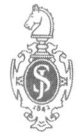

SpringerWienNewYork

A-1201 Wien, Sachsenplatz 4–6, P.O. Box 89, Fax +43.1.330 24 26, e-mail: books@springer.at, www.springer.at
D-69126 Heidelberg, Haberstraße 7, Fax +49.6221.345-229, e-mail: orders@springer.de
USA, Secaucus, NJ 07096-2485, P.O. Box 2485, Fax +1.201.348-4505, e-mail: orders@springer-ny.com
Eastern Book Service, Japan, Tokyo 113, 3–13, Hongo 3-chome, Bunkyo-ku, Fax +81.3.38 18 08 64, e-mail: orders@svt-ebs.co.jp

Springer-Verlag
und Umwelt

ALS INTERNATIONALER WISSENSCHAFTLICHER VERLAG
sind wir uns unserer besonderen Verpflichtung der
Umwelt gegenüber bewußt und beziehen umwelt-
orientierte Grundsätze in Unternehmensentschei-
dungen mit ein.

VON UNSEREN GESCHÄFTSPARTNERN (DRUCKEREIEN,
Papierfabriken, Verpackungsherstellern usw.) verlangen wir, daß sie sowohl beim Herstellungsprozeß
selbst als auch beim Einsatz der zur Verwendung
kommenden Materialien ökologische Gesichtspunkte berücksichtigen.

DAS FÜR DIESES BUCH VERWENDETE PAPIER IST AUS
chlorfrei hergestelltem Zellstoff gefertigt und im
pH-Wert neutral.